인지신경과학에 기초한 인지중재치료

Cognitive Intervention Therapy based on cognitive neuroscience

세브란스병원 치매센터

김경환 · 김가희 · 이예건 · 조경주 · 이웅진 지음

연세대학교 출판문화원

인지신경과학에 기초한 인지중재치료

Cognitive Intervention Therapy based on cognitive neuroscience

세브란스병원 치매센터
김경환 · 김가희 · 이예건 · 조경주 · 이웅진 지음

연세대학교 출판문화원

머리말

우리나라는 최근 들어 노령 인구가 급격히 늘고 있습니다. 이에 자연스럽게 과거에는 큰 문제가 되지 않던 노인성 질환들이 사회 및 의료 분야에서 중요한 이슈로 등장하고 있습니다. 특히 치매는 특별한 치료제 없이 보전적인 진료를 하는 것으로 알려져 있습니다. 하지만 치매 역시 뇌졸중 치료의 골든타임이 존재합니다. 뇌졸중의 경우, 뇌혈관이 막힌 후 빠른 시간 안에 재관류를 해 주어야만 뇌세포가 죽지 않고 정상으로 회복된다는 사실이 잘 알려져 있습니다. 치매도 역시 뇌세포가 죽는 질환입니다. 잘 알려진 알츠하이머 치매는 유병률이 높은, 대표적인 치매의 하나입니다. 지금까지의 연구로는 베타 아밀로이드와 타우 단백질의 인산화가 알츠하이머 치매의 발병 원인으로 지목되고 있으나, 아직까지 병인 제거를 위한 치료적 개입은 명확하지 않은 상태입니다. 또한 현재는 뇌혈류가 원활하지 못해 뇌세포가 죽어 가는 혈관성 인지장애가 치매의 원인으로 떠오르고 있습니다. 퇴행성 질환에 의한 치매로 진단되면 임상 결과는 점차적으로 악화됩니다. 그러나 본격적인 감퇴가 시작되기 전인 경도인지장애 단계에서는 일부 인지기능이 저하돼 있으나 일상생활 기능은 독립적인 영위가 가능한 상태로, 이 시기의 적절한 대처가 무엇보다 중요합니다. 따라서 이 시기에 저하돼 있는 인지영역을 인지중재치료로 적극적인 인지활동을 유도하고 기저 질환 치료와 병행한다면 치매로의 이환을 저지시키거나 지연시킬 수 있습니다.

본 인지신경과학에 기초한 인지중재치료는 아직 보험 체계에 영입돼 있지 않은 신의료 기술 시행을 위해 보건복지부의 허가하에 매뉴얼화된 프로토콜이며, 전문 인력이 투입되어 3년여의 연구 및 임상 적용에 따라 만들어진 워크북입니다. 현재는 보건복지부의 허가 받은 인력에 따라서 치료를 시행할 수 있습니다. 조만간 본 워크북과 지침서가 제자리를 잡아 보험 체계에 편입되고, 나아가 국가보험료가 지급되는 정식치료가 되길 바랍니다. 본 교재가 나오기까지 많은 노력을 해 주신 세브란스병원 인지저하 클리닉 소속 임상 심리사, 상담 심리사, 등록 간호사 및 책임 연구원 분들께 심심한 감사의 말씀을 전합니다.

세브란스병원 신경과 치매센터 교수 김경환

소개

이 책은 경도인지장애 환자를 위한 인지중재치료 지침서 및 워크북입니다. 1부에서는 인지중재치료의 기본 원칙을 파악할 수 있도록 인지중재치료의 추진 배경, 목적, 개발 원리, 구성, 운영 방식, 운영 지침을 상세하게 설명하고(1장. 인지신경과학에 기초한 인지중재치료), 프로그램 개발의 기초가 되는 이론적 배경에 대해 탐색합니다(2장. 인지중재치료 기초 탐구). 2부에서는 인지중재치료 시행 전, 환자의 호소문제 및 인지기능을 파악하기 위한 감별 진단 검사를 소개합니다(3장. 인지장애의 진단 과정). 마지막으로 3부에서는 각 인지 영역별로 훈련할 수 있는 연습, 워크시트를 제시하여, 필요한 영역을 선별하여 훈련할 수 있도록 구성하였습니다.

따라서 이 한 권의 책에는 경도인지장애 환자들에게 인지중재치료를 시행하기 전 숙지해야 할 기초 지식과 이를 토대로 활용할 수 있는 활동지(워크북)가 포함되어 있습니다. 환자를 담당하는 전문가들은 인지중재치료가 필요한 환자들에게 어떠한 활동지를 어떤 수준으로 제공하여 학습시키고, 최대한의 반응을 끌어내야 하는지에 대한 디자인을 하여야 할 것입니다.

다만, 이 책에서 환자의 다양한 인지적 어려움을 자세히 다룰 수는 없습니다. 이 책은 경도인지장애 환자를 대상으로 하여 인지영역별 훈련 방법을 제시하고 실습 기회를 제공하는 것으로, 인지중재치료의 표준화 프로그램에 일조하고자 합니다. 나아가 초고령 사회에서는 경도인지장애를 가진 환자들뿐 아니라, 정상인지를 가진 사람에게도 원활한 인지기능 유지를 위한 인지기능 관리가 대두되고 있는 바, 인지중재치료의 범위를 확장할 필요가 있습니다. 아무쪼록 인지훈련이 필요한 경도인지장애 환자에게 도움이 되길 바랍니다.

인지중재치료란? 인지중재치료는 치매 환자의 인지기능 유지 및 개선을 위한 비약물적 요법으로 다양한 활동을 통해 기억력, 주의력, 시공간 능력, 언어 능력 등 개인에게 부족한 인지기능을 향상시키는 프로그램입니다. 인지중재치료는 초기 인지장애를 보이는 경도인지장애나 초기치매 환자에게 효과가 있으며, 약물과 비슷한 정도의 효과를 보이는 것으로 알려져 있습니다.

'인지신경과학에 기초한 우리 인지중재치료'는 프로그램명을 rechargeable Battery for Bright Brain function :3B 로 명명하며 이하 [3B]로 대신합니다. 3B 프로그램은 독립적인 일상생활에는 문제가 없으나 객관적 인지저하를 보이는 경도인지장애(mild cognitive impairment) 환자를 돌보는 의사와 치료사를 위해 제작되었습니다.

의사와 치료사는 경도인지장애 환자들에게 가장 저하된 인지영역을 향상시키기 위한 인지중재치료를 실시함으로써, 치매로의 진행에 비침습적 치료로 효과적인 개입을 할 수 있습니다.

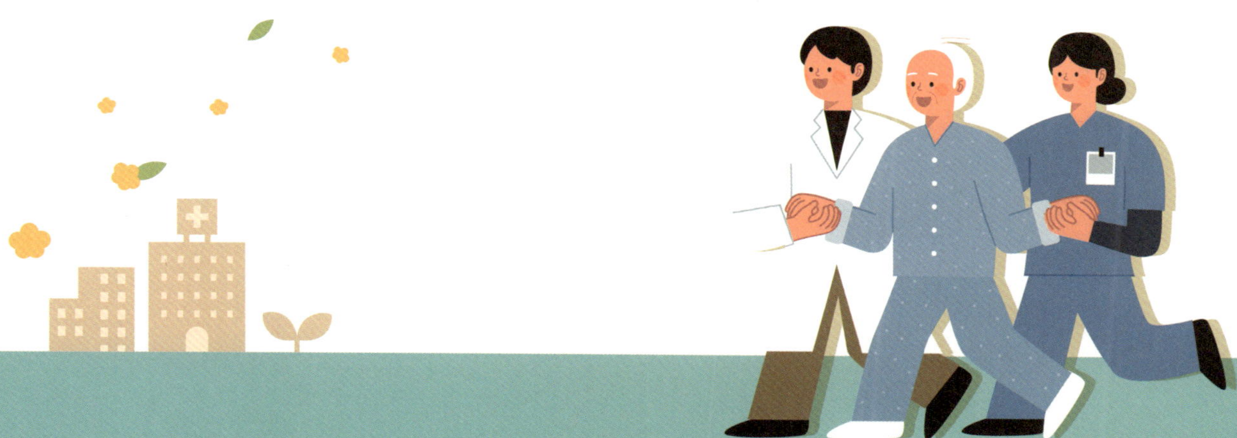

차례

3부 인지중재치료 시행

4장 사회 인지력

5장 주의 집중력

6장 시공간 능력

7장 기억력

1부

기본 원칙 파악

1장 | 인지신경과학에 기초한 인지중재치료 3B

2장 | 인지중재치료 기초 탐구

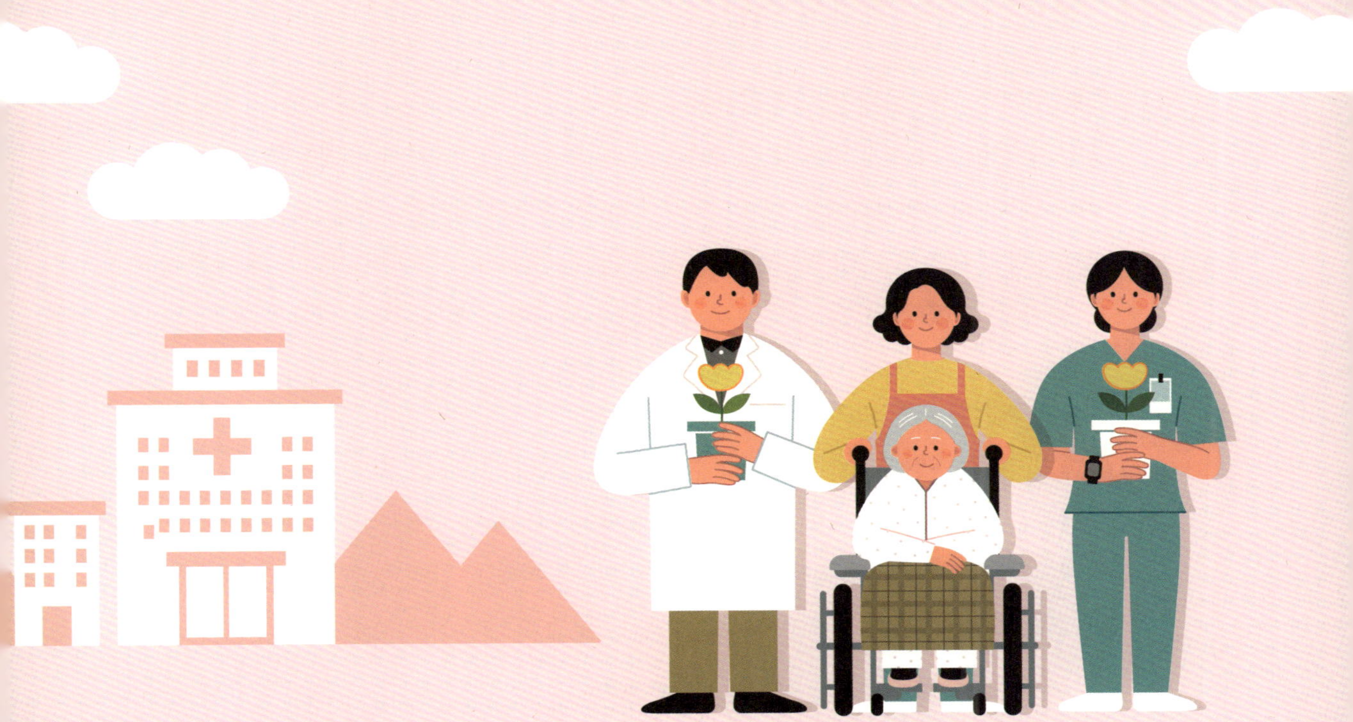

1장

인지신경과학에 기초한 인지중재치료 3B

1 인지중재치료 3B 소개

우리 인지중재치료 프로그램은 명료한(Bright) 두뇌 기능(Brain)을 위한 예비 인지력 충전기(Battery)로서의 역할에 충실하고자 하는 취지로 프로그램명을 'rechargeable Battery for Bright Brain function: BBB/ 3B'로 이름하였습니다.

이하 우리 프로그램에 대한 지칭을 간단히 [3B]로 통일합니다.

2 인지중재치료 목적과 방법

1) 고령화 시대의 직면 문제인 치매 환자 수의 증가

- 중앙치매센터 자료에 의하면, 2020년 65세 이상 노인의 치매 유병률은 10.25%(약 84만 명)이고, 2050년에는 15.91%(약 300만 명)까지 증가할 전망으로, 현재도 12분마다 1명의 새로운 치매 환자가 발생하고 있다고 합니다. 당면한 사회적 문제에 대해 보다 적극적이고 안전한 조기 치료의 접근이 시급한 실정입니다.

2) 치매 병인 제거를 위한 약의 부재

- 치매의 진행을 늦추고 증상을 완화하는 치료는 다양하게 시도되고 있으나, 시판 중인 치매약은 병인 제거가 아닌 진행 속도를 늦추는 것입니다. 최근 비약물적 요법인 인지중재치료가 경도인지장애나 초기 치매에 효과적이라고 알려져 있으나, 표준화된 프로그램이 없다는 점에서 다양하고 심화된 프로그램 개발이 필요합니다.

3) 지면 인지기능 활동지의 요구

- 2019년 미국 시장 조사 기관인 퓨리서치에 따르면 선진 18개국 가운데 우리나라의 모바일 보급률이 가장 높고 그중, 스마트폰 보급률은 98%에 이른다고 합니다. 그러나 고령자들은 아직까지 모바일을 이용하여 인지기능을 강화하는 앱 사용에 익숙하지 않은 것도 사실입니다. 앞으로 디지털을 이용한 치료 프로그램의 활용이 일반화되겠지만, 새로운 기기 활용에 제한이 있는 고령층을 위한 욕구 충족에도 부응하고자 합니다.

4) 민감한 인지 자극을 위한 전문 인력의 활용

- 환자들과 인지기능 증진을 위한 활동을 하다 보면, 어떠한 자극을 어떤 식으로 제공하냐에 따라 해당 기능의 치료 효과가 반감되기도 하고, 그 반대의 영향을 보이기도 합니다. 따라서 현재 환자의 저하 기능에 적절히 반응하고 목적한 결과를 유도해 낼 수 있는 전문 인력의 활용 및 교육이 필요합니다.

5) 보호자를 위한 상담의 필요성

- 치매에 걸리면 인지기능 저하 외에도 정신장애나 이상행동 등 다양한 증상이 나타납니다. 이는 환자 자신뿐만 아니라 가족 등의 보호자에게도 어려움으로 다가옵니다. 경도인지장애 환자군에서는 이상행동 증상의 발현 빈도가 크게 높지 않으나 전두측두엽 환자군의 경우, 이상행동이 경도인지장애 단계에서부터 나타날 수 있습니다. 보호자에게 환자의 현 인지기능 상태나 이상행동 양상에 대해 정확히 안내하고 환자의 기능 향상을 위해 조력할 수 있는 보호자 교육을 진행함으로써 인지중재치료의 효과를 극대화합니다.

3 3B의 목적과 방법

1) 목적

- 대상자로 하여금 인지중재치료의 참여 자체가 치매 예방을 위한 실제적이고 효과적인 첫 실행 단계임을 고취시킵니다.
- 인지장애 위험군에게 인지훈련을 받을 수 있는 기회를 제공하여 치매 발병 가능성을

감소시키고 발병 시기를 늦추는 효과를 기대합니다.
- 인지장애 고위험군에게 비약물적 요법인 인지중재치료를 통해 기억력, 주의력, 시공간 능력, 언어 능력 등 자신의 부족한 인지기능을 보완합니다.

2) 방법
- 신경심리 검사 및 각종 진단검사를 통해 환자의 전반적인 인지저하 양상을 파악하고, 결과에 부합한 치료 계획을 수립합니다.
- 환자 개개인의 인지저하 영역과 감퇴 수준에 맞춘 [인지훈련] 과제와 [인지자극] 과제를 조합, 구성하여 진행합니다.
- 치료사는 환자 자신이 치료 과정에 지속적으로 참여 할 수 있도록 환자를 지지하며, 보호자의 협조가 환자의 치료 순응도에 크게 일조하고 있음을 인지시켜 줍니다.
- 여러 명이 참여하는 집단으로 진행될 경우, 환자 개개인의 상태 및 인지 수준 등을 고려하여 모집원을 구성합니다.

4 3B 개발 원리

1) 인지중재치료는 뇌신경 세포의 사멸이 발생되는 치매 단계보다 신경 세포 시냅스 간의 문제가 두드러진 특징을 보이는 경도인지장애 단계에서 인지 가소성이 높다는 뇌신경 과학 이론에 근거합니다.

2) [3B]는 독립적 일상생활 기능에 영향을 미치지 않는 경도인지장애 환자를 대상으로 하며, 가장 결여된 인지기능을 훈련시킴으로써, 여타 인지기능 간 상대적 기능 편차를 경감하도록 합니다.

3) [3B]는 저하된 환자의 인지기능을 보완하기 위해 고안되었으며, 활동 과제 성격은 원리 이해 및 상호 활동을 통한 코칭에 중점을 둡니다.

4) 본 프로그램에서는 환자의 인지기능 촉진에 초점을 맞추어, 치료 도중 촉발되거나 야기할 수 있는 정서 관련 활동 과제는 가급적 배제하도록 합니다.

5 3B의 구성

3B는 경도인지장애 환자를 주 대상으로 한 프로그램입니다. 뒤에서 자세히 언급하겠지만, 인지중재치료라는 포괄적 치료 범주에는 [인지재활], [인지자극], [인지훈련]이 있습니다. 여기서 [인지재활]치료는 여러 인지기능이 현저히 감퇴되어, 일상생활기능 자체에 어려움을 보이는 환자군을 치료 대상으로 합니다. 그러나 우리 치료 프로그램은 경도인지장애군을 대상으로 하기에, 이번 3B 프로그램에서는 [인지재활] 활동 과제는 배제하였습니다. 따라서 주로 [인지훈련] 활동 과제와 [인지자극] 활동이 조합된 과제가 제시됩니다.

기능 강화 및 인지자극이 제공될 인지 영역은 지남력, 기억력, 전두엽/실행 기능, 언어기능, 시지각 변별/시공간 구성 기능으로 세분화하였고, 환자의 인지저하 양상 및 감퇴 수준에 따라 활동 과제를 선별하여 진행하도록 합니다.

활동 과제는 환자에게 가장 결여돼 있는 인지기능을 주 [인지훈련] 과제로 배치하고 과제 중간에 흥미와 쉬어가는 활동으로 [인지자극] 과제를 엮어 한 세트로 구성합니다. 인지훈련과제에서는 대다수의 환자들이 인지 처리 과정에서 놓치거나 잘 되지 않는 기능을 위주로, 원리를 이해하고 반복 연습하는 과정을 거칩니다. 프로그램 구성은 단순하지만, 환자의 이해 수준 및 반응 속도에 따라 과제 활동 시간에 차이가 날 수 있습니다. 또한 환자의 이해를 돕는 이미지와 일러스트를 이용하여, 인지 처리 과정에서 좀 더 직관적인 접근을 유도하였습니다. 각 회기별 활동 과제는 경도인지장애 환자에게 필요한 기본적인 세부과제가 포함돼 있어, 환자 개인별 기능 수준에 따라 시행자가 과제 활동지의 난이도를 조정하게 됩니다.

[인지훈련] 과제는 저하된 특정 인지 영역에 대해 한 회기 당, 한 개의 숙지해야 할 기능을 학습함으로써 중요 과제에 집중하게 합니다. 충분히 연습해 보고 인지과정이 처리되는 과정을 스스로 인식하도록 하는 것이 중요합니다. 집중해서 활동하는 시간은 40분 정도가 적절하며, 집중과 이완이 균형을 이루는 것이 좋은 프로그램 구성이라고 생각됩니다.

[인지자극] 과제는 주 [인지훈련] 과제와 목적은 동일하지만 게임형식이나 시행자와의 상호교류 방식을 통해, 자극의 범위가 좀 더 다양합니다. 인지기능이 단일한 한 개의 영역에서 저하를 보이는 경우, [인지훈련]과제에서는 저하된 기능을 향상시킬 수 있는 전략을 학습하고 [인지자극]과제에서는 [인지훈련]과제와 동일 기능의 게임이나 운동 협응 활동을 제시하도록 합니다.

또 두 가지 이상의 기능 저하가 있는 경도인지장애 환자군에는 저하된 인지 영역에 대해 [인지훈련] 과 [인지자극] 활동을 골고루 구성하고, 회기마다 번갈아 시행하여 인지기능 발휘에 균형적인 인지기능을 촉진할 수 있게 합니다.

대부분의 경도인지장애 환자들은 자신의 인지기능이 예전과 같지 않음에서 오는 불안감이 상승해 있습니다. 이로 인해 찬찬히 살펴보면 충분히 도전 가능한 과제에도 미리 압도 당하거나 위축된 반응을 보이기도 합니다. 이러한 자신의 인지저하에 대한 병식(insight)은 인지감퇴가 커질수록 조망능력의 상실로 지속적으로 저하되는 경향을 보입니다. 인지중재치료 과정에서 환자들은 자신의 기능에 실망하고 치료 동기 역시 따라서 저조해지는 모습을 보일 수 있습니다. 그러므로 그럴 경우를 대비하여 프로그램 사전에 환자 스스로에 대해 유연한 사고를 가지고 편안한 마음가짐을 지닐 것을 안내하고, 서약받는 시간을 가지는 것이 도움이 될 것이라고 생각합니다.

6 인지 감퇴 진단 절차

인지중재치료는 환자의 주 호소를 바탕으로 먼저 간단한 선별 검사를 통해 인지저하 여부를 판단합니다. 간단한 선별 검사에서 뚜렷한 기능 저하가 나타나지 않더라도 임상가에 의해 환자의 인지기능 저하가 의심이 되는 경우 혈액 검사, 영상 검사, 검사실 검사를 통해 인지감퇴에 영향을 미치는 여러 위험인자를 탐색하고 인지감퇴 양상 및 저하 수준에 대한 정밀한 신경심리 평가를 진행하게 됩니다. 이러한 여러 검사를 통해 인지저하 요인을 감별하고 진단하게 됩니다. 그 후, 각종 결과를 기반으로 인지중재치료가 설계됩니다.

따라서 본 3B를 위한 프로세스를 크게 2단계로 나눠 보자면, 전반 과정은 환자 치료를 위한 자료 수집 및 개입, 설계 과정이며 후반은 실제 치료 과정에 해당됩니다.

1) 전반 과정 : 호소 문제 확인 및 각종 기능 검사 수검 과정

환자 스스로 인지저하가 자각되거나 주변에 의해 관찰돼 병원에 내원하게 되면, 먼저 간단한 인지기능 검사가 시행됩니다. 담당의는 간단한 인지기능 검사 결과와 환자 및 보호자의 보고를 통해 환자의 기능 저하 유무를 판단합니다. 자세한 병력, 증상 시기와 발현 양상을 비롯하여 가족력 및 이상 정서 행동 증상에 대한 문진이 이루어집니다.

인지기능 감퇴가 의심되는 경우에는 환자의 인지저하 양상 및 감퇴 수준을 확인하기 위한 정밀한 신경심리 평가가 진행됩니다.

신경심리 평가는 환자의 인지기능 평가에 가장 중요한 평가 도구이며, 이를 통해 환자는 자신과 연령, 학력, 성별이 비슷한 집단군의 수행과 비교하여 기능 저하 정도를 객관적으로 확인할 수 있습니다. 간이 인지기능 검사로는 천정효과 및 바닥효과로 인해 기능 저하군을 놓칠 수 있거나, 자연스러운 기능 감퇴 수준을 기능 손상으로 판단할 소지도 높습니다. 또한 경도인지장애 초기 단계에서는 뚜렷한 기능 저하가 표출되지 않을 가능성도 배제하지 못합니다. 따라서 정밀한 신경심리 검사를 통해 환자의 인지 영역별 저하 양상과 감퇴 수준을 정확히 확인하고, 그에 따라 약물 처방과 인지중재치료를 위한 개입 설계도 마련됩니다.

일단 기능 저하가 의심되면 신경심리 검사 외, 기능 저하 원인을 찾기 위한 제반 검사들도 동반 실시됩니다. 보통 퇴행성 인지 질환은 비가역적인 기능 손상으로 현재로서는 병인 제거를 위한 특별한 치료제가 없는 실정입니다. 그러나 이 중 10%(Clarfield, 1988, 1955; Arnold, 1993; Weytingh et al., 1995) 정도는 시기 적절한 병인 제거를 행한다면 정상적인 인지기능의 회복을 기대할 수도 있으므로, 수반되는 각종 검사는 이러한 경우에 대한 전반적인 검토이기도 합니다.

시행되는 동반 검사에는 진단 의학 검사와 영상 검사가 있습니다. 진단 의학 검사는 치매의 직접적 원인을 밝혀 주지는 않으나, 영향을 줄 수 있는 각종 요인에 대해 살펴보게 됩니다. 일반 혈액 검사는 기본이며, 갑상선 기능 검사, 전해질 검사 및 부족한 비타민 검사 등이 있습니다.

한편 잘 알고 계시는 뇌 영상 검사는 크게 구조와 기능을 보는 검사로 나뉘고 있습니다. 먼저 구조 검사에는 CT(computered tomography), MRI(magnetic resonance imaging) 및 MRA(magnetic resonance angiogram)가 있습니다.

이러한 뇌 구조 영상 검사를 통해 뇌의 구조적 병변과 위축 정도를 파악하고, 혈관 상태에 대한 정보를 취득할 수 있습니다. 그러나 뇌 영상 검사만으로는 인지저하 정도를 판단하지 못 하며, 실제로 뇌 영상과 인지기능의 발휘 수준이 부합하지 않은 경우도 있습니다.

나머지 뇌 기능 상태를 알아보기 위한 기능적 영상 검사로 양전자방출단층촬영(positron emission tomography, PET), SPECT가 있습니다. 뇌 기능이 원활하면, 당 소비가 왕성하지만 치매가 진행된 환자의 뇌에서는 낮은 당대사를 보이게 됩니다. 단순히 포도당에 Fluoro-2-deoxy-D-glucose를 붙여서 보는 PET 검사도 있지만, 최근에는 amyloid-PET, 도파민의 감별을 위한 도파민 PET-CT, tau -PET 등 특정 질환 요인에 반응을 보이는 PET 검사로 인해 구체적인 원인 감별이 가능하게 되었습니다. 또한 질환의 원인 감별을 위한 검사로는 뇌척수액 검사도 있으나, 요추천자라는 침습적 시술을 통해 접근을 하므로 고령자에게는 다소 부담이 있는 검사입니다.

뇌척수액은 뇌와 척수를 감싸고 있는 물질로서, 알츠하이머의 병인으로 지목되는 베타아밀로이드와 타우 단백질이 뇌척수액에서 검출되는 정도와 비율에 따라 치매 간 감별 진단에 활용되고 있습니다.

위의 과정에서 시행되는 검사는 병원 규모에 따라 시행할 수 없는 검사도 있을 수 있습니다. 인지기능 저하를 주 호소로 내원한 경우, 간단히 요약해 보자면 먼저 선별 인지기능 검사가 시행되며, 기능 저하가 의심되면, 신경학적 검사와 진단의학 검사 및 뇌영상 검사를 통해 인지저하에 영향을 미칠 수 있는 요인을 탐색함과 동시에 치매 원인의 감별 진단를 위한 보다 면밀한 검사가 행해집니다.

2) 후반 과정: 3B 실제 개입 단계

인지중재치료를 위한 실제 개입 단계에서는 환자 및 보호자의 보고와 신경심리 평가 결과를 종합하여 치료적 계획을 수립합니다. 3B 치료는 [인지훈련] 과제와 [인지자극] 과제 활동지를 선별하는 과정으로 시작됩니다.

활동 과제의 난이도는 환자의 실제 이해도와 반응 결과에 따라 반복하거나 활동 과제 수준을 조정할 수 있습니다. 중요한 것은 한 회기에 학습이 필요한 최소한의 주 기능에 집중하며, 치료자의 설명과 가이드를 통해 환자 스스로 응용 및 적용 시간을 충분히 가져야 한다는 것입니다.

*** 대상자 수준**

대상	SCD (주관적 인지저하)	MCI (경도인지장애)	Major neurocognitive disorder, Dementia (치매/주요신경인지장애)
용어 설명	기억력이나 다른 인지기능의 저하를 지각하나 실제로 신경심리 검사를 해 보면 인지기능에 이상이 없는 상태	기억장애 또는 다른 인지기능장애가 관찰되나 일상생활 기능은 독립적으로 가능한 상태	후천적 원인으로 인해 기억력을 포함한 두 가지 이상의 인지기능장애가 생겨 스스로 일상생활을 수행하는 데 상당한 지장이 있는 상태
적용 방법	환자의 병전 기능을 고려하여 예방적 차원의 인지중재 프로그램을 제공	가장 뚜렷하게 저하된 인지 영역에 대해 주 인지훈련과제와 그 다음 인지저하 영역을 인지자극 과제로 적용하여 진행함	우리 프로그램인 3B의 경우, 적용 대상군에 부합치 않음.
훈련 예시	환자의 주관적 기능 저하 호소를 위주로, 치매 진행에 대한 정확한 정보를 제공하고 수준에 부합하는 인지중재 활동지를 제공함.	기능 저하를 보이는 영역에 대해 전략적 책략을 교수하고, 치료자와의 상호 반응을 통한 인지적 자극을 촉진하는 기회 제공	해당사항 없음.

건망증 및 주관적 인지저하(Subjective Cognitive Decline, SCD)는 대개 기억력이 떨어졌다고 호소하지만 신경심리 검사를 해 보면 인지기능에는 '객관적인 이상'이 없는 상태입니다. '객관적인 이상'이란 환자의 수행 수준이 연령, 학력, 성별을 맞춘 집단 수행과 비교해 봤을 때, 정상 분포상에서 일정 수준 이하로의 기능 저하가 관찰되지 않는 상태입니다. 이러한 기능 수준은 아직까지 정상 인지기능 수준으로 발휘되고 있어 특별한 기능 저하는 보이지 않는 단계로, 이를 주관적 인지저하 단계로 지칭합니다.

그러나 환자의 병전 인지기능 수준이 동년층에 비해 탁월하게 좋았던 경우, 실제적으로 기능 감퇴가 발생되었더라도 간단한 인지기능 검사에서는 색출이 되지 않을 수 있어 SCD 단계 역시 앞으로의 기능 저하에 대해 안심할 수는 없습니다. 우리 3B 인지중재치료 프로그램의 경우 인지저하 예방을 위한 기초적인 정보를 제공하고, 현 기능 수준 유지를 위한 적절한 인지훈련과제를 꾸준히 시행한다면 예방적 효력을 기대할 수 있습니다.

경도인지장애(Mild Cognitive Impairment, MCI)는 기억력을 포함하여 언어 기능, 시공간 구성 기능, 전두엽/실행 기능의 여타 인지 영역에 기능 저하는 있지만 금전 관리, 약 복용, 도구 사용을 포함한 복잡한 문제 해결 능력에서 독립적으로 기능이 유지되고 있는 상태로, DSM-V에서는 경도신경인지장애로 명시돼 있습니다. 치료사는 환자의 인지저하 양상 및 감퇴 수준에 부합하는 3B의 [인지훈련] 과제와 [인지자극] 과제를 적용하고 치료합니다.

주요신경인지장애(Major neurocognitive disorder)는 치매(Dementia)라는 용어로 익숙하며 DSM-V에서는 주요신경인지장애로 대체되었습니다. 주요신경인지장애는 후천적 원인에 의해 기억력을 포함한 두 가지 이상의 인지기능장애가 생겨 일상생활을 수행하는 데 상당한 지장이 있는 상태입니다. 우리 인지중재치료 프로그램인 3B에서는 경도인지장애군을 대상으로 하기에, 독립적 기능 발휘가 되지 않는 주요신경인지장애는 해당되지 않으며, 본 권에서는 소개돼 있지 않습니다.

3B 프로그램에는 최소 15회기를 제안하고 있으며, 환자로 하여금 충분히 연습하고 일상생활에서도 꾸준히 활용할 수 있는 과제 및 생활 습관을 공고화하도록 합니다.

난이도를 점진적으로 상향 조정해서 진행하는 것을 원칙으로 하나, 환자의 반응 수준을 고려하여 동일 과제를 반복적으로 시행할 수도 있습니다. 각 인지 영역에서 환자에게 제공하는 촉진적 자극과 교수법을 잘 숙지하고 활용해야 합니다.

인지중재치료 과정 -예시1

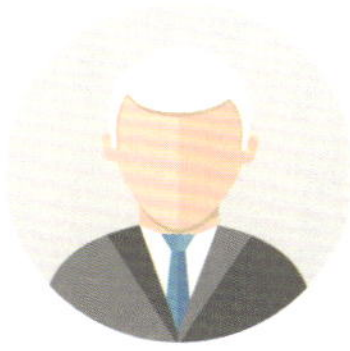

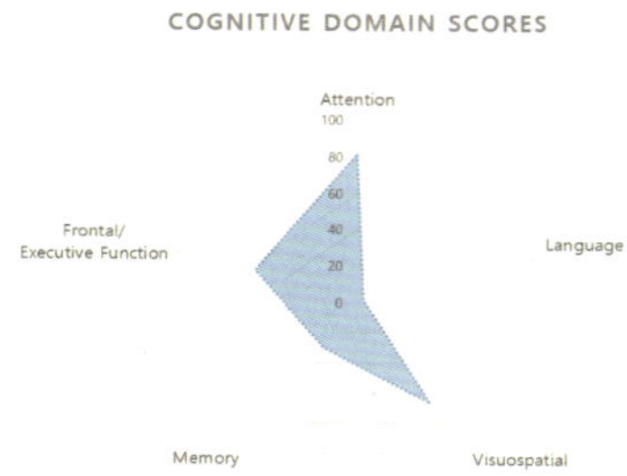

환자 정보: 이OO(남, 79)
호소 문제: 평소 단어가 생각이 안 나서 답답하다.

(1) 진단 검사 결과: MCI, MMSE 26, GDS 3

(2) 전문가 상담 및 프로그램 시행 여부 결정

환자 보고 및 신경심리 검사 결과에서 3B 프로그램의 언어 기능 및 기억력 위주의 인지훈련과 인지자극과제 활동 필요

(3) 프로그램 설명 및 훈련 영역 논의

- 훈련 영역: 언어 기능, 기억력
- 훈련 방식: 저하된 인지기능 중심의 인지 전략 학습
- 회기 수: 15회기

(4) 목표 설정

- 언어 기능: 말하고자 하는 단어에 대해 적절한 어휘로 설명할 수 있다.
- 기억력: 앞에서 본 단어를 일정 시간 동안 기억할 수 있다.

(5) 수준별 프로그램

- 초기 인지저하된 영역(언어 기능, 기억력)에 대해 난이도를 고려한 활동지를 선택하고, 환자의 반응 수준에 맞게 활동 과제의 난이도를 조정한다.

인지중재치료 과정 -예시2

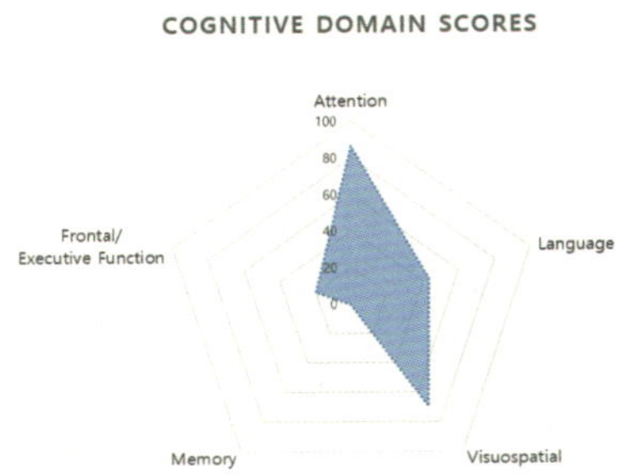

환자 정보: 서OO(여, 82)

호소 문제: 최근 기억력이 저하되고 자주 깜빡거린다.

(1) 진단 검사 결과: MCI

(2) 전문가 상담 및 프로그램 시행 여부 결정

깜빡거리는 증상이 있다는 환자 보고와 인지기능 검사 결과에 따라 저하된 기억력과 전두엽 기능의 향상을 돕는 프로그램의 필요성을 안내함.

(3) 프로그램 설명 및 훈련 영역 논의

- 훈련 영역: 기억력, 전두엽, (언어 기능)
- 훈련 방식: 인지저하된 영역 중점 개입
- 회기 수: 15회기

(4) 목표 설정

- 기억력: 물건을 장소와 연합하여 저장하고 기억할 수 있다.
- 전두엽: 간단한 암산 기능에 어려움이 없고, 체계적인 전략적 사고가 가능하다.
- 언어 기능: 유사어 및 반대 어휘 사용에 어려움이 없다.

(5) 수준별 프로그램

- 인지저하된 영역인 기억력+전두엽 치료에 언어 훈련을 병행하는 개인 맞춤형 치료를 한다.
- 그룹 훈련 시에는 기억력 건망증 치료를 중점으로 훈련할 수 있다.

인지중재치료 과정 -예시3

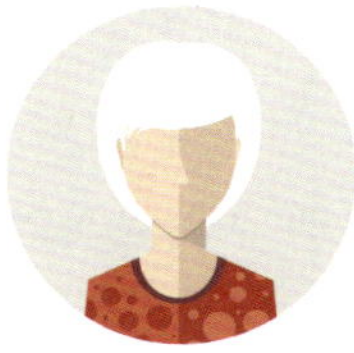

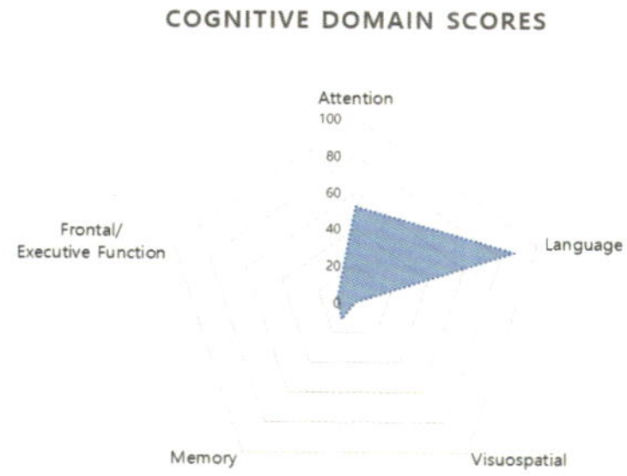

환자 정보: 김OO(여, 78)

호소 문제(보호자): 기억력 저하, 고집이 셈.

(1) 진단 검사 결과: MCI

(2) 전문가 상담 및 프로그램 시행 여부 결정

기억력 저하와 의심, 고집 등의 행동 변화에 대한 보호자의 보고가 있고 신경심리결과에서 전두엽 기능 손상이 시사됨.

(3) 프로그램 설명 및 훈련 영역 논의

- 훈련 영역: 기억력 및 전두엽 기능 중점 치료 개입
- 훈련 방식: 기억 전략 위주의 인지훈련 및 전두엽 기능 강화 인지자극과제 진행
- 회기 수: 15회기

(4) 목표 설정

- 기억력: 새로운 정보를 전략을 통한 반복 훈련으로 일정 시간 유지할 수 있다.
- 전두엽: 문제 해결을 위해 순차적 사고를 할 수 있다.
- 시공간 기능: 좌우, 위, 아래 등 공간적 지각력이 유지된다.

(5) 수준별 프로그램

- 여러 인지기능에서 기능 감퇴가 진행된 분으로, 기억력 강화를 중점으로 인지훈련과제를 배치하고 중간중간 전두엽 기능 강화를 위한 인지자극과제를 병합하여 구성하고 진행함.

7 3B 운영 지침

프로그램의 원활한 진행을 위해서는 환자의 수준에 맞는 과제가 제시되어야 합니다. 따라서 환자 개개인의 신체적 상태 및 인지 수준을 파악하여 선별된 활동 과제를 제시하고, 환자들로 하여금 활동에 적극적으로 참여하도록 지지합니다. 본 프로그램은 치료사와 1:1 활동을 중심으로 진행됩니다.

프로그램을 운영함에 있어서 환자와의 상호 작용이 원활하지 않으면 치료 효과를 기대하기가 어려우므로 치료 시작 전, 환자의 자발적 참여 동기를 고취시키는 과정이 중요합니다. 치료 도중 언제든 프로그램에서 하차할 수 있는 자유의사를 존중하되, 치료사는 환자의 동기 저하에 민감한 반응으로 격려와 지지를 제공해야 합니다.

각 모듈별로 환자들이 가볍게 흥미를 느낄 수 있는 인지자극 활동과 주 학습에 해당되는 인지훈련 활동을 병합해 구성하고 진행합니다. 첫 치료의 본격적인 시행 전, 환자의 근황 및 관심사에 대해 질문함으로써 환자의 긴장도를 낮추는 시간을 갖는 것이 좋습니다. 또한 각 회기에 시행할 활동 과제와 인지기능과의 연관성 및 치료 원리에 대한 설명을 제공하여 환자의 이해를 돕고 과제 참여도를 증진시키도록 합니다.

2장

인지중재치료 기초 탐구

1 인지중재치료에 대한 전반적 이해

1) 인간의 인지기능 저하에 대한 고찰

인간의 발달 과정 중 노인기는 후기 성인기로도 일컬어지며 생리학적, 인지와 지적, 성격 등의 변화가 여러 면에서 나타납니다. '노화'는 인간이 태어나서 일정 기간 성장한 이후 나이가 들어가며 신체적으로나 인지적으로 쇠퇴해 가는 과정을 말합니다. 성공적인 노화라 한다면, 이는 나이가 들어도 인지기능의 저하가 거의 없는 상태로, 신체적 질환이나 인지기능에 영향을 미치는 요인이 없거나 미미한 경우를 특징으로 합니다. 하지만 연령이 증가함에 따라 신체 생리적으로 문제가 발생해 여러 가지 취약한 질환에 노출되는 경우가 대부분입니다. 이러한 노화 과정이 전형적이며 정상적인 노화에 더 가깝습니다. 따라서 노인에게서 나타날 수 있는 인지기능의 저하 역시 노년층에서의 전형적이고 정상적인 나이 듦의 과정으로 이해될 수 있습니다(대한치매학회, 2011). 본 치료 과정에서는 이러한 정상적인 노화 과정으로서의 인지기능 저하뿐만 아니라 질환 요인에 의한 인지 감퇴도 포함하고자 합니다.

노화에 따른 인지저하에 대하여 '양성 노인 건망증', '노화에 의한 기억 저하', '노화에 의한 인지기능 저하', '인지저하는 수반되나 치매는 아닌 상태' 등과 같은 용어가 혼용되어 왔습니다. 두뇌 기능을 구성하는 여러 인지영역에서 기능 저하가 다발적으로 나타나 일상생활 기능이 독립적으로 영위되지 않는 것은 자연스러운 노화에 해당되지는 않습니다. 자연스러운 인지저하라 칭할 수 있는 '자연스러움'에 대한 정의를 숙고해 볼 필요가 있습니다. 나의 인지기능 수준이 '현 나이에 맞는 적절한 수준인가'가 관건이 되는데, 이는 각자 느끼는 주관적 느낌이나 자각에 기준을 두고 있지 않습니다. 또한 노인의 삶으로 갈수록 생활은 단순해져 여전히 익숙한 일을 처리하고 있는 것을 인지기능이 예전과 같다고 안심하는 것은 위험하기 때문입니다.

위에서 잠깐 언급하였지만 두뇌 역시 신체 기관의 일부이므로 신체적으로 노쇠해지는 과정에서 '두뇌' 또한 자유로울 수 없습니다. 우리 몸에 대한 전반적인 케어는 우리 두뇌에도 동일하게 적용되며 신체 기능의 유지를 위해 다이어트나 규칙적인 운동을 요하듯, 두뇌 기능을 원활히 유지하기 위해서는 '나의 뇌'를 위한 인지적인 자극과 지적 훈련이 요구됩니다.

2) 인지중재치료 관련 용어 정리

(1) **인지중재** Cognitive Intervention

인지중재는 인지적 기능에 영향을 미칠 수 있는 모든 활동을 포괄적으로 말할 수 있으며, 인지훈련, 인지재활, 인지자극으로 구분됩니다(Clare et al., 2004). 인지중재란 인지적 기능에 직 · 간접적으로 영향을 미칠 수 있는 일련의 활동이 개입되어 한 개인의 인지적 기능을 관리하는 것으로 정의하고 있습니다.

(2) **인지훈련** Cognitive Training

인지훈련은 주로 구조화된 환경에서 특정 인지 영역을 훈련시키기 위하여 구조화된 수행 과제를 부여하는 방식으로 진행됩니다. 주로 기억력, 주의력, 언어 기능, 추론 및 문제 해결 능력 등 인지 영역을 치료 회기 내 학습하고 훈련합니다. 기억 및 인지를 증진시킬 수 있는 전략을 교육하는 것이 프로그램 구성에 포함되기도 합니다. 이러한 훈련을 통해 인지기능을 증진시키거나, 경도의 인지기능 손상이 있는 경우에는 이전 상태로 회복시키는 것을 목적으로 하며, 경우에 따라 남아 있는 인지기능을 유지시키는 것을 목적으로 하기도 합니다. 인지훈련에 의하여 특정 인지 영역의 수행 능력이 증진되면 다른 인지기능의 향상 또는 인지적 처리를 요하는 일상생활 기능에서의 수행 향상 등으로 효과가 확대된다고 알려져 있습니다. 인지훈련이란 기억력, 주의력, 언어 능력, 추론 및 문제 해결 능력 등 특정 인지 영역을 훈련하여 새로운 정보를 스스로 다룰 수 있도록 훈련하는 것으로 정의됩니다.

(3) 인지재활 Cognitive Rehabilitation

인지재활은 인지손상에 의하여 장애를 가지고 있는 상황에서 잔존하는 인지기능을 최적화하여 지속 발휘할 수 있도록 돕는 치료입니다. 주로 환자, 가족, 치료사가 함께 환자가 처한 상황에 맞춰 적절한 치료 목적을 설정하게 되며, 인지훈련과는 달리 특정 인지 영역에 대한 과제 수행을 향상시키는 것을 목적으로 하기보다 일상생활을 영위하는 데 있어 중점을 두고 치료에 개입하게 됩니다. 인지재활은 실제 생활에서 어려움이 있는 기능에 대해 목표를 설정하여 진행하며, 보통 인지재활을 통하여 전반적인 인지기능이 향상될 것이라는 효과의 일반화는 가정하지 않습니다. 환자가 상대적으로 더 잘 보존되어 있는 인지기능을 통해서 손상된 인지 영역으로 인한 장애를 보완할 수 있는 데 목적을 둡니다. 경과가 진행된 치매 환자에서는 인지훈련의 적용에 제한이 있으므로, 실제적인 생활 기능에 도움을 제공하는 인지재활이 더 유용할 수 있습니다. 인지재활은 행동 조성의 반복 학습 형식으로 실수나 불편감을 완화하고, 최대한 일상생활이 가능할 수 있도록 돕는 것으로 정의합니다.

(4) 인지자극 Cognitive Stimulation

인지자극은 전반적인 인지 활동을 촉진할 수 있도록 하는 광범위한 중재로, 인지훈련보다 치료 프로그램에 대한 연구나 활용도가 덜한 편입니다. 일반적으로 생각, 집중, 기억 등과 관련된 정신 활동을 유도하고 촉진시키는 다양한 활동으로 구성되어 있어 단어 게임, 퍼즐, 악기 연주, 원예, 요리 등 여러 활동이 인지자극 프로그램에 포함될 수 있습니다. 치료기관과 요양 기관에서는 회상 치료, 현실 지향 훈련 등이 인지자극 치료 프로그램으로 시행되기도 합니다. 인지자극은 정상 노화성 인지 감퇴를 보이는 노인부터 치매 환자에 이르기까지 다양한 대상자들에게 적용될 수 있습니다. 인지자극은 통합적 접근으로 집단 활동의 형식을 통해 전반적인 인지 활동과 사회적 기능의 향상을 돕기도 합니다. 특히 게임에 해당되는 인지자극 프로그램은 난이도에 있어 편차가 클 수 있어, 치료 대상자의 인지 수준을 정확히 파악하고 시행하는 것이 필요하며, 적절한 자극이 제시된다면 자연스럽게 종합적인 인지기능이 촉진되는 효과를 가져오게 됩니다.

3) 선행 인지중재 연구에 대한 고찰

(1) 인지 프로그램

인지기능의 어려움은 노인에게 가장 빈번하게 발생하고 있습니다. 인지기능의 변화는 문제 해결 등 행동을 적절하게 조직화하여 과제나 활동을 수행하는 데 어려움이 발생하고, 운동 기능에 부정적인 영향을 미쳐 일상생활 활동의 수행 수준을 방해합니다(손성민, 박아름, 2021). Beland 등에 따르면, 인지 프로그램 참여는 타인과 함께 사회적 활동을 수행할 수 있는 기회를 제공해 인지기능의 향상을 촉진시키는 데 더 도움을 준다고 합니다. 손성민, 박아름(2021) 연구에서도 인지 프로그램의 참여에 따라 인지기능과 건강 관련 삶의 질이 향상되었다고 합니다. 또한 김경한과 송낙훈의 연구(2019)에서는 인지 향상 프로그램 참여가 여성 노인의 인지기능 향상에 효과적이라고 밝혔습니다. 선행 연구에서는 인지기능을 효과적으로 향상시키기 위해서는 단일 과제 수행보다는 뇌 인지기능이 저하돼 있는 영역을 고려하여 이중 과제 형태로, 복합적인 과제를 시행하는 것이 효과적이라고 합니다(김경아, 김옥수, 2015).

(2) 인지중재치료 프로그램

인지중재치료는 다양한 방식과 전략으로 뇌를 강화하고 치매를 예방할 수 있습니다. 최근 인지중재치료는 신의료 기술로 인정받았으며, 임상 현장에서는 신경인지장애 치료법에 중요한 역할이 기대되고 있습니다. 많은 연구와 문헌에서 인지중재치료는 경도인지장애뿐만 아니라 경증 및 중등도의 치매 환자에게 인지와 일상생활 기능을 향상시키고, 행동 문제를 감소시키며, 삶의 질을 높이는 것으로 보고되었습니다(유승호, 2018).

(3) 인지자극 프로그램

황민지, 방요순(2019) 연구에서는 치매 환자 스스로가 흥미를 가지고 선택한 인지자극 치료에 대하여 치매 환자의 인지기능 향상뿐만 아니라, 일상생활 수행 능력을 확대하여 보호자의 부양 부담 또한 감소시킬 수 있을 것으로 보았습니다. 대부분의 선행 연구에서 노인의 저하된 인지기능을 자극하기 위해 다양한 활동 프로그램을 접목시켜 왔습니다. 인지자극 활동 프로그램 영역을 지남력, 언어 능력, 시공간 능력, 기억력, 주의 집중력의 하위 인지기능과 운동 실행력, 판단 및 추상력의 상위 인지기능으로 구성하여 진행한 방주희 외 3인 (2019) 연구에서는 프로그램에 참여한 실험군과 대조군 간 인지기능이 통계적으로 차이가 났으며, 실험군의 인지기능이 중재 전후 향상된 것으로 밝혀졌습니다. 인지자극 프로그램을 통해서 지속적이고 반복적인 뇌 자극은 대뇌의 기능과 신경계의 적응 과정인 신경가소성을 유발함으로써 노인의 인지기능을 향상시키며, 치매의 예방과 이환율을 최소화시킬 수 있을 것으로 보고하였습니다(K-M, Kim, 2015).

(4) 인지훈련 프로그램

인지훈련 프로그램은 인지기능에 체계적으로 개입하여 정보 처리를 방해하는 인지장애를 호전시키는 것을 의미합니다(박윤정 등, 2005). 최근 여러 연구에서 경도인지장애 또는 치매 초기에 인지훈련 프로그램을 실시하여 인지기능이 향상되었다고 보고하고 있습니다. 노인의 인지훈련 프로그램 및 관련된 연구 결과를 보면, 조영남 등(2020)은 워크북을 활용한 인지훈련이 뇌 손상 환자의 인지기능 향상에 긍정적인 영향을 미친다고 보았으며, 김요한 등(2019)은 컴퓨터 기반 리듬 타이밍 훈련을 통해 혈관성 경도인지장애 환자의 기억 기능 향상에 효과적인 중재 접근이라는 것을 보고하였습니다. 이효정 등(2014)은 인지재활 프로그램을 통해 혈관성 치매 환자의 뇌 활성도가 변화된 것을 알 수 있었습니다. 이와 같은 선행 연구들에서 워크북, 컴퓨터 등 다양한 형태로 제공되는 인지훈련 프로그램의 효과가 확인되었습니다. 그러나 많은 노인 환자들은 최신 기기에 익숙하지 않으므로, 활동에 대한 거부감이 적고 친밀한 형태로 접근할 수 있는 지필 방식 인지훈련 프로그램이 보다 더 적절할 수 있습니다.

(5) 복합중재(통합) 프로그램

복합중재란 단일적인 비약물치료 방식을 결합 또는 복합적으로 구성하여 적용하는 중재 방식입니다(Santos et al., 2015). 복합중재는 단일중재를 결합 또는 복합적으로 구성하여 사용하기 때문에 경도에서 중등도 단계의 치매 환자에게 효과적인 중재 방식으로 사용할 수 있습니다(Luttenberger, Donath, Uter, & Graessel, 2012). 치매 환자를 대상으로 복합중재라는 용어를 사용한 연구는 2007년부터 시작되었으며, 현재까지 지속적으로 연구돼 왔습니다. 이예진 등(2014)은 신체 활동, 인지훈련, 사회적 상호 작용 활동을 동시에 제공한 복합중재법을 실시한 결과, 치매 노인의 삶의 질이 유의미하게 향상되었음을 제시하였고, 함민주 등(2018)은 경도 알츠하이머병 치매 환자에게 인지 활동을 중심으로 신체 활동, 정서 활동을 병행한 복잡중재 프로그램을 적용하였을 시, 인지기능과 도구적 일상생활 수행 능력이 통계적으로 유의미하게 향상되었음을 시사하였습니다. 정민기 등(2019)은 고혈압과 비만을 동반한 경도인지장애 여성 노인에게 운동과 인지중재 프로그램을 실시하여 건강 관련 삶의 질에 효과적임을 확인하였으며, 함민주 등(2019)은 작업 치료 기반의 집단인지재활치료가 경도인지장애 및 치매 노인의 주의 집중력, 신체 유연성과 균형 능력, 작업 수행 능력의 유지 및 향상에 효과적이며, 지역 사회형 임상 모델로 활용 가능한 치료 방법임을 제시하였습니다.

위에서 살펴본 바와 같이, 사전 연구된 인지중재치료 프로그램에는 각각의 연구자 마다 프로그램명은 다양하나 치료 효과 면에서는 유의미한 결과를 거둔 것으로 보고하고 있습니다. 여러 연구를 통해 인지기능을 지속 유지하거나, 저하된 인지 영역을 향상시키는 데 실효성이 입증된 바, 노년기의 인지 감퇴에 대해 대처할 구체적인 방법이 획득되었으며 동시에 체계적이고 조직화된 개발이 요구될 것으로 판단됩니다.

인지중재치료 학회에서 인지중재와 관련한 용어를 정의해 두고는 있으나, 프로그램을 구성하고 개입하는 과정에서 [인지훈련], [인지자극], [인지재활] 간의 용어 사용에는 개념 한계가 모호한 면이 존재하고 있습니다. 따라서 관련 연구와 다양한 시도들이 축적되는 과정에서 인지중재 프로그램에 대한 밀도 있는 논의가 전문가 차원에서 이루어져야 할 것으로 봅니다.

2 인지신경과학의 전반적 이해

1) 인지신경과학이란

인지신경과학이란 인지심리학, 신경생물학, 수학, 철학 등 다양한 분야 간의 학제 간 통합을 통하여 등장한 학문 분야로서, 뇌의 활동과 인지, 행동 등의 관계를 연구하는 학문입니다. 인지(cognition)라는 용어는 생각하기, 지각하기, 상상하기, 말하기, 행동하기, 계획하기와 같은 다양한 고차원적인 정신 작용을 통칭합니다. 즉, 인지신경과학은 우리가 일상생활에서 눈으로 보고, 귀로 듣고, 혀로 맛을 느끼고, 냄새를 맡는 등 오감을 처리하거나 인지적 처리를 요하는 정신 기능을 할 때 활성화되는 뇌의 영역과 신경 세포 간의 연결을 살펴봄으로써 뇌와 인지, 행동 간의 관계를 밝히려는 학문입니다.

인지신경과학은 마이크 가자니거(Mike Gazzaniga)에 의해 창시되었으며, 1977년에 인지신경과학이라는 용어가 사용되었습니다. 인지심리학의 기반을 마련한 조지 밀러(George Miller) 역시 인지신경과학의 등장에 많은 영향을 미쳤습니다. 인지신경과학의 발전에는 1950년대부터 진행되던 뇌에 대한 연구들이 기반이 되었습니다. 분자생물학, 세포신경생물학 등의 분야에서 뇌의 신경 세포인 뉴런이 어떻게 활성화되고, 다른 뉴런에 어떻게 신호를 전달하는지 밝혀지기 시작하면서 신경 회로의 기능과 구조에 대한 연구가 이루어졌으며, 신경 체계(neuronal systems)의 개념도 발전하였습니다. 이후 1960년대에 인지심리학 분야에서 행동과 인지 사이의 관계에 대해 밝히는 실증적인 연구들이 진행되었고, 세포신경생물학 분야의 연구와 인지심리학의 연구들이 결합되면서 인지신경과학의 기반이 마련되었습니다. 인지신경과학은 신경 체계가 인지와 행동에 미치는 영향을 밝혀내는 데 초점을 맞추고 있습니다.

과학 기술의 발달로 뇌의 활동을 직접적으로 촬영하고 시각화하여 관찰하기 위한 다양한 기술이 개발되었고, 그 대표적인 것으로 컴퓨터 단층 촬영법(computerized axial tomography, CT), 자기 공명 영상(magnetic resonance imaging, MRI), 양전자 방출 단층 촬영법(positron emission tomography, PET), 기능적 자기 공명 영상(functional magnetic resonance imaging, fMRI)이 있습니다. 이러한 기술 덕에 뇌의 특정 부위가 활성화되는 양상을 직접적으로 관찰할 수 있으며 인지신경과학에서 연구하고 있는 뇌와 인지, 행동 간의 관계를 생물학적, 기능적 기전으로 설명하는 데에도 유용한 역할을 제공합니다. 그러나 이러한 방법들은 뇌 안의 기억, 생각, 지각 등을 유추할 수 있는 신경과학적 대상을 관찰하는 것이지, 그 자체가 직접적인 인지과정을 보여 주는 것은 아닙니다. 따라서 인지적이고 마음에 기초한 개념들이 장황한 철학적 수사로 회귀할 것인지 신경과학에 기초한 개념들과 병존할 수 있을 것인가의 문제가 여전히 남아 있습니다. 인지신경과학은 어떻게 물리적 물질인 뇌에서 정신적 경험이 만들어지는가라는 질문에 대한 답을 지속적으로 요구받고 있는 학문이기도 합니다.

2) 신경 인지 영역에 대한 개관

(1) 주의력

주의력이란 현재 진행되고 있는 인지 과정을 효율적으로 처리하기 위해 특정 정보를 선택하고 다루는 능력에 해당됩니다. 주의 기능은 각성 수준(alertness), 지속적 주의력(sustained attention), 작업 기억력(working memory), 선택적 주의력(selective attention), 교대적 주의력(alternative attention), 분할 주의력(divided attention)의 여러 주의 차원에서 검토될 수 있습니다. 주의 용량과 집중력을 평가하는 과제로 가장 널리 사용되는 검사는 숫자 따라 말하기 검사가 있습니다. '숫자 따라 말하기' 검사에는 들은 숫자들을 동일한 순서로 즉시 다시 말하게 함으로써 환자의 주의폭을 측정합니다. 반면 역순으로 따라 말하게 하는 '거꾸로 따라 말하기' 과제에서는 작업 기억력을 바탕으로 하기에 보다 적극적인 주의 기능이 요구됩니다. 두 가지 과제를 반복하며 처리하는 교대적 주의 기능과 여러 가지 과제를 동시에 처리할 수 있는 능력인 분할주의 기능은 단순히 특정한 자극에만 기계적으로 반응하거나 정신적 기능을 많이 요구하는 과제보다 인지적 처리 부담이 크게 됩니다. 따라서 인지기능 초기에는 주의를 배분하고 전환하는 기능이 감소하는 것이 확인되지만, 후반에는 주의 기능이 현저히 떨어지며 단순한 자극에 대한 유지에도 어려움을 보이게 됩니다. 검사자는 환자의 주의 기능을 관찰할 때, 환자의 청력 상태에 대한 확인이 있어야 하며, 환자의 부주의에 대한 과제 반응도 최대한 배제하기 위해 해당 검사를 시행하기 전, 시행 방법에 대해 주목시킬 필요가 있습니다.

(2) 언어 능력

언어 능력에는 듣고 이해하는 수용적 기능과 읽기와 말하고 쓰는 표현성 기능이 있습니다. 이러한 기능은 자발적 의사 표현(spontaneous speech), 대면이름대기(confrontational naming), 생성이름대기(generative naming), 따라 말하기(repetition), 읽기(reading)와 쓰기(writing) 과제를 통해 평가됩니다. 한 문장을 5~6어절을 이어서 말할 수 있으면 보통 유창성은 유지되는 것으로 판단하며, 간단한 문장을 지시하여 행해 보도록 하거나 '예' 나 '아니오'로 답하게 함으로써 이해 능력을 확인합니다. 또한 이름 대기 기능은 제시된 시각적 자극에 대해 일정 시간 내에 관련 단어를 인출할 수 있어야 하는데, 이러한 기능은 기능 손상이 경미한 초기부터 나타납니다. 알츠하이머 치매 환자들도 대면이름대기 기능의 손상은 초기부터 나타나며, 병증이 악화될수록 따라 말하기, 읽기 및 쓰기, 이해력의 장애를 보이게 됩니다. 일상적인 단순한 문장을 이해하는 능력은 비교적 인지저하 후반까지도 보존되어 있으며, 읽기 및 쓰기 기능은 환자의 학력 수준에 따라 개인적인 차이가 있습니다. 치매가 진행되면서는 익숙한 단어에 대해 생소해지고, 나중에 가서는 하나의 표상으로 묶인 여러 개념들의 오해가 일어납니다. 이러한 의미의 상실은 알츠하이머 치매 중후반에 진입하여 나타나는 것이 일반적이나 의미치매(semantic dementia)의 경우, 우측 하측두엽의 위축이 심해지며 이른 나이에 나타나기도 합니다. 또한 표현력이나 이해 능력 자체에는 어려움이 없으나 전두엽의 브로카 영역과 측두엽의 베르니케 영역을 잇는 궁형속다발(arcuate fasciculus)에 문제가 있을 시에는 특히 따라 말하기에서 어려움을 보이는 전도 실어증(conduction aphasia)이 발생할 수 있습니다. 환자의 기능 저하가 어느 영역이냐에 따라 의사를 표현하는 전두엽 손상에 해당되는지, 듣고 이해하는 측두엽 손상에 기인하는 것인지를 유추해 볼 수 있습니다. 특히 언어 기능을 평가할 때에는 환자의 청력 상태에 대한 확인이 필요합니다.

(3) 시공간 구성 능력

시공간 구성 능력을 평가하기 위해서는 시각적 자극을 지각 및 분석하는 능력을 포함하여 이를 재구성하게 하는 검사를 시행하는데, 그중 복합도형 검사(Rey, 1941)는 널리 시행되는 평가 중 하나입니다(Lezak et al., 2012). 단순한 이차원적 평면 도형이나 삼차원적 입방체를 모사하여 시지각 분석 기능을 평가하기도 하며, 다소 복잡한 도형인 Rey complex figure를 그려 보게 함으로써 환자의 저하 영역을 확인하게 됩니다. 보통 알츠하이머 치매 환자의 경우 두정엽 부위의 손상이 다른 치매보다 두드러지며, RCF 과제에서는 각각의 세부 모사는 대체로 알아볼 수 있으나 각 요소들 간의 공간 배치에서 오류를 나타내는 양상을 보입니다(Bernstein et. al, 1996). 또한 간단히 시행할 수 있는 CDT(clock drawing test)를 통해서도 시공간 구성 능력을 평가할 수 있습니다. 환자가 좌우가 바뀐 형태의 숫자 배치를 하는지, 시와 분에 해당하는 바늘의 위치를 적절히 설정할 수 있는지 관찰하여 평가합니다.

(4) 기억력

기억 기능은 보통 언어적 기억 검사와 비언어적 기억 검사로 나뉩니다. 언어적 기억 검사는 제시된 단어를 검사자가 불러 주고 환자로 하여금 기억을 해 보도록 하거나 환자가 직접 단어를 보고 읽어 가면서 기억을 하게 하는 검사가 있습니다. 반면 비언어적 기억 검사는 시각적 자극을 제시하고 일정 시간 후에 제시했던 자극을 다시 그려 보게 함으로써 기억 기능을 평가하게 됩니다. 환자가 무학이나 학교를 다니기는 했지만 시대적 환경에 의해 graphic motor skill을 발달시킬 여건에 대한 노출이 절대적으로 부족한 경우에는 자발적인 인출 과정에 어려움을 겪을 수도 있습니다. 그렇기 때문에 이런 경우는 재인 과제를 통해 환자의 기억 기능양상을 종합적으로 평가하고, 단순 인출 곤란 양상이 있더라도 앞서 시행하였던 시각적 자극에 대한 모사 수준이 어떠하였는지와 비교하여 판단해야 할 것입니다.

경미한 기억 기능은 저장은 되나 자발적으로 회상하는 인출 곤란 양상이 나타나지만 기능이 떨어질수록 정보를 파지하는 기능도 약해지며, 들은 것과 그렇지 않는 언어적 정보에 대한 변별 기능도 저하되게 됩니다. 이런 경우 저장 기능의 손상인 상태로 접어들게 되는데, 알츠하이머 치매의 경우 들었던 정보에 대한 빠른 망각이 일어나 저장 단계로 이어지지 않는 양상을 보이게 됩니다.

혈관성 치매의 경우 전두엽 관련 기능과 연결된 기억 저하 양상을 주로 나타내게 되어 자발적 회상 기능은 비교적 유지되고 있지만, 간섭 자극 동반 시 들었던 정보를 변별하는 재인 기능이 저하되는 변별 기능 감퇴 양상을 보입니다.

(5) 집행기능

집행 기능은 전두엽에서 수행하는 고등 인지기능을 말하며, 그에 속한 하위 기능들인 개념 형성 능력, 추론 능력, 간섭 억제 기능, 새로운 규칙으로의 인지 전환 능력, 연속 동작 수행 및 협응 기능 등 다양한 신경 심리 소과제 검사를 통해 기능 저하가 판단됩니다. 전두엽/집행 기능에는 피질하 영역의 기저핵에 의한 운동 기능을 포함하여, 계획을 세우고 실행하며 피드백을 통해 자신의 사고나 행동을 재조정할 수 있는 전두엽 피질 기능에 해당되는 것이 있습니다. 전두엽 영역은 크게 의지와 관련된 내측전두엽(medial frontal cortex) 영역, 충동 억제와 관련된 안와전두엽(orbitofrontal) 영역, 실행 기능과 관련한 등가쪽 전전두엽(dorsolateral prefrontal) 영역으로 나뉩니다. 이는 Cummings(1993)가 제안한 전두-피질하 회로(frontal subcortical circuit)에 의한 세 가지 전두-피질하 증후군과 연관되어 있습니다.

전두엽 기능 평가에 해당되는 소과제에는 제한된 시간 내 특정한 의미 범주의 어휘를 인출하는 과제와, 제시된 초성에 해당되는 단어를 가급적 많이 생성하는 과제도 포함되어 있습니다. 이는 사고의 생산성을 측정하는 평가로 우세 반구의 전두엽, 전측두엽의 기능을 평가하는 데 유용합니다. 안와전두엽에 손상이 있는 환자는 정서적인 불안정성과 탈억제가 쉽지 않은 양상을 보이게 되는데, 이는 검사 과제를 통한 수행에서보다 보호자를 통한 면담 및 수행 과정에서 환자의 수검 태도를 통해 관찰될 가능성이 높습니다. 안와전두엽은 보상이나 처벌에 대한 경험을 통해 의사 결정을 내리고, 사회적으로 통용되지 않는 행동을 억제하고, 예의를 갖추는 것과도 관련이 있습니다. 알츠하이머 치매 환자군의 경우 비교적 일관되게 기억 기능을 담당하고 있는 측두엽 변성이 전두엽보다 상대적으로 더 큰 양상을 보이고 있으나, 치매가 진행될수록 전두엽과 측두엽 상의 기능 편차가 줄어드는, 전반적 기능 손상이 나타나게 됩니다.

3 신경인지장애

나이가 들면 자연스럽게 찾아오는 새로운 정보에 대한 기억 장애, 즉 건망증은 55세 이상 성인이면 대부분이 겪는 흔한 증상입니다. 건망증은 기억 기능 단일 영역에서만 기능 저하를 보이며, 건망증이 발생하는 원인으로는 뇌신경 세포의 노화, 정서 문제 및 뇌의 과로나 반대로 뇌 자극의 부재가 있습니다. 경도인지장애 환자는 기억 기능에서만 저하를 보이거나, 기억력을 포함하여 기타 인지 영역에서도 기능 감퇴를 나타내는 군으로서, 아직까지는 독립적 기능 발휘가 가능한 상태입니다. 그러나 이러한 독립적인 일상생활 기능을 유지하기 위해서 도구를 통한 도움이나 더 많은 리허설을 요하는 수고로움이 동반되고 있습니다. 이러한 환자군이 고혈압, 당뇨, 고지혈증 등과 같은 기저 질환 관리와 함께 뇌에 침착된

독성 물질 제거와 뇌에 생기는 염증들을 감소시키는 치료를 하지 않을 경우, 매년 약 25%씩 치매로 진행된다는 사실이 여러 전문가들의 일치된 의견입니다.

치매란 기억력, 주의 집중력, 언어 기능, 시공간 능력, 판단력 등 전반적인 인지기능의 저하로 인해 예전에 익숙하게 할 수 있었던 기능이 감소하고, 적절한 문제 해결 능력이 현저히 떨어지는 상태를 말합니다. 치매의 가장 많은 부분을 차지하는 것은 알츠하이머성 치매와 혈관성 치매입니다. 베타아밀로이드는 알츠하이머성 치매를 유발한다고 알려져 있는데, 신경 세포막에 정상적으로 위치하는 아밀로이드 단백질이 특정 효소에 의해 잘려 물에 녹는 아밀로이드 베타와 물에 녹지 않는 아밀로이드 베타로 분리됩니다. 이때 물에 녹지 않는 아밀로이드베타 덩어리가 염증 반응을 유발하고, 염증 작용에 의해 신경 세포의 골격을 이루는 타우 단백질이 손상되면서 신경 세포 사멸이 이루어지게 됩니다. 인지기능 저하는 치매뿐만 아니라 경도인지장애부터 나타나고 있기에, 치매 전 단계로 언급되는 경도인지장애에 대한 관심이 높습니다. 따라서 독성 물질인 베타아밀로이드의 축적으로 뇌혈관 흐름과 신경 세포 연결망에 장애를 일으키지만 아직까지 신경 세포의 파괴로의 진행이 되지 않은 경도인지장애 시기야말로 적극적인 치료의 적기라고 볼 수 있습니다.

그러므로 조기 발견 및 관리를 통해 혼자서는 전혀 생활할 수 없게 되는 치매로의 진입을 차단하는 것은 여러 번 강조해도 지나치지 않을 것입니다.

2부

문제 파악 및 목표 설정

3장 | 인지장애의 진단 과정

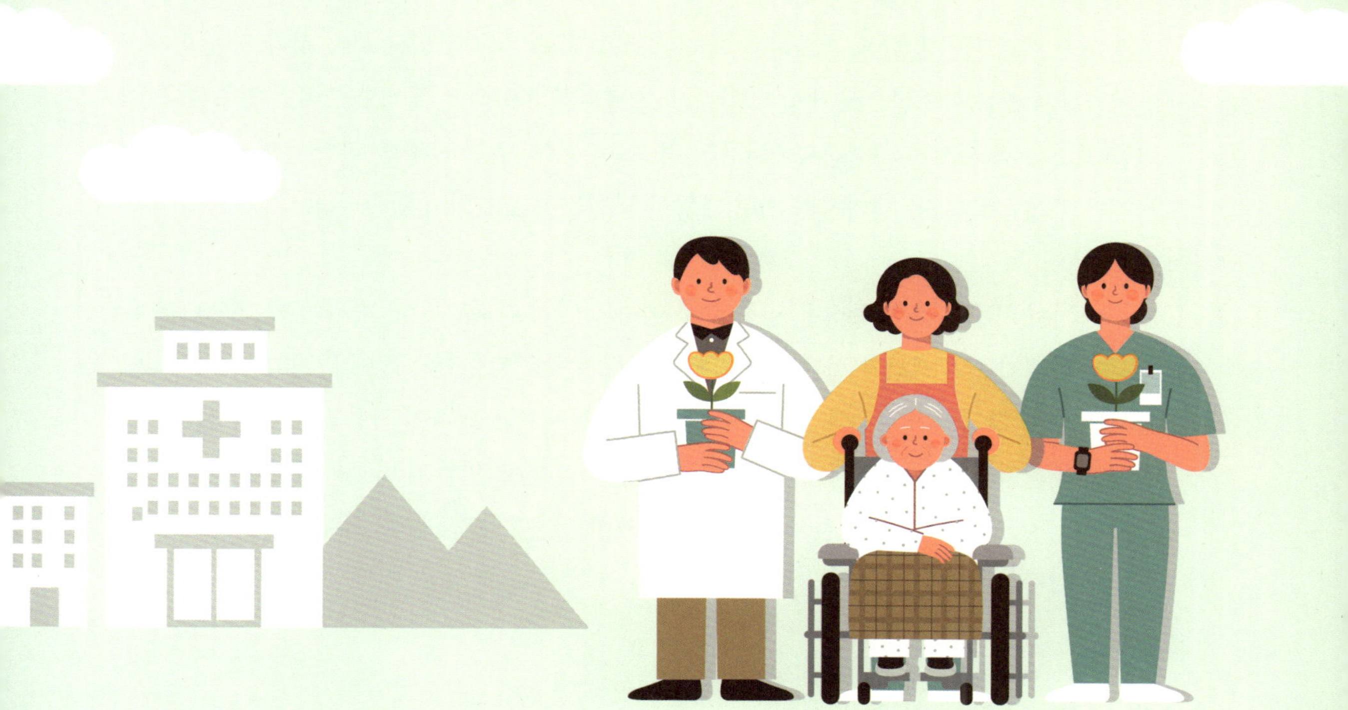

3장

인지장애의 진단 과정

1 신경심리 검사

신경심리 평가(neuropsychological assessment)는 뇌의 구조 및 기능적 특성을 평가하기 위해서 사용되는 여러 기법들 중 하나로, 뇌의 기능을 심리학적인 방법으로 측정하고 그 결과를 분석하고 해석하는 일련의 과정을 포함하고 있습니다.

신경심리 검사는 환자의 인지기능 감퇴가 정상적인 노화에 의한 것인지 치매로 인한 것인지 감별하기 위해 시행됩니다. 또한 인지기능의 감퇴가 치매에 의한 것으로 판단된 경우 치매를 일으키는 원인 질환을 감별하는 데 사용될 수 있습니다. 그리고 치료 시작 전에 환자의 인지기능 수준을 확인함으로써 향후 치료 반응 정도를 파악하는 데에도 쓰이고 있습니다. 이러한 목적을 위해 신경심리 검사에는 기억력, 언어 능력, 주의 집중력, 판단 능력, 계산 능력, 시공간 구성 능력 등을 평가하기 위한 다양한 과제들이 포함되어 있습니다.

치매에서 가장 중요한 증상은 일정 수준 이하의 인지 감퇴입니다. 따라서 치매 진단을 위해서는 인지기능의 저하가 실제로 유의미한 저하 수준인지, 저하되었다면 얼마나 저하되었는지에 대한 확인이 필요하게 됩니다. 이와 같은 인지기능 평가에 사용되는 것이 신경심리 검사이며 피검자와 동일한 나이, 성별, 학력 수준의 다른 노인들과 비교하여 기능 수준이 평가됩니다. 이러한 신경심리 검사는 치매 평가에서 사용되는 검사 중 실제적인 중요도가 가장 높습니다.

치매의 진단 과정은 크게 간단한 인지기능 테스트인 '선별 검사'를 통해 환자의 기능 저하 여부를 스크리닝하며, 이 단계에서 기능 저하가 의심되면 보다 면밀한 '진단 검사'인 신경심리 평가가 진행됩니다. 이후, 신경심리 평가 결과와 기타 임상 결과 및 영상학적 결과를 종합한 감별 진단이 이루어지게 됩니다.

1) 선별 검사

선별 검사는 자세하고 정밀한 진단적 검사가 필요한 환자들을 찾아내기 위한 목적으로 실시되는 검사를 뜻하며, 주로 보건소의 치매안심센터에서 이루어집니다. 이 단계에서는 전반적인 인지기능과 관련된 비교적 짧고 간단한 검사들이 사용되며, 대표적인 검사 도구는 다음과 같습니다.

(1) MMSE(Mini-Mental Status Examination)

30문항으로 이루어진 간이 인지기능 평가 검사로, 실시 시간은 20분 내외입니다. 치매 조기검진사업에서 사용되는 검사입니다.

(2) 하세가와 치매 척도(Hasegawa Dementia Scale, HDS)

일본에서 개발되어 동양권에서 주로 사용되는 HDS는 MMSE에 비해 교육 수준과 연령의 영향을 적게 받고, 언어 유창성 검사와 숫자 거꾸로 대답하기 같은 전두엽 기능 검사가 포함되어 있습니다.

(3) 한국형 Montreal Cognitive Assessment(MoCA-K)

한국판 몬트리올 인지평가(MoCA-K)는 경도인지장애를 선별할 목적에서 개발되었으며, 언어 유창성 검사, 추상적 사고력 검사, 주의력 검사를 포함하고 있어 MMSE에서 누락된 전두엽 기능 과제가 보충되어 있습니다.

(4) SMCQ(Subjective Memory Complaints Questionnaire)

피검자 본인이 직접 작성하는 설문지이며, 일상생활에서 경험하는 기억력 저하나 이로 인한 어려움에 대한 질문 14항목으로 구성되어 있습니다. 간단한 인지기능 검사를 보완할 목적에서 환자의 주관적 기능 감퇴를 묻고 있습니다.

(5) SIRQD(Seoul Informant Report Questionnaire for Dementia)

치매 선별용 정보 제공자 보고형 설문지로, 간이 인지 선별 검사와 함께 타인에 의해 관찰되는 기능 감퇴를 확인할 수 있어 환자의 인지 상태에 대한 신뢰성을 확보할 수 있습니다.

2) 진단 검사

선별검사 결과에 따라보다 구체적인 평가가 필요한 경우 진단 검사를 진행하게 됩니다. 전반적인 인지기능과 관련해 '선별 검사' 단계보다 심층적이고 다양한 검사들을 시행하게 되며, 이에 따라 소요 시간도 상당히 길어지고, 환자가 체감하는 난이도도 높아질 수 있습니다. 건강보험이 적용되고 국내에서 가장 널리 활용되고 있는 신경심리 검사는 다음과 같습니다.

(1) SNSB(Seoul Neuropsychological Screening Battery)

치매 평가를 목적으로 개발된 종합 신경심리 검사로 주의력, 언어 및 관련 기능, 시공간 구성 능력, 기억력, 전두엽 및 관리 기능 등 5가지 인지 영역에 대해 다양한 항목의 신경심리과제가 포함되어 있습니다. 이와 함께 정서 및 일상생활 기능 등도 포괄적으로 평가할 수 있습니다.

(2) CERAD-K(Consortium to Establish a Registry for Alzheimer's Disease)

전 세계적으로 널리 알려진 치매 평가 도구 중 하나로 MMSE와 함께 언어 능력, 시공간 구성 능력, 전두엽 및 관리 기능, 기억력 등을 평가하는 하위 검사로 구성되어 있는 종합 신경심리 검사입니다. 신체적 피로감이나 장기간 주의 집중의 어려움을 호소하는 노인층에게 용이하게 사용할 수 있도록 실시 시간이 SNSB 평가보다 비교적 짧고, 시행이 간단하다는 것이 장점입니다.

(3) LICA(Literacy Independent Cognitive Assessment)

비문해 노인들의 정확한 인지기능 평가를 위해 개발된 도구로 읽기, 쓰기, 그리기를 제외한 방법으로 실시됩니다. 시공간 구성 능력, 기억력, 전두엽 및 관리 기능, 언어 능력, 주의력, 계산 능력 등 6가지 인지영역을 측정할 수 있는 종합 신경심리 검사입니다.

2 동반질환 검사

노인성 우울증은 일반적인 우울증과는 달리 피로감, 무기력 등의 신체 증상이 흔하며 건망증 등의 인지기능 저하 및 정신 운동 지체를 동반하는 경우가 많아 치매로 오인되기 쉽기 때문에 정확한 진단을 위해 판별이 필요합니다. 우울에 의한 인지저하의 경우 적절한 치료적 개입 후, 인지기능상 호전을 보이지만, 그렇지 않은 경우에는 뇌 기능상의 변화에 의해 우울 증상과 인지저하가 동반되기도 하므로 우울 평가 척도만으로 판단하는 것에는 제한이 있습니다. 우울 증상에 대해 알아보는 여러 검사 도구 중 노인에게 특화된 우울 증상을 평가하는 데에는 다음이 사용됩니다.

(1) **한국판 노인 우울증 척도**(GDS-K: Korean version of Geriatric Depression Scale)

자기보고형 검사로 피검자가 '최근 1주일간의 기분'에 대해 '예/아니오'로 답하며, 점수가 높을수록 우울 증상이 심하다는 뜻입니다. 총 30문항으로 구성되어 있습니다.

(2) **한국판 노인 우울척도 단축형**(SGDS-K: Korean version of the short form of Geriatric Depression Scale)

한국판 노인 우울증 척도의 단축형으로, 총 15문항으로 구성되어 있습니다.

3 3B 인지중재치료를 위한 인지기능 평가 예시

치매 진단에 있어서 가장 중요한 검사가 인지기능 검사입니다. 기억력 저하를 주 호소로 내원하는 환자가 많으나, 일부에 한해서는 환자의 성격 변화나 언어 장애를 문제로도 방문합니다. 담당 주치의는 간이 인지 선별 검사와 환자 및 보호자의 보고를 통해 보다 정밀한 신경심리 평가의 진행 여부를 판단합니다. 인지기능 검사를 통해서 기억력을 포함한 환자의 주의 집중력, 언어 능력, 시공간 구성 능력, 전두엽/실행 기능 등을 평가하게 됩니다.

1) 신경심리 검사

(1) 서울신경심리 검사 2판(SNSB-II)

① SNSB: 서울신경심리 검사 2판(Seoul Neuropsychological Screening Battery 2nd Edition; SNSB-II)은 전반적인 인지기능을 평가하기 위한 검사들로 구성된 종합적인 신경심리 검사 배터리로, 중장년층 및 노년층을 대상으로 인지기능 수준을 평가할 수 있고, 치매가 의심되는 환자를 비롯한 뇌신경 질환 환자들의 인지장애 및 치매 여부를 확인하기 위해 우리나라에서 널리 사용되고 있는 검사 도구입니다.

② 검사 선정 기준: 학력이 낮은 노인에게도 쉽게 실시할 수 있도록 검사 지시와 수행이 비교적 단순해야 합니다. 병원 외래나 병실, 보건소, 노인정 어느 곳에서든 장소에 구애받지 않고 쉽게 실시할 수 있도록 기록 용지와 펜 이외에 다른 도구나 설비가 필요하지 않습니다.

③ 검사 방법:

- 검사 형태: 1:1 개인 검사
- 소요 시간: 1시간 45분 ~ 2시간
- 검사 대상: 45세 이상의 중년 및 노인
- 검사 실시: 인지 영역별 순서대로 실시되지 않고 인지 영역에 관계없이 실시

④ 검사 구성 및 측정 인지 영역

Cognitive Domain	SNSB-II
Attention 주의 집중력	Digit Span Test(DST): Forward/ Backward Letter Cancellation Vigilance Test
Language & Related Functions 언어 및 그와 관련된 기능들	Spontaneous Speech/ Comprehension/ Repetition Korean-Boston Naming Test(K-BNT) Reading/ Writing Finger Naming/ Right-Left Orientation/ Calculation/ Body-Part Identification Praxis Test: Buccofacial/ Ideomotor
Visuospatial Functions 시공간 기능	K-MMSE: Drawing Rey Complex Figure Test(RCFT): Copy Clock Drawing Test(CDT)
Memory 기억력	K-MMSE: Registration & Recall Seoul Verbal Learning Test-Elderly's version (SVLT-E):Immediate & Delayed Recalls/Recognition RCFT: Immediate & Delayed Recalls/Recognition
Frontal/Executive Functions 전두엽/실행 기능	Contrasting Program/ Go-No-Go First-Edge-Palm/ Alternating Hand Movement Alternating Square & Triangle/Luria Loop Controlled Oral Word Association Test(COWAT): Semantic(Animal, Supermarket), Phonemic(ㄱ, ㅇ, ㅅ) Korean-Color Word Stroop Test(K-CWST) Digit Symbol Coding(DSC) Korean-Trail Making Test-Elderly's version(K-TMT-E) K-CWST-60
Other Indexes 그 외 기타 등등	Korean-Mini Mental State Examination(K-MMSE) Global Deterioration Scale(GDS) Barthel-Activities of Daily Living(B-ADL) Clinical Dementia Rating(CDR) Short Version of Geriatric Depression Scale(SGDS) Korean-Instrumental Activities of Daily Living(K-IADL)

⑤ 검사 결과(샘플)

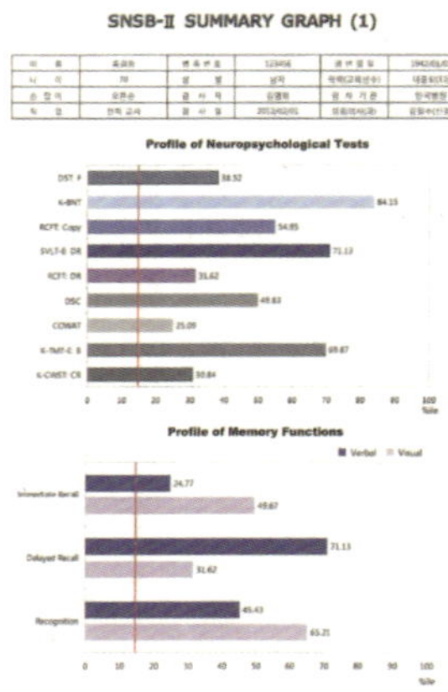

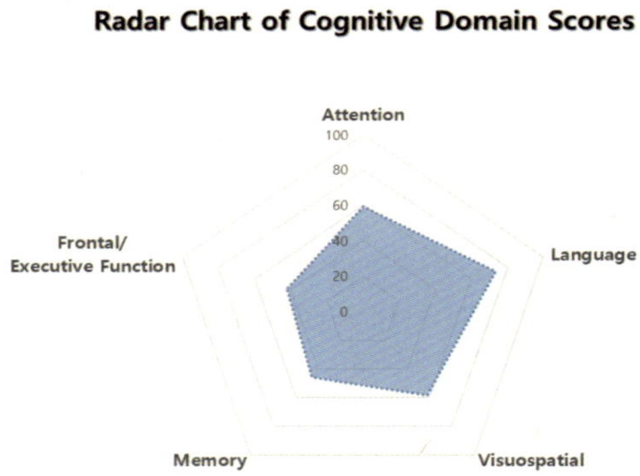

(2) K-ACE(ACE-R)

① K-ACE: 치매의 초기 단계를 포괄적으로 탐지할 수 있는 임상 검사 도구(bedside instrument)로서, 5개 인지 영역을 측정하는 100점짜리 검사총집입니다. 인지기능 검사인 2005년판 ACE-R을 우리말로 번안, 수정하고 한국어판 ACE-R(K-ACE)의 신뢰도와 타당성을 검증함으로써 간단하면서도 심도 있는 인지 평가 도구입니다.

② 검사 선정 기준: 기존 검사가 기억상실증후군을 평가하는 데 국한되어 있어 초기 알츠하이머병의 선별에 둔감하며, 전두엽 실행 능력의 저하 또는 언어장애 등에 민감하지 않고, 언어 문항에 치중되어 시공간 구성 능력의 손상에 예민하지 못하다는 한계가 있습니다. 반면 SNSB와 같은 여러 검사의 총집들은 뇌의 영역별 기능을 평가할 수 있으나 비용과 소요 시간이 많이 든다는 단점이 있어, MMSE의 한계를 보완하면서 진단을 하고자 K-ACE를 실시합니다.

③ 검사 방법:

- 검사 형태: 1:1 개인 검사
- 소요 시간: 약 20~30분
- 검사 대상: 50~75세
- 검사 실시: 5개 인지 영역별로 각각 점수들을 산출한 뒤 합산

④ 검사 구성

Composition of ACE-R subscores	
Attention & Orientation	Orientation + Registration + attention & Concentration
Memory	Recall + Anterograde Memory + Retrograde Memory + Recall(address) + Recognition
Fluency	Verbal Fluency-Letters & animals
Language	Comprehension +Writing +Repetition +Naming +Comprehension(picture) +Reading
Visuospatial	Visuospatial Abilities +Perceptual Abilities(dots) + Perceptual Abilities(letters)

검사명		총점
MMSE		/30
ACE-R		/100
ACE-R sub-scores	Attention & Orientation	/18
	Memory	/26
	Fluency	/14
	Language	/26
	Visuospatial	/16

⑤ 검사 결과(샘플)

한국판 ACE-R(Addenbrooke's Cognitive Examination) Final Revised Version A(2005)

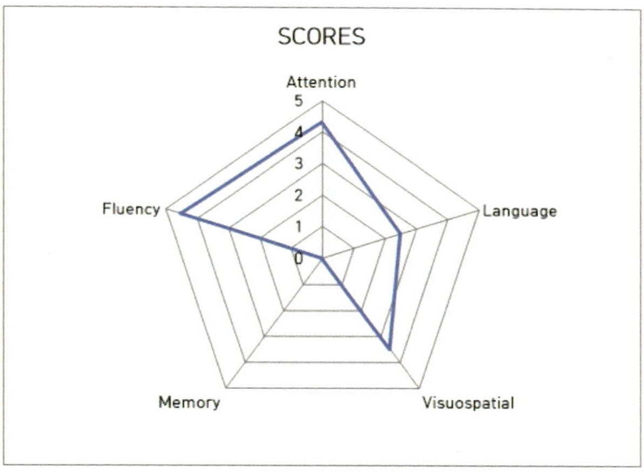

검사명		총점
MMSE		/30
ACE-R		/100
ACE-R sub-scores	Attention & Orientation	/18
	Memory	/26
	Fluency	/14
	Language	/26
	Visuospatial	/16

4 치료 목표 설정

1) 인지중재치료 목표

인지중재치료 목표를 설정할 때는 환자의 현재 부족한 인지 영역 향상에 초점을 맞춘 접근법이 필요한지, 전반적인 인지기능 수준을 높이는 접근법이 필요한지를 고려해야 합니다. 기존 뇌 영상을 기반으로 하는 연구들에서 확인할 수 있듯이 인지중재치료가 구조적 뇌 영상에서 뇌 용적 증가, 기능적 자기공명영상의 뇌 활성화 증가, FDG-PET의 포도당 대사 증가의 효과가 관찰되었다고 합니다(의학신문, http://www.bosa.co.kr). 따라서 우리의 주요 치료 목표는 신경 가소성 이론을 토대로 반복적인 학습을 통해 신경 연결망(neural network)을 강화시키는 것입니다.

조금 더 세부적으로 살펴보면, 인지중재치료는 인지재활(cognitive rehabilitation), 인지자극(cognitive stimulation), 인지훈련(cognitive training) 방법에 따라서도 치료 목표가 달라질 수 있습니다. 처음 치료를 시행하는 환자들은 일상생활에서 부족한 영역을 개선하기 위한 인지재활 수준의 훈련을 시행하게 되는데, 개인마다 일상생활에 도움이 필요한 능력이 다르기 때문에 환자, 보호자와 상의하여 개별적으로 치료 목표를 설정하게 됩니다. 인지자극은 특정한 인지영역이 아니라 전반적인 인지기능의 향상과 사회적 기능의 향상을 목표로 하며, 단어 게임이나 노래 부르기 등 좀 더 활동적인 요소가 포함됩니다. 인지활동은 기억력이나 주의력, 언어 능력 등 특정 인지 영역의 기능을 개선시키기 위하여 제작된, 체계화되고 표준화된 과제를 전문가의 지도에 따라 실행하는 훈련으로, 다양한 난이도의 과제를 적용하고, 훈련받은 인지영역뿐만 아니라 훈련받지 않은 인지 영역의 향상, 더 나아가 일상생활기능의 향상을 목표로 합니다.

따라서 본 교재에서는 치료 목표를 3단계로 구분하여 난이도에 따라 환자에게 적절한 훈련을 제공할 수 있도록 하였습니다. 첫 번째 단계는 개별적인 호소 문제를 다루는 인지재활에 기반을 둔 초급 단계, 두 번째 단계는 치료사와 상호 작용하며 사회적 기능의 향상을 돕는 인지자극에 기반을 둔 중급 단계, 마지막 단계는 인지기능의 향상을 돕는 인지훈련을 기반으로 한 고급 단계로 설정하였습니다.

다만, 주의해야 할 점은, 본 교재는 손상된 인지기능의 회복을 목적으로 인지재활 프로그램을 밑바탕으로 하고 있다는 것입니다. 이 책은 인지중재치료 시행을 돕기 위한 지침서

일 뿐, 실제 치료 장면에서는 환자의 현재 인지기능과 상태에 초점을 맞춘 치료를 시행해야 합니다. 또한 실제 치료 장면에서 인지재활, 인지자극, 인지훈련을 명확하게 구분하기 어려울 수 있으며, 한 가지 훈련 방법을 제공하는 것보다 환자의 흥미를 유발하기 위해 여러 방법을 섞어 제시하는 것이 바람직할 수도 있습니다. 따라서 인지중재치료를 처음 시행하는 초보 치료사를 위해 단계를 구분한 것이므로, 각 단계에서 제시하는 훈련 목표와 환자가 설정한 개인 훈련 목표를 함께 달성할 수 있도록 노력해야 합니다.

2) 목표 설정하기

지금부터는 구체적으로 치료 목표를 설정하는 방법을 안내하고자 합니다. 인지중재치료는 인지기능의 향상 및 훈련에 초점을 맞춘 치료법이지만, 실제 치료 시에는 치료사와 함께 언어적으로 소통하면서 치료 목표를 설정하고, 지속적으로 상호 작용하면서 함께 설정한 목표를 제대로 달성하고 있는지 점검하는 과정을 거칩니다. 따라서 본 교재에서는 치료 목표 설정 시, 인지행동치료(CBT: Cognitive & Behavioral Therapy)의 관점에서 문제의 해결을 촉진하는 단기적인 접근을 시도하고자 합니다. 인지행동치료는 지금-여기(here and now)를 강조하는 목표 지향적이고 해결 중심적인 치료로, 경도인지장애 환자가 어려움을 겪고 있는 문제의 본질을 탐색하고 해결 방법을 훈련하여, 보다 건강하고 적응적인 삶을 살아갈 수 있도록 안내하고자 합니다.

치료 목표를 설정하는 시기는 첫 회기의 끝 무렵으로, 환자의 주 호소 문제, 강점, 자원 등을 평가하고 협력적 치료 관계를 맺기 시작하면서 진행됩니다. 인지행동치료는 환자에게 '물고기를 대신 잡아 주는 것'이 아니라 환자가 '물고기 잡는 기술을 배우는 것'이므로, 치료사가 목표를 설정해 주지 말고 환자 스스로 변화를 위해 구체적이고 측정 가능한 목표를 설정할 수 있도록 가르쳐 주어야 합니다. 예를 들면 '기억력을 높인다.'와 같이 모호한 목표가 아니라, '매일 한 시간씩 걷기 운동을 해서 건강을 유지한다.'처럼 달성할 수 있는, 눈에 보이는 목표를 설정해야 합니다. 치료사는 환자가 달성할 수 있는 목표를 설정할 수 있도록 지지해 주고, 5회기, 10회기 15회기 등 치료 기간 동안 환자의 인지 변화 과정을 점검해야 합니다. 목표는 치료 과정 중 정기적으로 검토, 수정하며, 종이 차트를 사용하여 목표와 검토 날짜를 치료 계획서에 포함시키는 것이 좋습니다.

*** 목표 설정 Tip**

내담자에게 목표를 설정하는 기술을 가르친다.
정의하기 어렵거나 달성하기 어려운 목표는 피한다.
구체적인 목표를 세운다.
가장 중요하다고 여기는 문제를 다루도록 이끈다.
단기 목표와 장기 목표를 모두 선택한다.
평가할 수 있는 용어를 사용한다.

3) 인지 변화 점검표

인지 변화 점검표

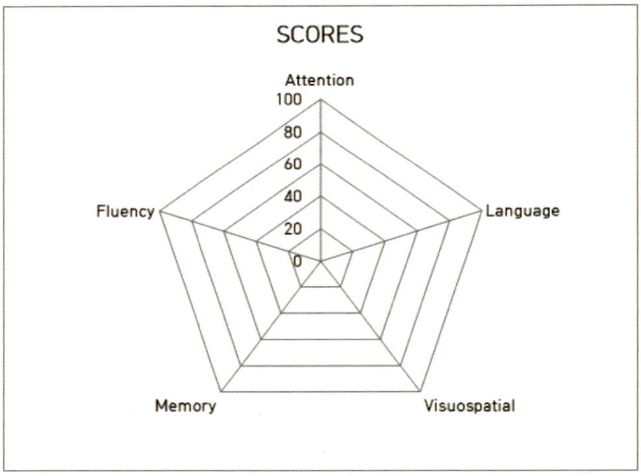

검사명		총점
MMSE		/30
ACE-R		/100
ACE-R sub-scores	Attention & Orientation	/18
	Memory	/26
	Fluency	/14
	Language	/26
	Visuospatial	/16

3부

인지중재치료 시행

4장 | 사회 인지력

5장 | 주의 집중력

6장 | 시공간 능력

7장 | 기억력

8장 | 전두엽 및 집행 기능

9장 | 언어 기능

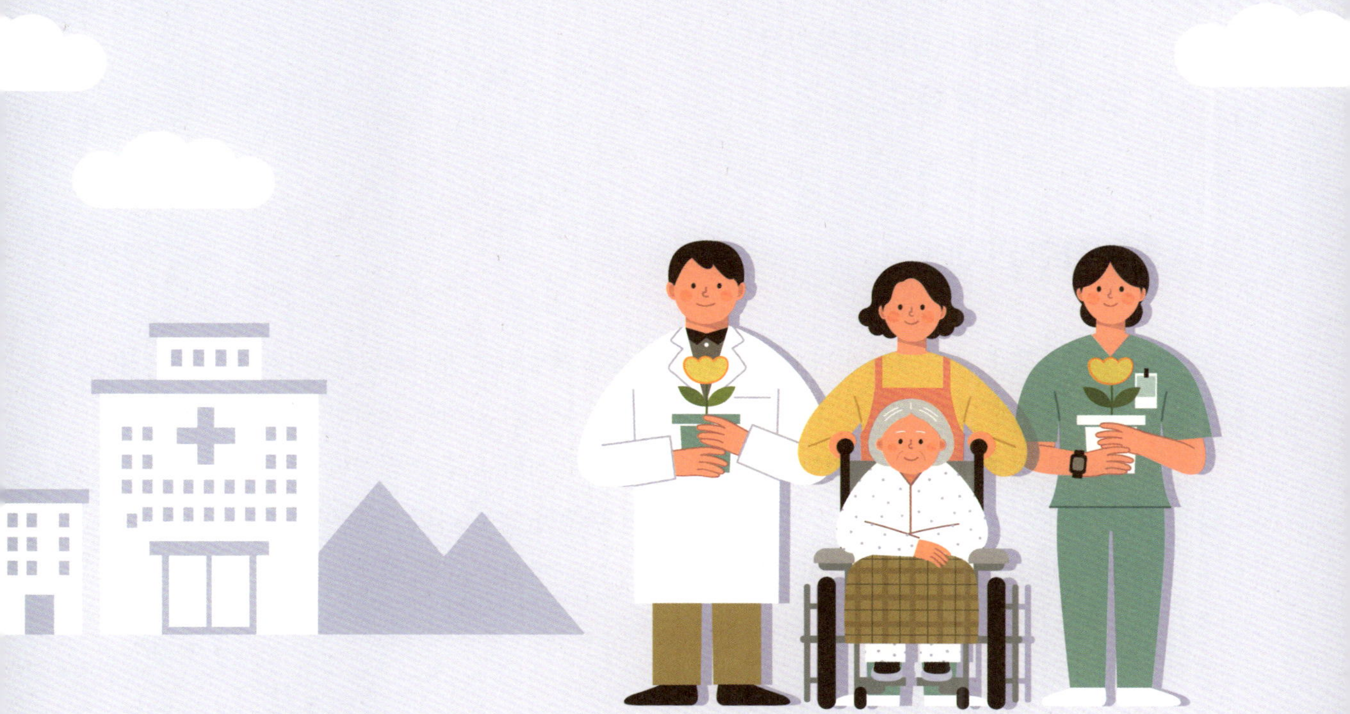

4장

사회 인지력

1 이 장의 목표

▶ 이 장은 경도인지장애 환자들에게 다음과 같은 문제의 해결책을 찾도록 도움을 줍니다.

□ 행동이나 태도에 미묘한 변화를 보여 종종 성격의 변화로 나타난다.
□ 사회적 신호를 인식하거나 얼굴 표정을 읽어 내는 능력 저하
□ 공감의 감소
□ 외향성이나 내향성의 증가
□ 억제력의 감소
□ 미세하거나 삽화적 무감동
□ 안절부절못한다.

2 사회 인지란

사회 인지란 신경 인지와 다르게 사회적 대상을 포함하는 개념으로, 사회적 상황에 적응하고 대처하기 위한 정신적 작용을 말합니다. 즉, 사회적 단서를 지각하거나 이해하고, 정확한 추론 및 행동을 하기 위한 형태를 말하며, 사회적인 요구에 적절한 행동 반응을 보이는 것이라고 할 수 있습니다. 사회 인지 능력이 부족한 경우 여러 가지 어려움에 직면할 수 있으며, 특히 사회 인지 능력이 손상된 경우 타인을 인식하는 데 어려움을 초래할 수 있습

니다. 예를 들면 상대방의 표정이나 제스처, 감정 등을 인식하는 데 어려움을 보이며, 타인과 관계를 맺는 것이 원활하지 않을 수 있습니다.

따라서 본 활동을 통해서 손상된 사회 인지를 증진시킬 수 있을 것입니다. 먼저 사회와 접촉할 준비가 되었는지를 확인하기 위해 세수, 양치, 옷 입기 등 일상생활에서 기본적인 자기 관리가 잘 이루어지고 있는지 확인합니다. 치료실에 내원했다면 치료사는 위생과 몸치장이 잘되어 있는지 확인할 수 있습니다. 치료 중기에는 대인 관계 상황에 어울리는 생각과 감정을 구분하는 훈련을 시행하고, 치료 말기에는 상대방의 시선, 자세나 얼굴 표정 등을 보고 타인의 감정을 인식할 수 있는지 점검한 후, 대인 관계 기술을 증진하고 회복시키는 훈련을 할 것입니다.

3 사회 인지 향상법

1단계(난이도 하) ★

자기 관리: 위생 및 몸치장을 점검한다.

예시

1. 나는 식사 후 양치를 하나요? □ 예 □ 아니오
2. 나는 목욕을 혼자 할 수 있나요? □ 예 □ 아니오
3. 나는 세수하고 로션을 바르나요? □ 예 □ 아니오
4. 나는 여름에 따뜻한 코드를 입나요? □ 예 □ 아니오

〈 정답 확인! 〉

1-3번 문항은 “예”, 4번은 “아니오”라고 답했다면
자기 관리를 잘하고 있다고 볼 수 있어요♡

1-1. 따라 하는 자기 관리 (얼굴 편)

준비물: 거울

오늘은 소중한 내 얼굴을 살펴보는 시간을 가져 보려고 합니다.
①번부터 ⑧번까지 순서대로 대답하거나 행동해 보세요.

① 내 얼굴을 볼 수 있는 거울을 준비해 주세요.

↓

② 거울 속 내 얼굴이 보이나요?

↓

③ 오늘 나는 세수를 했나요?

↓

④ 눈곱이 끼지 않았는지 살펴봅니다.
(이물질이 끼어 있다면 빼내 줍니다.)

↓

⑤ 콧속에 이물질이 없는지 살펴봅니다.
(이물질이 끼어 있다면 빼내 줍니다.)

↓

⑥ 오늘 양치를 했나요?
(입 주위에 음식물이 묻었으면 닦아 줍니다.)

↓

⑦ 이제 거울을 보고 환한 미소를 지어 보세요.
(양 뺨을 어루만져 주어도 좋습니다.)

↓

⑧ 마지막으로 거울 속 내 모습을 바라보며
(아름답다 또는 멋지다고 말해 줍니다.)

잘하셨어요! 지금처럼 자주 내 얼굴을 바라봐 주세요♡

1-2. 따라 하는 자기 관리 (신체 편)

오늘은 소중한 내 몸을 살펴보는 시간을 가져 보려고 합니다.
①번부터 ⑧번까지 순서대로 대답하거나 행동해 보세요.

① 양손을 위로 올려 머리를 만져 보세요.

↓

② 둥글둥글한 나의 두뇌가 느껴지나요?

↓

③ 오늘 나는 머리를 감았나요?

↓

④ 기름지지 않았는지, 비듬이 없는지 살펴봅니다.
(머리카락에 이물질이 묻었다면 없애 줍니다.)

↓

⑤ 내 손톱과 발톱을 바라봅니다.
(손톱/발톱이 너무 길었다면 깎아 주세요.)

↓

⑥ 오늘 샤워를 했나요?
(나는 일주일에 몇 번 샤워를 하나요?)

↓

⑦ 이제 깨끗해진 내 몸을 바라보세요.
(양팔로 나를 안아 주어도 좋습니다.)

↓

⑧ 마지막으로 나를 위해 고생한 내 몸에
(고맙다고 수고했다고 말해 줍니다.)

잘하셨어요! 오늘처럼 자주 내 몸을 바라봐 주세요♡

1-3. 따라 하는 자기 관리 (운동 편)

오늘은 소중한 나의 신체 건강을 잘 챙기고 있는지
살펴보는 시간을 가져 보려고 합니다.

①번부터 ⑦번까지 순서대로 대답해 주세요.

① 일주일에 몇 번 운동하나요?
(전혀 안 한다는 왼쪽, 1번 이상은 오른쪽으로 가 주세요.)

↓

② 운동을 못 하는 이유가 있나요?
(거동이 불편한 이유라면 ⑥번으로 이동)

② 어떤 운동을 하나요?
(유산소, 근력, 균형, 유연성 운동 등)

↓

③ 집 안에서 방과 거실 등을 돌아다니며 몸을 움직일 수 있나요?

↓

④ 집 앞 마트에 가고 싶을 때, 혼자 걸어서 이동할 수 있나요?

↓

⑤ 대중교통(버스, 지하철, 택시 등)을 이용할 수 있나요?

↓

⑥ 걷기, 자전거 타기, 화분 가꾸기 등 내가 할 수 있는
일상 운동을 생각해 봅시다.

↓

⑦ 지금 당장 할 수 있는 손뼉치기 운동을 해 봅시다.
(소리가 나게 박수를 10번 치세요!)

잘하셨어요! 오늘처럼 일상에서 할 수 있는 운동을 해 보세요♡

1-4. 자기 관리 체크리스트 (영양 편)

오늘은 올바른 식습관을 유지하고 있는지
살펴보는 시간을 가져 보려고 합니다.

①번부터 ⑦번까지 순서대로 대답해 주세요.

① 입맛이 좋은 편인가요?

↓

② 아침, 점심, 저녁을 거르지 않고 챙겨 먹나요?

↓

③ 식사를 스스로 차려 먹을 수 있나요?

↓

④ 고기와 채소 중 어느 것을 더 선호하시나요?

↓

⑤ 짜고 달고 매운 음식을 좋아하시나요?

↓

⑥ 하루에 물은 얼마나 마시나요?

↓

⑦ 체내 수분과 노폐물 배출, 면역력 증진을 위해
물을 한 잔 마셔 볼까요?

잘하셨어요!
고혈압, 당뇨, 비만과 같은 질환은 치매 위험이 높아진다고 해요.
생선과 채소를 곁들인 규칙적인 식사를 하세요♡

2-1. 상황에 맞는 복장 입기

1. 오늘은 몇 년도, 몇 월 며칠입니까?

아래에 오늘의 날짜를 적어 보세요.

_____ 년 _____ 월 _____ 일 _____ 요일

2. 오늘은 수영장에 가는 날입니다.

수영장에서 어떤 옷을 입으면 좋을까요?

① 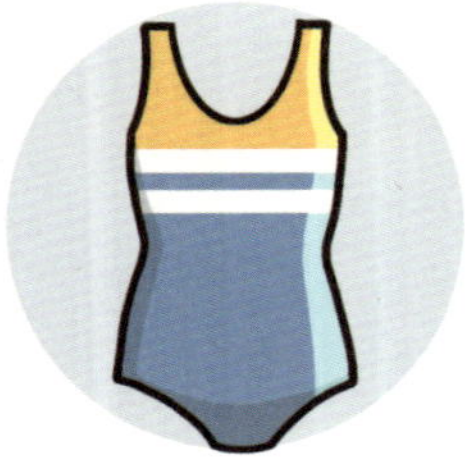

② 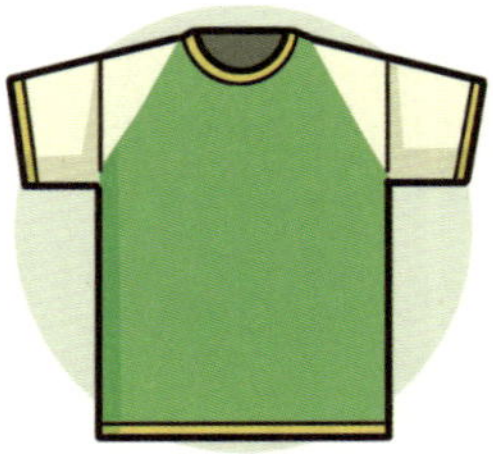

③ 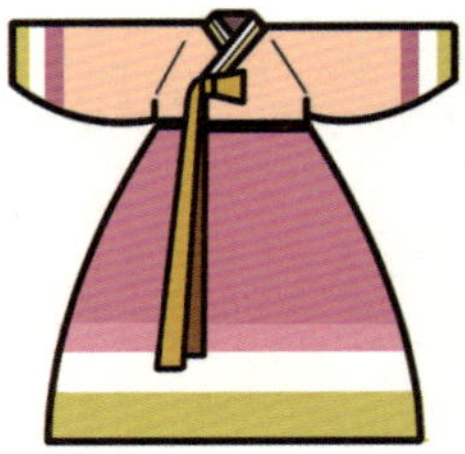

2-2. 상황에 맞는 복장 입기

1. 오늘은 몇 년도, 몇 월 며칠입니까?

아래에 오늘의 날짜를 적어 보세요.

__________ 년 __________ 월 __________ 일 __________ 요일

2. 냉장고에 저녁거리가 없네요.

시장에 가서 장을 보려고 합니다.
편하게 입고 가고 싶은데 어떤 옷을 입고 가면 좋을까요?

①
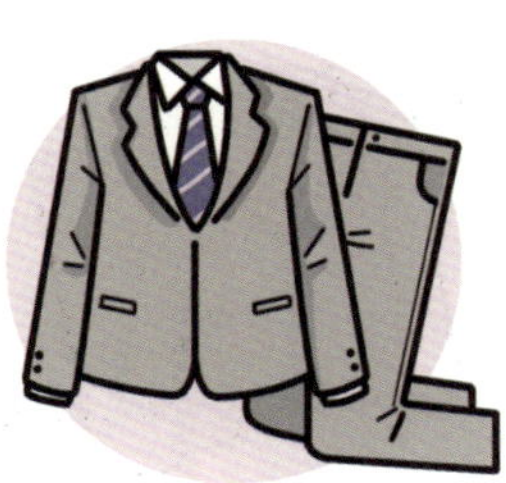

②
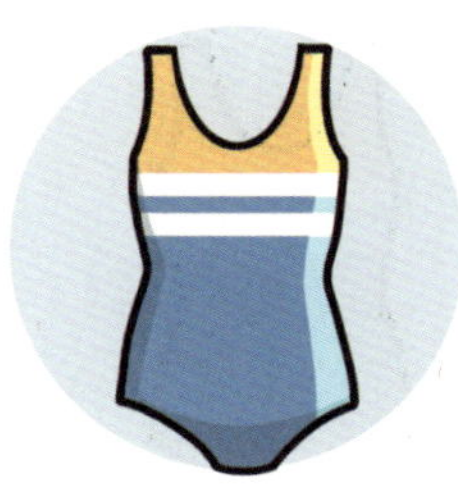

③
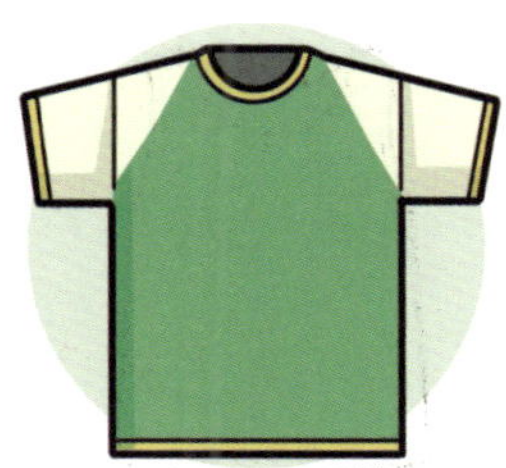

2-3. 상황에 맞는 복장 입기

1. 오늘은 몇 년도, 몇 월 며칠입니까?

아래에 오늘의 날짜를 적어 보세요.

__________ 년 __________ 월 __________ 일 __________ 요일

2. 오늘은 나의 생일이에요!

자녀들이 예약해 준 레스토랑에 가는 날입니다.
격식을 갖춰 차려입고 싶은데, 어떤 옷을 입고 가야 할까요?

①

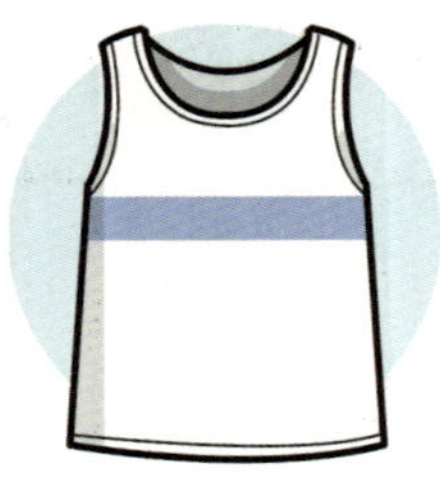

②

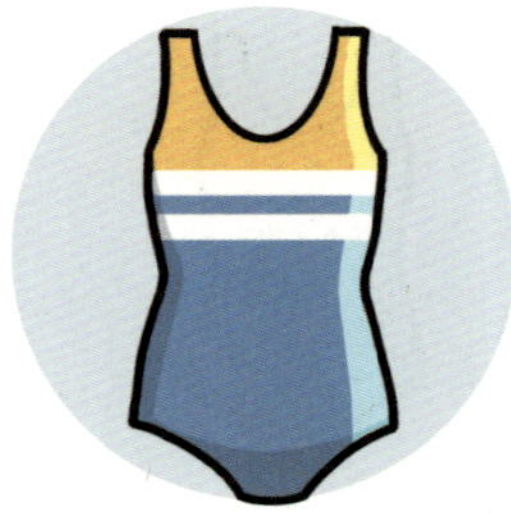

③

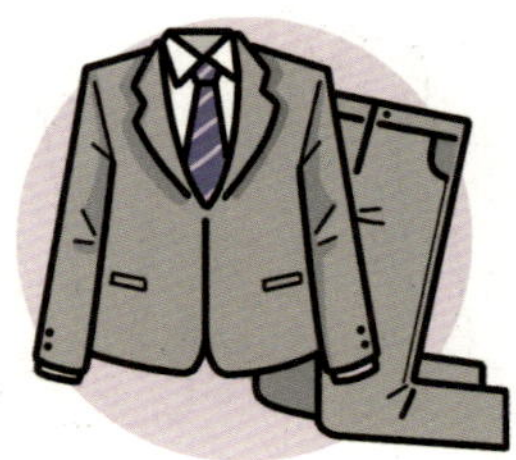

2-4. 상황에 맞는 복장 입기

1. 오늘은 몇 년도, 몇 월 며칠입니까?

아래에 오늘의 날짜를 적어 보세요.

__________ 년 __________ 월 __________ 일 __________ 요일

2. 오늘은 장례식장에 가는 날입니다.

어떤 옷을 입고 가면 좋을까요?

①

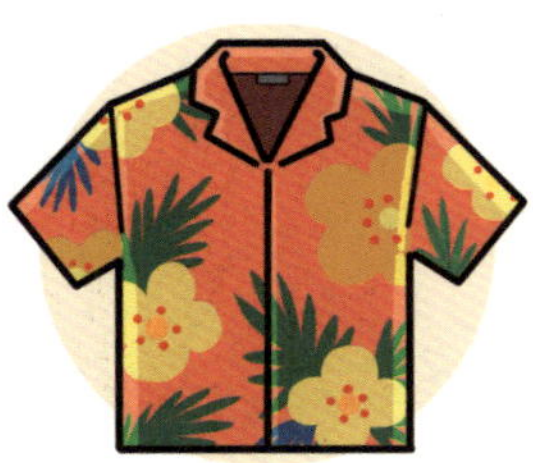

②

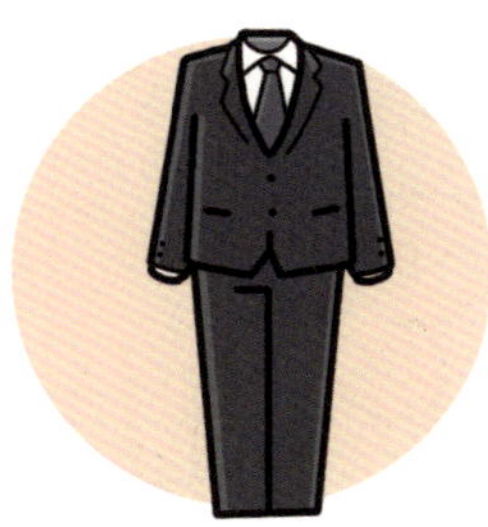

③

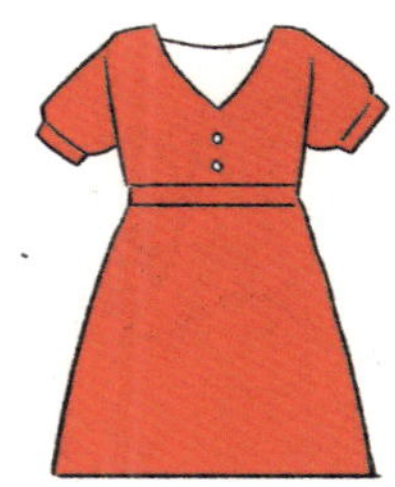

3-1. 계절을 맞혀 보세요.

1. 오늘은 몇 년도, 몇 월 며칠입니까?

아래에 오늘의 날짜를 적어 보세요.

__________ 년 __________ 월 __________ 일 __________ 요일

2. 아래 사진을 보고 답하세요.

무슨 계절인가요?

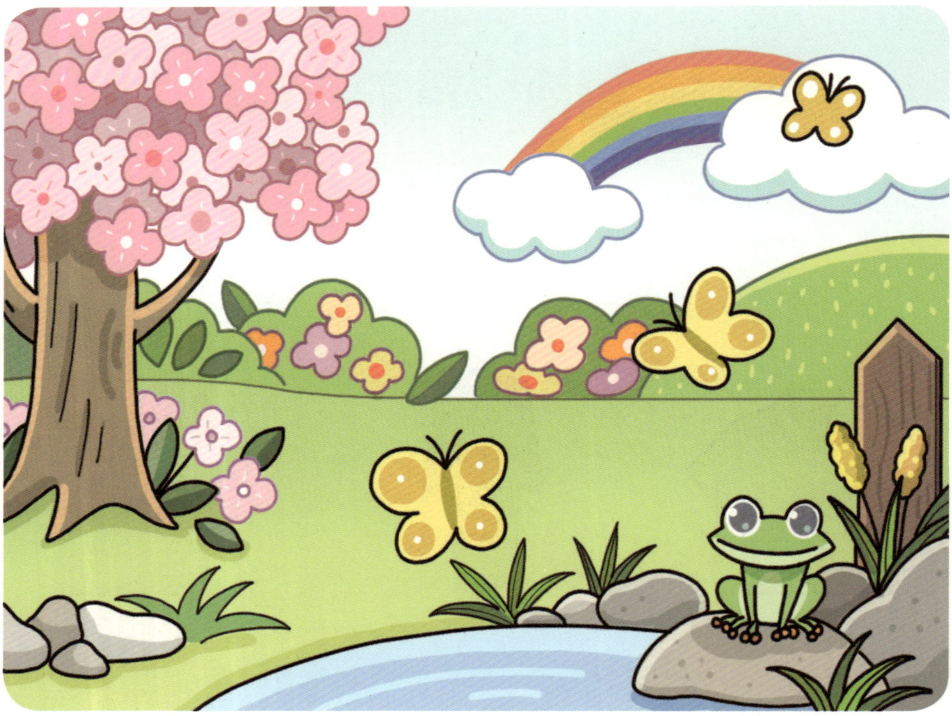

3-2. 계절을 맞혀 보세요.

1. 오늘은 몇 년도, 몇 월 며칠입니까?

아래에 오늘의 날짜를 적어 보세요.

__________ 년 __________ 월 __________ 일 __________ 요일

2. 아래 사진을 보고 답하세요.

무슨 계절인가요?

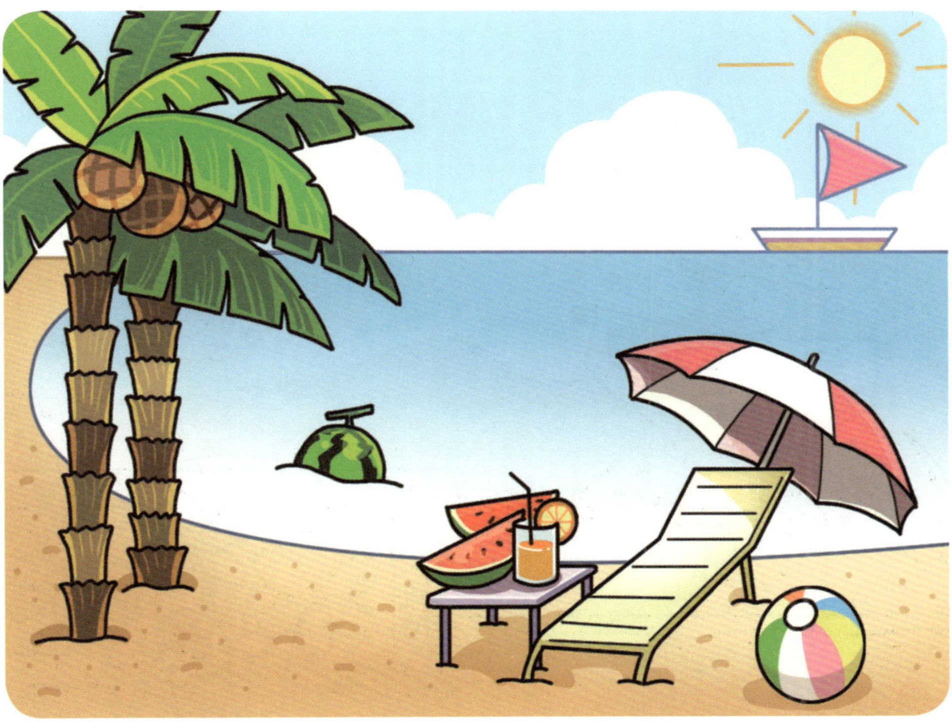

3-3. 계절을 맞혀 보세요.

1. 오늘은 몇 년도, 몇 월 며칠입니까?

아래에 오늘의 날짜를 적어 보세요.

__________ 년 __________ 월 __________ 일 __________ 요일

2. 아래 사진을 보고 답하세요.

무슨 계절인가요?

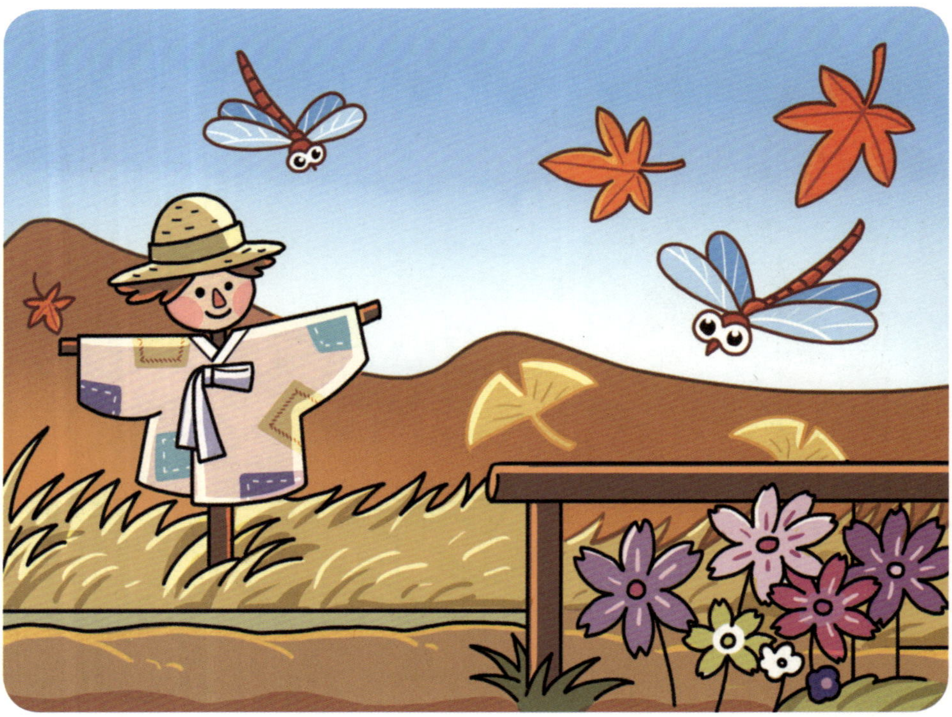

3-4. 계절을 맞혀 보세요.

1. 오늘은 몇 년도, 몇 월 며칠입니까?

아래에 오늘의 날짜를 적어 보세요.

__________ 년 __________ 월 __________ 일 __________ 요일

2. 아래 사진을 보고 답하세요.

무슨 계절인가요?

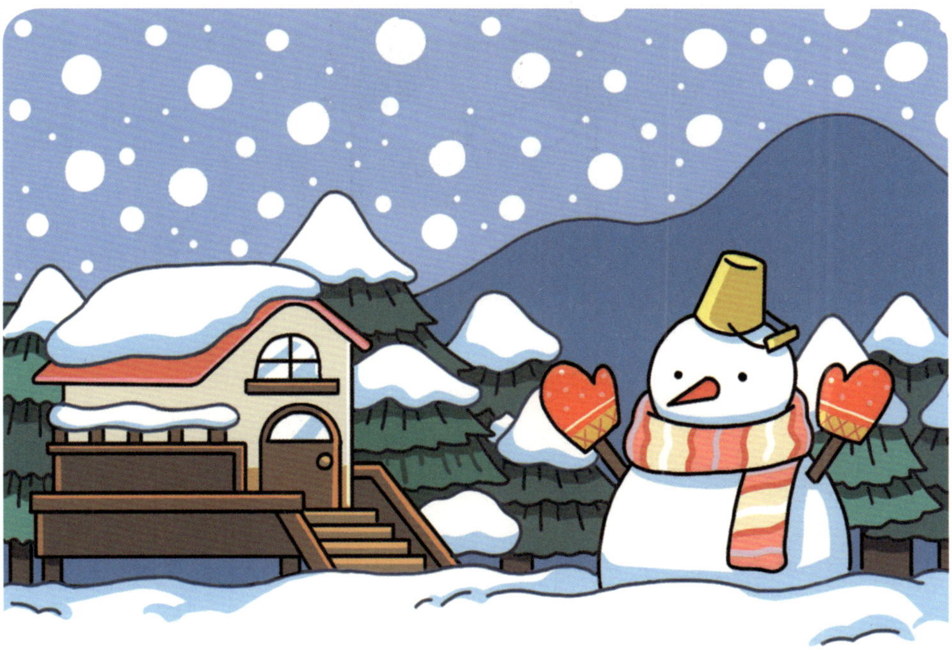

2단계(난이도 중) ★★

감정의 인식: 사회 활동, 감정/기분 추측하기. 다양한 긍정적 및 부정적 감정을 나타내는 얼굴 이미지에서 감정을 식별한다.

예시 사진의 표정을 보고 상대방의 기분을 추측해 보세요.

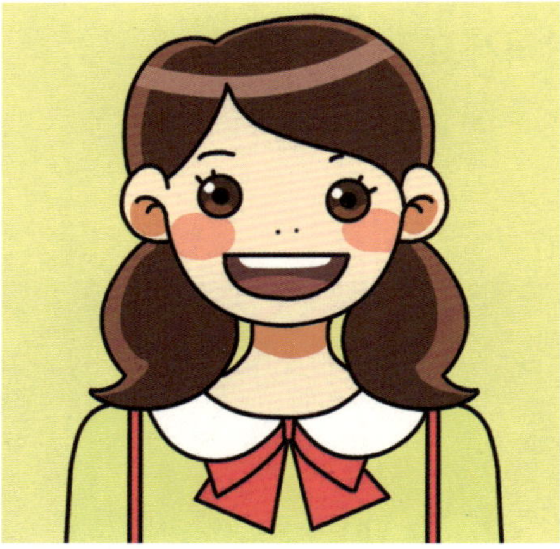

① 행복　　　　② 슬픔

< 정답 확인! >

정답은 "행복"입니다.

밝게 웃고 있는 모습에서 행복의 에너지가 느껴지지 않나요?

1-1. 얼굴 표정을 보고 상대방의 감정을 맞혀 보세요.

아래는 유미 씨의 얼굴 표정입니다.
유미 씨는 지금 어떤 감정을 느끼고 있을까요?

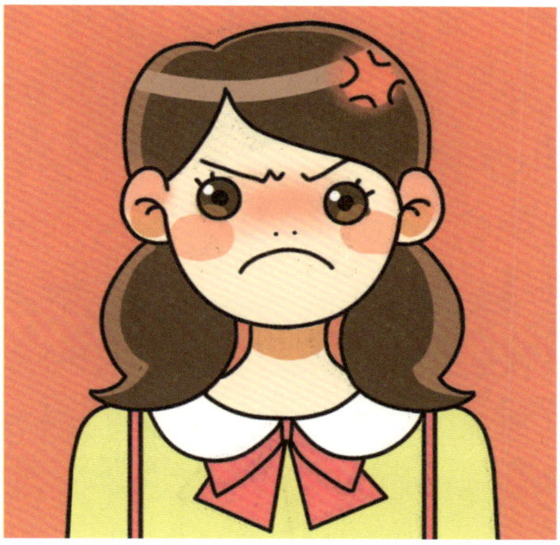

①	②	③
짜증	슬픔	행복

1-2. 얼굴 표정을 보고 상대방의 감정을 맞혀 보세요.

아래는 유미 씨의 얼굴 표정입니다.
유미 씨는 지금 어떤 감정을 느끼고 있을까요?

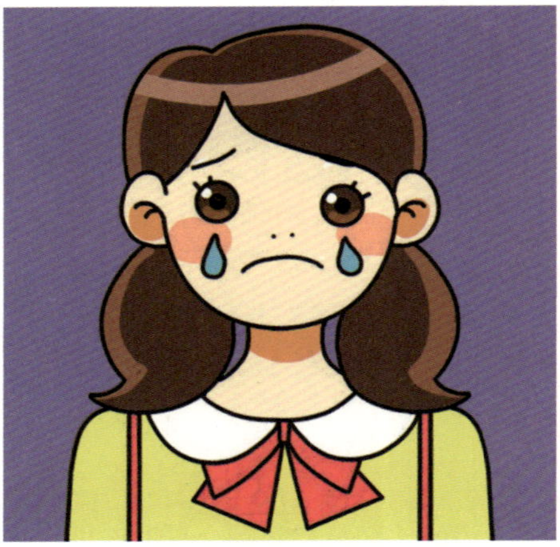

①	②	③
슬픔	화남	짜증

1-3. 얼굴 표정을 보고 상대방의 감정을 맞혀 보세요.

아래는 유미 씨의 얼굴 표정입니다.
유미 씨는 지금 어떤 감정을 느끼고 있을까요?

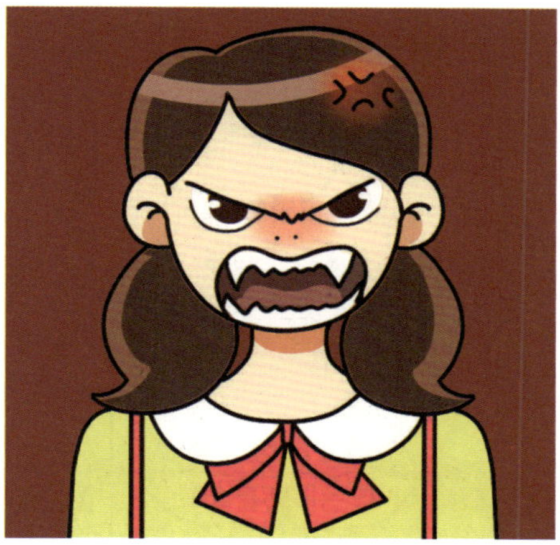

① 행복

② 화남

③ 슬픔

1-4. 얼굴 표정을 보고 상대방의 감정을 맞혀 보세요.

아래는 유미 씨의 얼굴 표정입니다.
유미 씨는 지금 어떤 감정을 느끼고 있을까요?

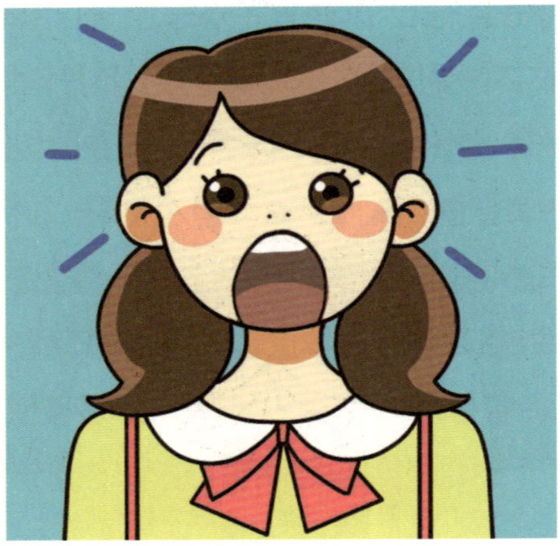

①	②	③
행복	슬픔	놀람

2-1. 상황에 맞는 감정을 골라 보세요.

오늘은 손꼽아 기다리던
손주들이 놀러 오기로 한 날이에요.
날씨도 무척 화창하고 따뜻합니다.
유미 씨는 지금 어떤 감정을 느끼고 있을까요?

①

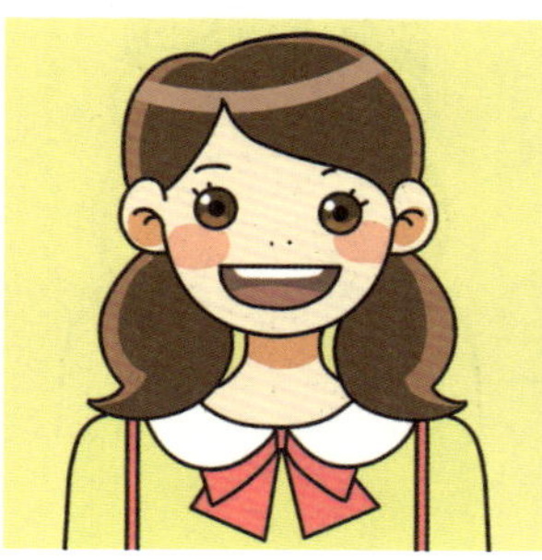

②

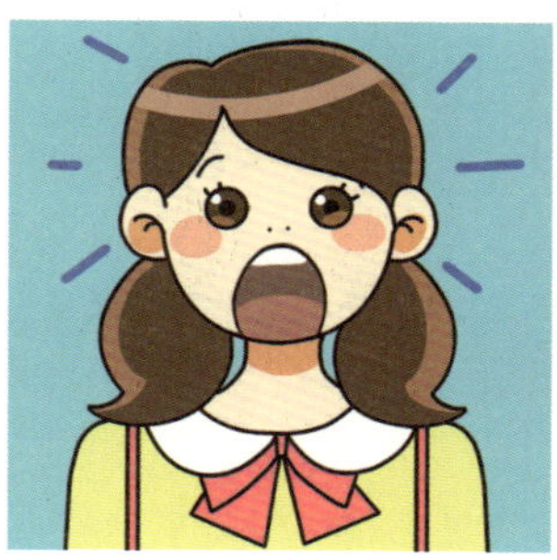

③

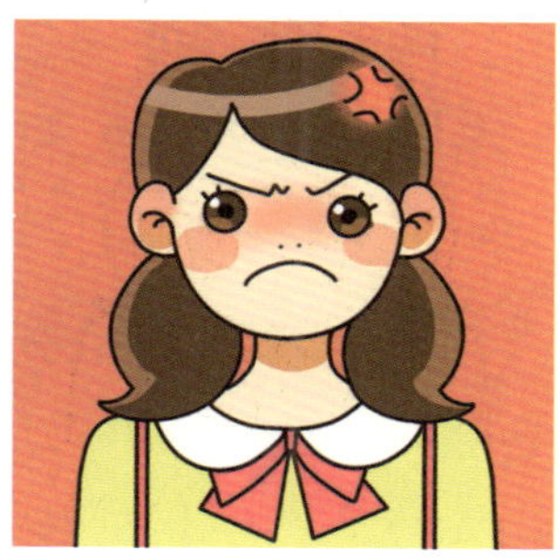

2-2. 상황에 맞는 감정을 골라 보세요.

오늘은 키우던 강아지가 무지개다리를 건넜어요.
유미 씨는 지금 어떤 감정을 느끼고 있을까요?

①

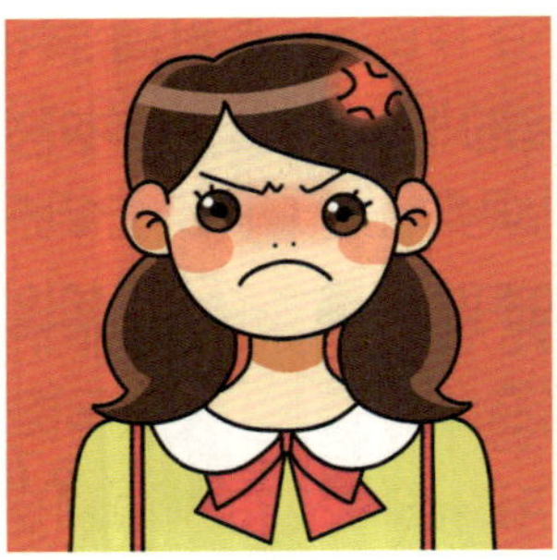

②

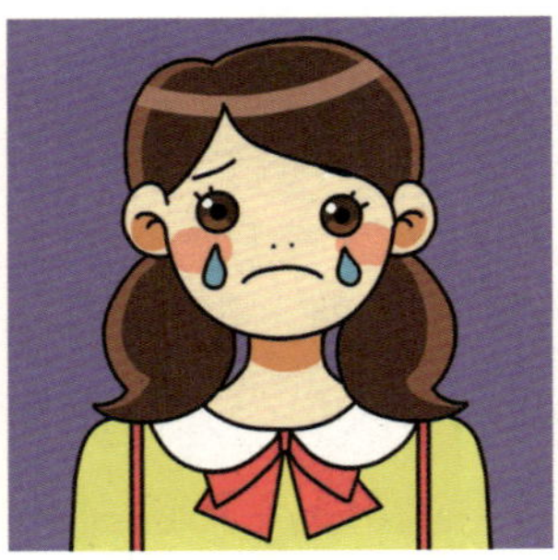

③

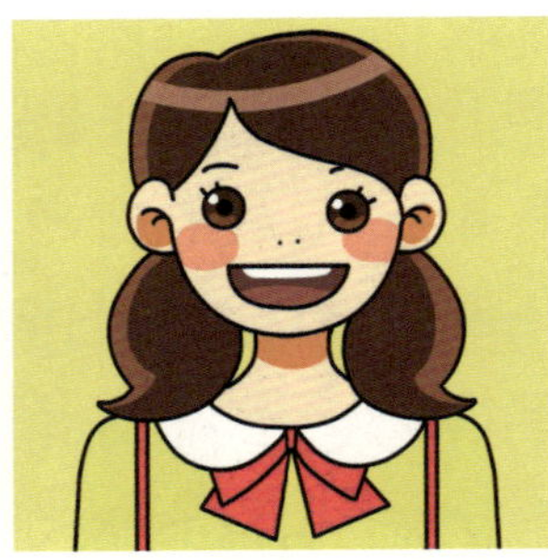

2-3. 상황에 맞는 감정을 골라 보세요.

오랜만에 친구와 만나기로 해서 버스를 타고 가기로 했어요.
그런데 아무리 기다려도 버스가 오지 않는군요.
약속 시간은 다가오는데….
유미 씨는 지금 어떤 감정을 느끼고 있을까요?

<u>힌트! 정답은 두 개입니다.</u>

①

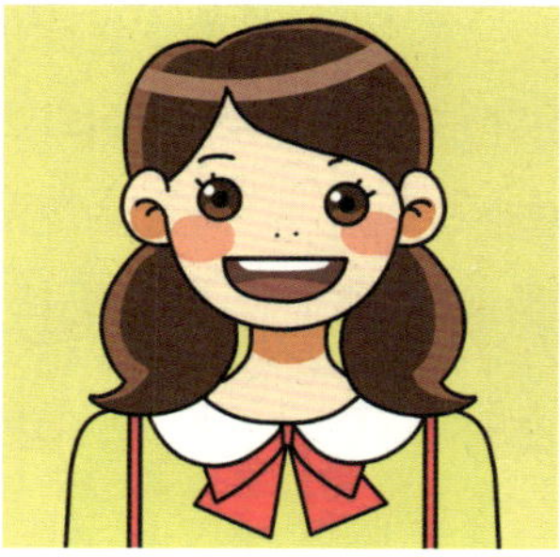

②

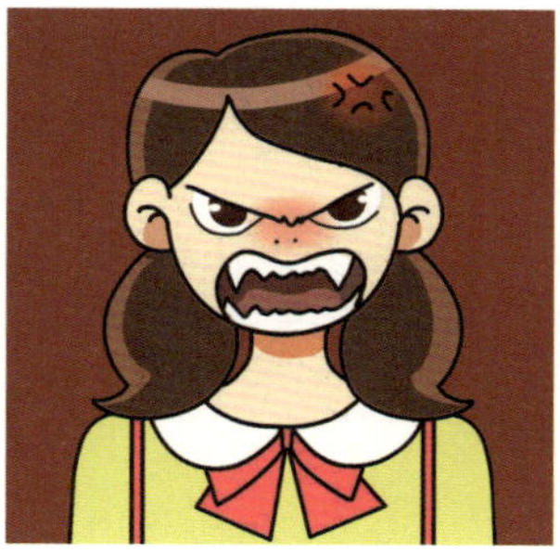

③

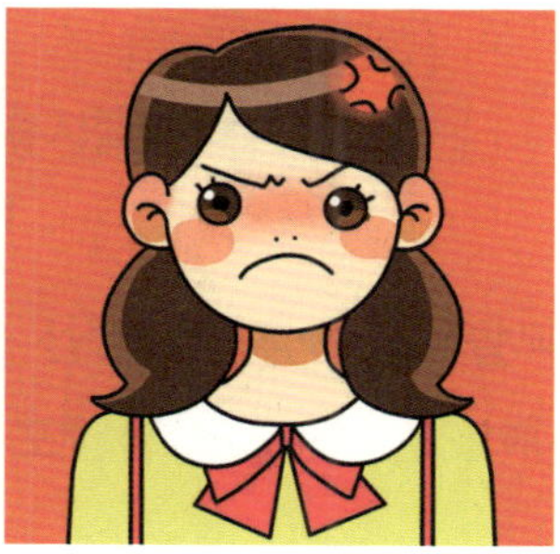

2-4. 상황에 맞는 감정을 골라 보세요.

손주가 원하던 대학에 합격했다는 소식을 들었어요!
유미 씨는 지금 어떤 감정을 느끼고 있을까요?

①

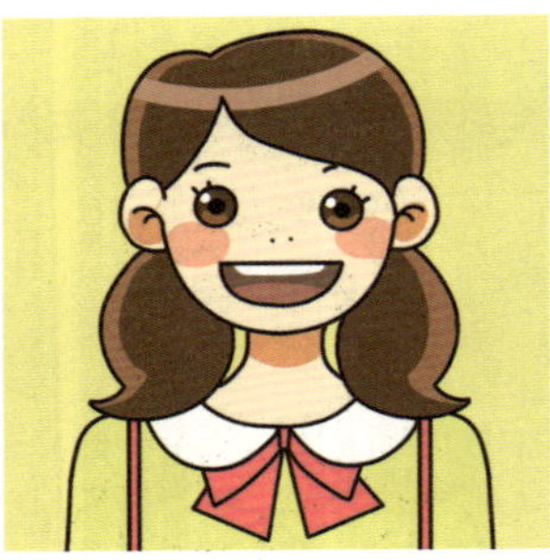

②

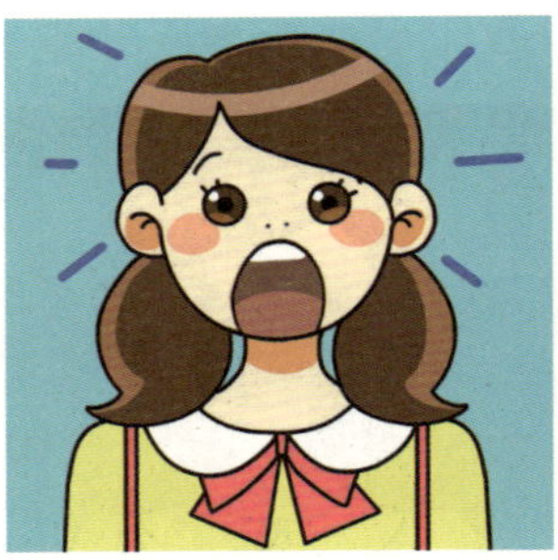

③

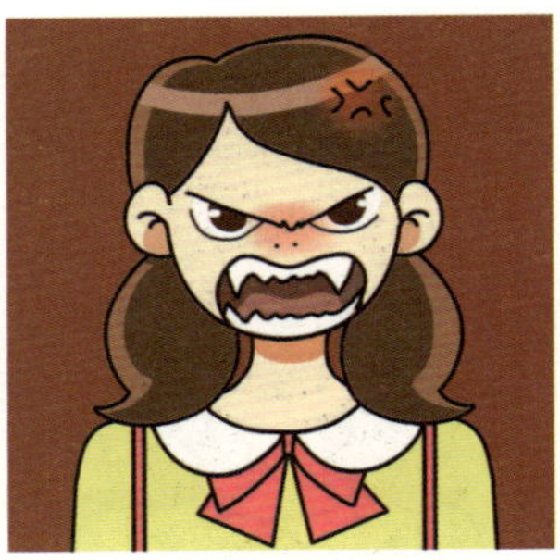

3-1. 긍정/부정 감정을 구별해 보세요.

우리는 일상생활에서 상대방의 의도를 파악하지 못해서
스스로 상처를 받거나 오해를 하게 되는 경우가 있습니다.

다음 두 사람의 대화를 잘 읽어 보고, 유미 씨가 마지막으로 한 말이
긍정적 의미인지, 부정적 의미인지 구별해 보세요.

사례

① 선영: 오늘 손주들 놀러 온다며?
② 유미: 맞아. 내가 오늘만 기다렸잖아.
③ 선영: 내가 그 마음 알지. 나도 손주들 오면 온종일 기다려지더라
④ 유미: 네가 내 마음을 알아 주니 좋네.
⑤ 선영: 그렇게 좋아?
⑥ 유미: 아주 좋아 죽겠어.

유미 씨가 마지막으로 한 말은
긍정적인 의미일까요, 부정적인 의미일까요?

① 긍정
(그 이유는? ______________________________)

② 부정
(그 이유는? ______________________________)

3-2. 긍정/부정 감정을 구별해 보세요.

우리는 일상생활에서 상대방의 의도를 파악하지 못해서
스스로 상처를 받거나 오해를 하게 되는 경우가 있습니다.

다음 두 사람의 대화를 잘 읽어 보고, 유미 씨가 마지막으로 한 말이
긍정적 의미인지, 부정적 의미인지 구별해 보세요.

사례

① 선영: 유미야, 뽀삐 소식 들었다.
② 유미: 응, 우리 뽀삐 무지개다리 건넜어.
③ 선영: 그게 뭐 슬플 일이냐? 그냥 강아지잖아.
④ 유미: 너는 모를 수도 있지만 나한테는 자식 같은 존재였어.
⑤ 선영: 너도 참 유난스럽다.
⑥ 유미: 나 이제 괜찮으니까, 그만 가 줄래?

유미 씨가 마지막으로 한 말은
긍정적인 의미일까요, 부정적인 의미일까요?

① 긍정
(그 이유는? ______________________________)

② 부정
(그 이유는? ______________________________)

3-3. 긍정/부정 감정을 구별해 보세요.

우리는 일상생활에서 상대방의 의도를 파악하지 못해서
스스로 상처를 받거나 오해를 하게 되는 경우가 있습니다.

다음 두 사람의 대화를 잘 읽어 보고, 유미 씨가 마지막으로 한 말이
긍정적 의미인지, 부정적 의미인지 구별해 보세요.

사례

① 선영: 유미야, 어디쯤이야?
② 유미: 나 지금 가고 있는데, 차가 막혀서 20분 정도 늦을 것 같아.
③ 선영: 그렇구나. 괜찮아, 천천히 와.
④ 유미: 미리 이야기 못 해서 미안해. 최대한 빨리 갈게!
⑤ 선영: 뛰다 넘어져. 카페에서 기다리고 있을게, 조심히 와.
⑥ 유미: 그렇게 말해 주니 눈물이 다 난다.

유미 씨가 마지막으로 한 말은
긍정적인 의미일까요, 부정적인 의미일까요?

① 긍정
(그 이유는? ______________________________)

② 부정
(그 이유는? ______________________________)

3-4. 긍정/부정 감정을 구별해 보세요.

우리는 일상생활에서 상대방의 의도를 파악하지 못해서
스스로 상처를 받거나 오해를 하게 되는 경우가 있습니다.

다음 두 사람의 대화를 잘 읽어 보고, 유미 씨가 마지막으로 한 말이
긍정적 의미인지, 부정적 의미인지 구별해 보세요.

사례

① 선영: 오랜만이다, 유미야!
② 유미: 반갑다! 잘 지냈어?
③ 선영: 그럼, 우리 남편이 사업 대박 났잖아.
넌 짠순이라 늘 내가 밥을 사지만 오늘도 내가 산다!
④ 유미: 무슨 말을 그렇게 해. 그럼 내가 커피 살게.
⑤ 선영: 너 돈 없잖아?
⑥ 유미: 너 참 잘 났다.

유미 씨가 마지막으로 한 말은
긍정적인 의미일까요, 부정적인 의미일까요?

① 긍정
(그 이유는? ______________________________)

② 부정
(그 이유는? ______________________________)

3단계(난이도 상) ★★★

마음 이론: 다른 사람의 정신 상태(사고, 욕망, 의도)나 경험을 고려할 수 있는 능력

예시 다음을 읽고 물음에 답하시오.

민아는 학교를 마치고 배가 고파서 친구들과 분식집에 갔습니다. 매콤달콤한 떡볶이를 맛있게 먹고 가방에서 지갑을 꺼내 떡볶이 값을 냈습니다. 집에 돌아와 동생과 장난감을 가지고 재미있게 놀았습니다. 다 놀고 학원 갈 준비를 하는데 가방이 보이지 않았습니다. 순간 친구에게 받은 편지가 가방에 들어 있는 것이 생각나서, 가방과 편지를 모두 잃어버렸다는 생각에 슬퍼졌습니다.

문제1. 민아는 가방을 어디에서 찾을 수 있을까요?

문제2. 민아는 왜 슬퍼졌나요?

< 정답 확인! >

문제1: 분식집 (가방에서 지갑을 꺼냈다고 했으니 가능성이 높아요.)

문제2: 가방과 친구가 준 소중한 편지를 잃어버렸다고 생각해서 슬퍼졌어요.

1-1. 얼굴 표정을 보고 상대방의 속마음을 맞혀 보세요.

아래는 오랜만에 동창을 만난 유미 씨의 얼굴 표정입니다.
유미 씨의 얼굴 표정에 잘 어울리는 대사를 골라 주세요.

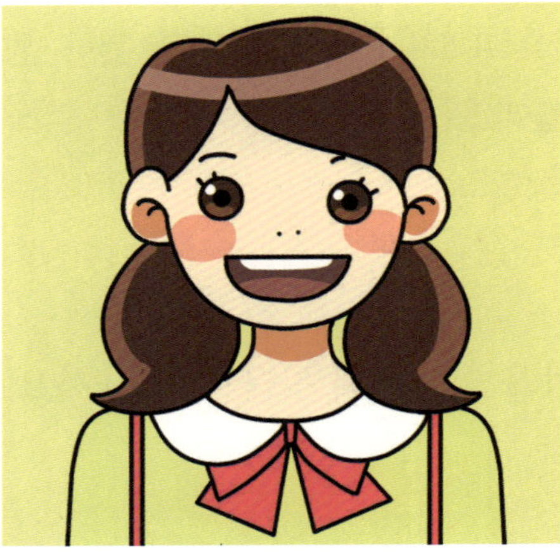

① 너네는 다 날씬한데 나 혼자 살쪄서 너무 우울하다.

② 오랜만에 봤는데 다들 그대로네! 무척 반갑다.

③ 여기까지 오는 길이 너무 멀어서 겨우 왔다.

1-2. 얼굴 표정을 보고 상대방의 속마음을 맞혀 보세요.

아래는 오랜만에 동창을 만난 유미 씨의 얼굴 표정입니다.
유미 씨의 얼굴 표정에 잘 어울리는 대사를 골라 주세요.

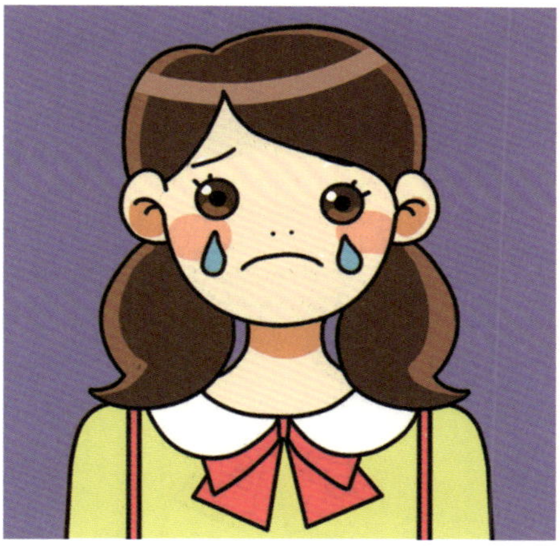

① 이게 누구야? 영희 아니야?

② 이따 저녁은 뭐 해 먹을까나?

③ 세월이 정말 야속하다. 그 시절이 정말 그립다.

1-3. 얼굴 표정을 보고 상대방의 속마음을 맞혀 보세요.

아래는 오랜만에 동창을 만난 유미 씨의 얼굴 표정입니다.
유미 씨의 얼굴 표정에 잘 어울리는 대사를 골라 주세요.

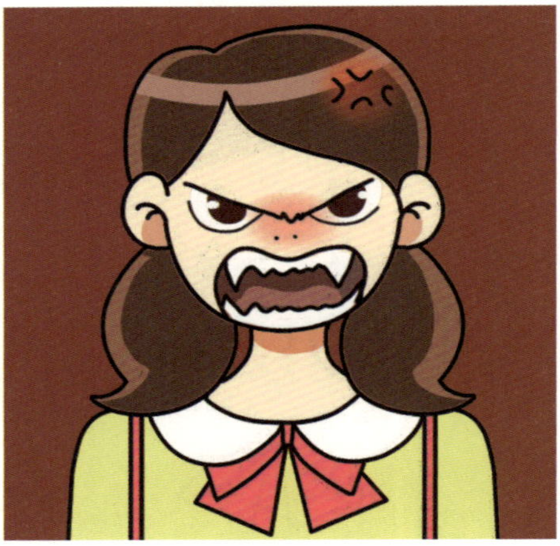

① 나를 무시하는 거 같아서 화가 난다.

② 다들 내가 잘산다고 부러워하는 거 같네.

③ 오늘 일찍 일어났더니 졸음이 밀려오네.

1-4. 얼굴 표정을 보고 상대방의 속마음을 맞혀 보세요.

아래는 오랜만에 동창을 만난 유미 씨의 얼굴 표정입니다.
유미 씨의 얼굴 표정에 잘 어울리는 대사를 골라 주세요.

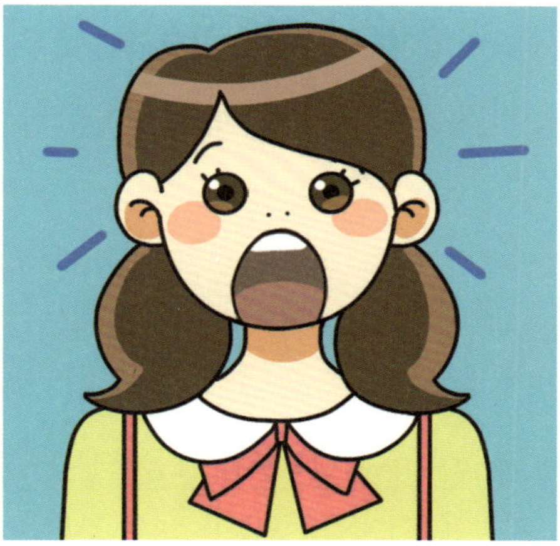

① 깜짝이야! 다들 예뻐져서 못 알아볼 뻔했네!

② 오랜만에 보니까 무척 반가운 마음이 드는걸?

③ 여기 너무 덥네. 에어컨 고장 났나?

2-1. 빈칸에 알맞은 대사를 넣어 보세요.

유미 씨가 손꼽아 기다리던 강아지 같이 귀여운 손주들이
유미 씨 집에 놀러 온다는 소식을 들었어요.

한껏 기대에 부풀어 맛있는 음식을 준비하고 있는
유미 씨에게 어떤 말을 해 주면 좋을까요?

① 잔치하니? 그냥 사 먹는 게 낫지 않나?

② 유미야, 애들은 이런 음식 안 좋아해.

③ 유미야, 손주들이 온다니 무척 기다려지는 모양이구나!

2-2. 빈칸에 알맞은 대사를 넣어 보세요.

유미 씨가 애지중지 키우던 강아지가
무지개다리를 건넜다는 소식을 듣게 되었어요.

유미 씨에게 어떤 말을 해 주면 위로가 될까요?

① 뭐 그런 거 가지고 슬퍼하고 그러냐? 그냥 잊어버려.

② 많이 속상하고 보고 싶겠다. 좋은 데로 갔을 거야.

③ 아니, 내가 오늘 무슨 일이 있었냐면… .
(자기 이야기를 한다.)

2-3. 빈칸에 알맞은 대사를 넣어 보세요.

오늘은 유미 씨가 보고 싶었던 친구와 만나기로 한 날입니다.
주말이라 차가 막혀서 늦을 수도 있다는
생각에 대중교통을 타기로 했어요.
그런데 아무리 기다려도 버스가 오지 않는군요.
약속 시간이 다가오니 기다릴 친구가 걱정되고 마음이 초조해진
유미 씨는 친구에게 전화를 걸어서
조금 늦을 것 같다고 이야기를 했어요.
내가 유미 씨 전화를 받은 친구라면 무슨 말을 해 주면 좋을까요?

① 넌 맨날 늦니? 너는 한 번도 일찍 나온 적이 없어.
정말 실망이다!

② 10분 안에 안 오면 나 집에 갈 거야.
나 배고프단 말이야.

③ 서두르려고 하다가 오히려 늦게 되었구나.
카페에서 기다릴게, 천천히 와.

2-4. 빈칸에 알맞은 대사를 넣어 보세요.

친한 친구 유미 씨의 손주가
원하던 대학에 합격했다는 소식을 알게 되었어요!

유미 씨에게 어떤 말을 해 주면 좋을까요?

① 등록금이 비싸다던데 감당할 수 있어?

② 원하던 대학에 들어갔다니 너무 잘됐다!

③ 요새 대학 못 가는 애들도 있니?

3-1. 생각, 감정, 행동 구분하기

우리는 일상생활에서 상대방의 의도를 파악하지 못해서
스스로 상처를 받거나 오해를 하게 되는 경우가 있습니다.

다음 주인공의 사례를 읽어 보고,
생각과 감정, 행동을 구분하는 연습을 해 보세요.

사례

① 유미 씨는 고등학교 동창 모임에 나갔다.
② 오랜만에 친구들을 만나니 반가운 마음이 들었다.
③ 친구 영희가 오랜만에 봐서 너무 반갑다고 말하며 밥을 샀다.
④ 내가 커피를 사야겠다고 생각했다.
⑤ 그런데 계산을 하려고 한 찰나, 친구 수진이가 먼저 카드를 내밀었다.
⑥ 커피를 대접하지 못해 아쉬운 마음과 친구들에게 고마운 마음이 들었다.

유미 씨의 생각과 감정, 행동을 구분해서 아래에 번호를 적어 보세요.

생각: ______________________________

감정: ______________________________

행동: ______________________________

3-2. 생각, 감정, 행동 구분하기

우리는 일상생활에서 상대방의 의도를 파악하지 못해서
스스로 상처를 받거나 오해를 하게 되는 경우가 있습니다.

다음 주인공의 사례를 읽어 보고,
생각과 감정, 행동을 구분하는 연습을 해 보세요.

사례

① 유미 씨는 오랜만에 기분 전환을 위해 파마를 하러 미용실에 들렀다.
② 그런데 기대했던 것과 다르게 뽀글뽀글 파마가 돼서 당황스러웠다.
③ 미용사가 나를 싫어해서 일부러 머리를 망친 게 분명하다.
④ 모두 나를 비웃을 것이다.
⑤ 뽀글뽀글 사자 머리를 한 내 모습이 창피해서
⑥ 집에 가는 길에 고개를 숙이고 갔다.

유미 씨의 생각과 감정, 행동을 구분해서 아래에 번호를 적어 보세요.

생각: ____________________

감정: ____________________

행동: ____________________

3-3. 생각, 감정, 행동 구분하기

우리는 일상생활에서 상대방의 의도를 파악하지 못해서
스스로 상처를 받거나 오해를 하게 되는 경우가 있습니다.

다음 주인공의 사례를 읽어 보고,
생각과 감정, 행동을 구분하는 연습을 해 보세요.

사례

① 유미 씨는 손주들과 놀이공원에 놀러 갔다.
② 손주들은 놀이 기구를 맘껏 탈 생각에 한껏 기대에 부풀어 있었다.
③ 그런데 갑자기 하늘에서 비가 내렸다.
④ 유미 씨는 속으로 '왜 하필 지금이야?' 라고 생각했다.
⑤ 손주들의 표정을 보니 실망한 게 분명했다.
⑥ 날씨를 미리 확인하지 못한 자신이 실망스러웠다.

유미 씨의 생각과 감정, 행동을 구분해서 아래에 번호를 적어 보세요.

생각: ______________________________

감정: ______________________________

행동: ______________________________

3-4. 생각, 감정, 행동 구분하기

우리는 일상생활에서 상대방의 의도를 파악하지 못해서
스스로 상처를 받거나 오해를 하게 되는 경우가 있습니다.

다음 주인공의 사례를 읽어 보고,
생각과 감정, 행동을 구분하는 연습을 해 보세요.

사례

① 유미 씨는 요즘 들어 자꾸 신나는 기분이 든다.
② 복지관에서 마음에 맞는 친구를 사귀었기 때문이다.
③ 그 친구도 나를 무척이나 좋아하는 것 같다.
④ 마치 오랜 친구처럼 편안한 마음이 든다.
⑤ 오늘은 '어떻게 하면 친구를 기쁘게 해 줄까?' 고민했다.
⑥ 친구가 떡을 좋아한다는 것이 생각나서 솥에 떡을 쪘다.

유미 씨의 생각과 감정, 행동을 구분해서 아래에 번호를 적어 보세요.

생각: ______________________

감정: ______________________

행동: ______________________

5장

주의 집중력

1 이 장의 목표

▶ 이 장은 경도인지장애 환자들에게 다음과 같은 문제의 해결책을 찾도록 도움을 줍니다.

□ 평범한 일을 하는 데 이전보다 시간이 더 오래 걸린다.
□ 일상적인 일에서 실수를 발견하기 시작한다.
□ 일을 할 때 이전보다 더 자주 재확인할 필요성을 느낀다.
□ 다른 일들(라디오, TV, 휴대 전화, 운전 등)을 하면서 집중해서 생각하기 어렵다.

2 주의 집중력이란

'주의 집중력'이란 한 가지 일에 대해서 일정한 시간 동안 계속해서 주의를 기울이는 힘이라고 할 수 있습니다. 의식적인 노력 없이도 외부 자극에 자연스럽게 반응하는 수동적 의미로서의 주의(attention)와 과제 수행 및 문제 해결같은, 보다 능동적인 의미로서의 집중(concentration)을 포함하는 개념입니다.

주의 집중의 독특한 특성은 그것이 선택적이라는 것입니다(임규혁, 임웅, 2009). 감각등록기에 들어온 수많은 외부 자극은 주의 집중을 하지 않으면 곧 망각됩니다. 학습을 할 때, 우리의 감각 기관으로 들어오는 정보는 수없이 많습니다. 학습하는 내용뿐 아니라 바깥에서 나는 소리, 책상에 있는 물건들, 의자의 높이 등과 같은 것들이 함께 외부 자극이 될 수 있습니다. 하지만 감각 기관을 통해 들어온 정보가 머무는 감각 등록기에서는 그 지속 시간이 0.5초에서 1초 사이밖에 되지 않습니다. 따라서 외부에서 들어온 정보 중에 중요한 정보를 잊어버리지 않으려면(즉, 망각하지 않으려면), 주의 집중력이 필요함을 알 수 있습니다.

따라서 본 주의 집중력 프로그램을 통해서 여러 다양한 환경 자극 중에서 중요한 자극에 집중할 수 있을 것입니다. 즉, 집중력을 방해하는 여러 생각들을 잠재우기 위한 방법이나 시험을 보는 것과 같은 상황을 만들어서 긴장 속에서도 집중하는 방법과 함께, 다양한 사고를 해야 하는 상황에서도 집중력을 발휘할 수 있는 훈련을 할 것입니다.

3 주의 집중력 향상법

1단계(난이도 하) ★

지속적 주의: 시간이 흐르는 동안 주의를 유지할 수 있도록 한다.

예시 점을 따라 눈동자를 움직여 주세요.

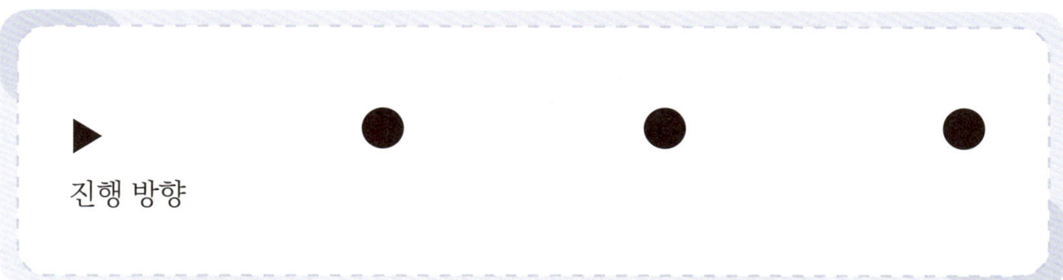

1-1. 점을 따라 눈동자를 움직여 주세요.

훈련 방법

1. 가장 왼쪽에 있는 점을 5초 동안 바라봅니다.
2. 천천히 오른쪽으로 시선을 옮겨 두 번째 점을 5초 동안 바라봅니다.
3. 천천히 오른쪽으로 시선을 옮겨 세 번째 점을 5초 동안 바라봅니다.
4. 천천히 오른쪽으로 시선을 옮겨 네 번째 점을 5초 동안 바라봅니다.
5. 천천히 오른쪽으로 시선을 옮겨 다섯 번째 점을 5초 동안 바라봅니다.
6. 다섯 번째 점까지 왔으면 성공! 실패 시 처음부터 다시 도전합니다.
7. 가장 오른쪽에서 왼쪽으로 시선을 옮기면서 반복해서 훈련할 수 있습니다.

1-2. 점을 따라 눈동자를 움직여 주세요.

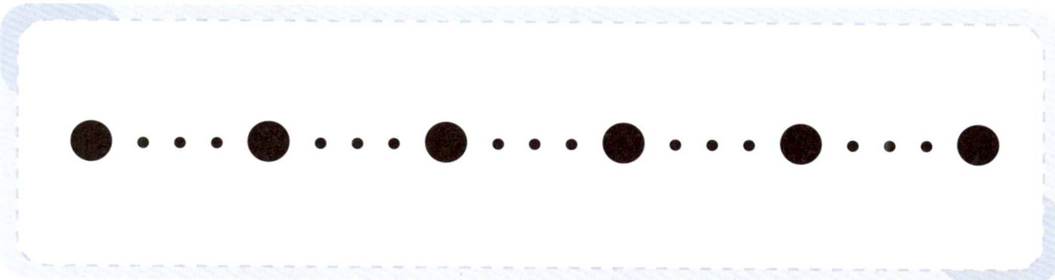

훈련 방법

1. 큰 점은 5초, 작은 점은 1초 동안 바라봅니다.
2. 가장 왼쪽에 있는 큰 점을 5초 동안 바라봅니다.
3. 천천히 오른쪽으로 시선을 옮겨 작은 점을 1초 동안 바라봅니다.
4. 같은 방법으로 순차적으로 오른쪽에 있는 점을 바라봅니다.
   (점의 크기에 따라 머무는 시간을 조절해 주세요. 마음속으로 숫자를 세면 쉽습니다.)
6. 다섯 번째 점까지 왔으면 성공! 실패 시 처음부터 다시 도전합니다.
7. 가장 오른쪽에서 왼쪽으로 시선을 옮기면서 반복해서 훈련할 수 있습니다.

1-3. 하트를 따라 눈동자를 움직여 주세요.

♥-----♡-----♡-----♡-----♡-----♡-----♥

훈련 방법

1. '♥'는 5초, '-'는 1초, '♡'는 3초 동안 바라보며 주의력을 훈련하도록 합니다.
   (각 도형에 머무는 시간은 치료사 혹은 환자 스스로 정해도 됩니다.)
2. 가장 왼쪽에 있는 큰 하트 모양(♥)을 5초 동안 바라봅니다.
3. 5초 후 1초마다 작은 점(-)으로 이동합니다.
4. 작은 하트 모양(♡)은 3초 동안 바라봅니다.
5. 같은 방법으로 순차적으로 큰 하트와 작은 하트를 바라봅니다.
   (도형에 따라 머무는 시간을 조절해 주세요. 마음속으로 숫자를 세면 쉽습니다.)
6. 마지막 큰 하트(♥)까지 왔으면 성공! 실패 시 처음부터 다시 도전합니다.
7. 가장 오른쪽에서 왼쪽으로 시선을 옮기면서 반복해서 훈련할 수 있습니다.

1-4. 하트를 따라 눈동자를 움직여 주세요.

♡ ★ ★ ★ ♡ ★ ★ ★ ♡ ★ ★ ★ ♡ ★ ★ ★ ♡

훈련 방법

1. 하트는 5초, 작은 별은 1초 동안 바라봅니다.
2. 가장 왼쪽에 있는 하트를 5초 동안 바라봅니다.
3. 천천히 오른쪽으로 시선을 옮겨 별을 1초 동안 바라봅니다.
4. 같은 방법으로 순차적으로 오른쪽에 있는 하트와 별을 바라봅니다.
   (도형에 따라 머무는 시간을 조절해 주세요. 마음속으로 숫자를 세면 쉽습니다.)
6. 다섯 번째 하트까지 왔으면 성공! 실패 시 처음부터 다시 도전합니다.
7. 가장 오른쪽에서 왼쪽으로 시선을 옮기면서 반복해서 훈련할 수 있습니다.

2-1. 연속된 숫자를 보고 따라 말해 보세요.

1	4	6	9	0	8
2	8	7	3	1	6
6	3	9	2	4	9
5	0	8	1	3	6
8	3	5	2	7	1
4	0	1	6	8	3

깜짝 퀴즈 다음 숫자 중에서 8을 찾아 동그라미 해보세요.

2-2. 연속된 숫자를 보고 따라 말해 보세요.

6	2	1	8	4	9
8	0	3	6	1	7
0	5	4	7	8	3
1	0	5	9	4	2
2	4	8	1	0	5
6	3	0	4	9	1

깜짝 퀴즈 다음 숫자 중에서 0을 찾아 동그라미 해보세요.

2-3. 연속된 숫자를 보고 따라 말해 보세요.

1	5	9	0	2	7
3	4	6	8	1	2
1	6	4	0	2	9
9	3	1	4	6	8
5	2	6	8	2	4
4	7	9	1	6	5

깜짝 퀴즈 다음 숫자 중에서 5를 찾아 동그라미 해보세요.

2-4. 연속된 숫자를 보고 따라 말해 보세요.

0	4	7	9	5	1
2	1	7	5	0	8
1	0	6	4	7	9
5	8	2	9	3	1
2	1	6	0	4	3
3	7	4	2	0	1

깜짝 퀴즈 다음 숫자 중에서 0을 찾아 동그라미 해보세요.

3-1. 길을 따라 눈동자를 움직여 보세요.

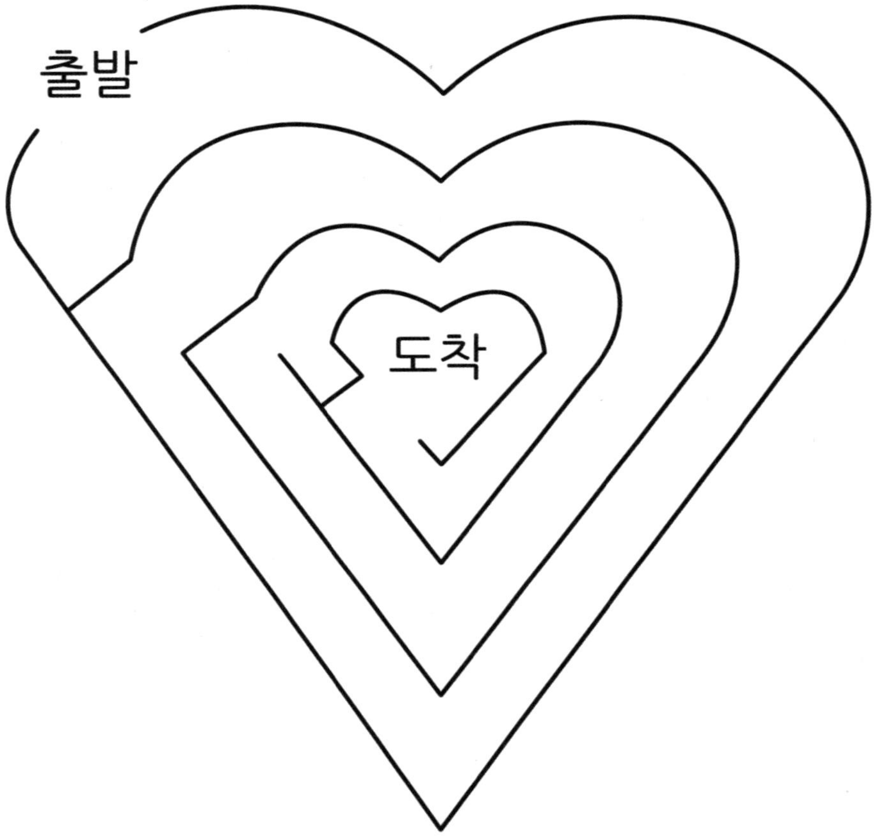

3-2. 길을 따라 눈동자를 움직여 보세요.

마음에 드는 그림을 골라 사다리를 타고 내려가 보세요.
집중이 어려운 분들은 손가락으로 짚으면서 내려가 보세요.

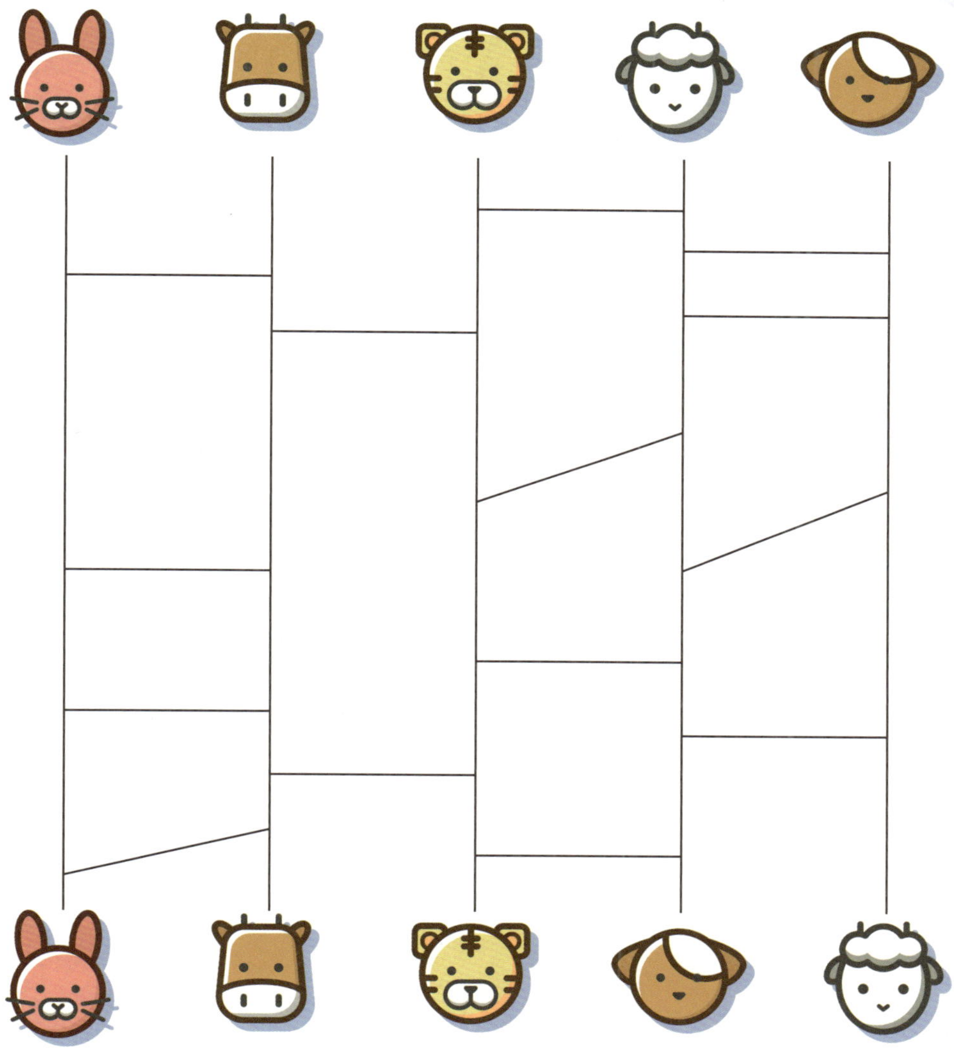

출발한 그림과 같은 그림이 나오면 성공!
오늘 하루 대박~♣

3-3. 1부터 20까지 숫자를 따라 눈동자를 움직여 보세요.

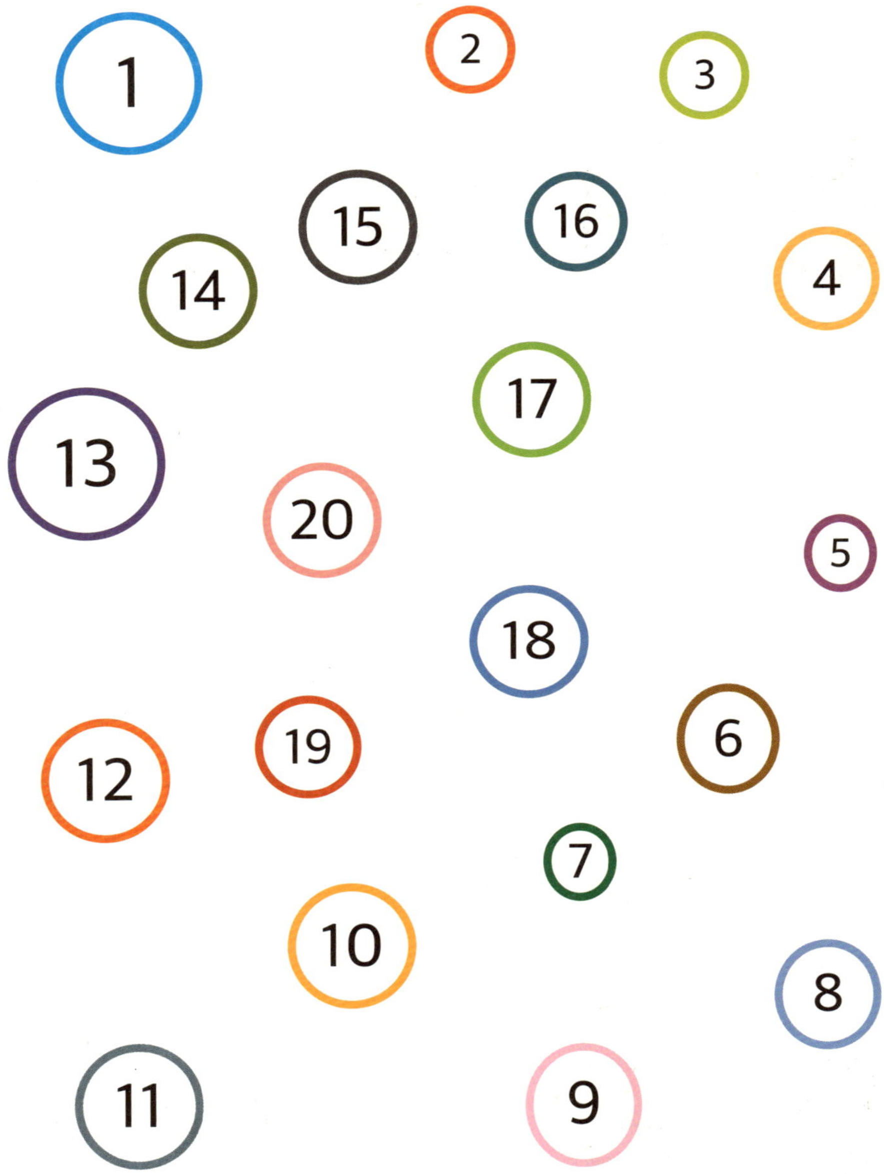

힌트! 헷갈리는 분들은 연필이나 볼펜으로 선을 이어 가면서 따라가 보세요.

3-4. 1부터 20까지 숫자를 따라 눈동자를 움직여 보세요.

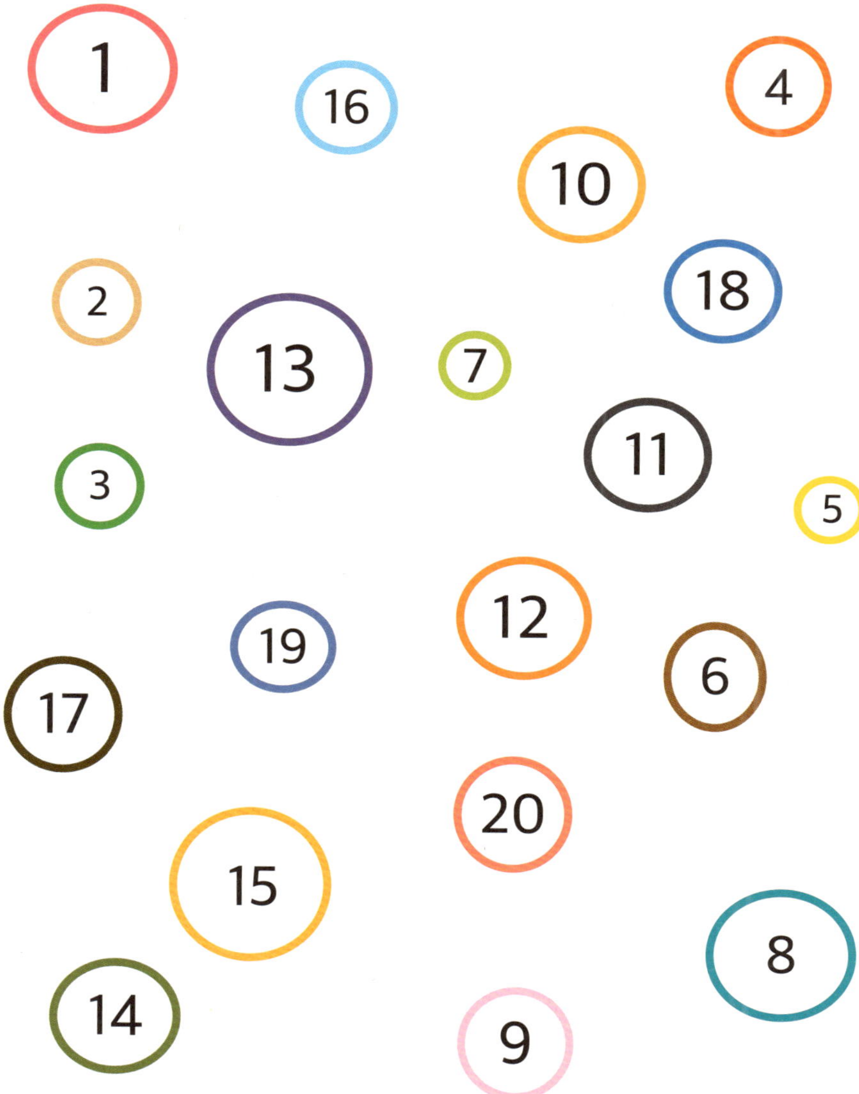

힌트! 헷갈리는 분들은 연필이나 볼펜으로 선을 이어 가면서 따라가 보세요.

2단계(난이도 중) ★★

선택적 주의: 경합하는 자극들이나 방해 자극들이 있음에도 불구하고 주의를 기울일 수 있도록 한다.

예시 읽어 주는 숫자와 문자를 들으면서 문자만을 세 보도록 하세요.

1 - 가 - 가 - 1 - 가

문제: 가는 몇 번 나왔나요?

__________번

< 정답 확인! >

"1"은 2번, "가"는 3번 나왔습니다.

그런데 문자만 세라고 했으니 "가" <u>3번</u>이 정답입니다.

1-1. 같은 모양 찾기 - [보기]와 같은 모양을 모두 찾아보세요. (정답: 6개)

보기

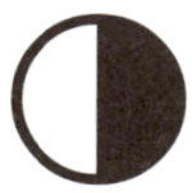

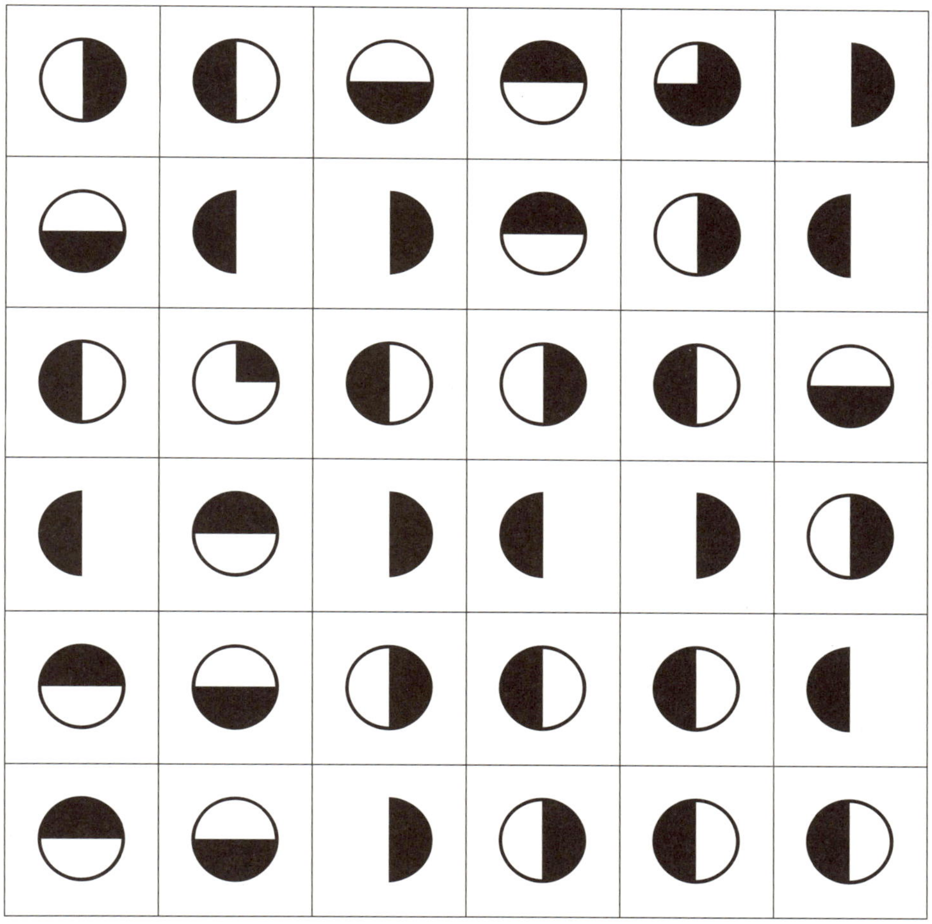

1-2. 같은 모양 찾기 - [보기]와 같은 모양을 모두 찾아보세요. (정답: 7개)

보기

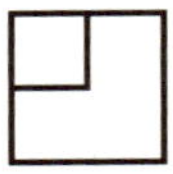

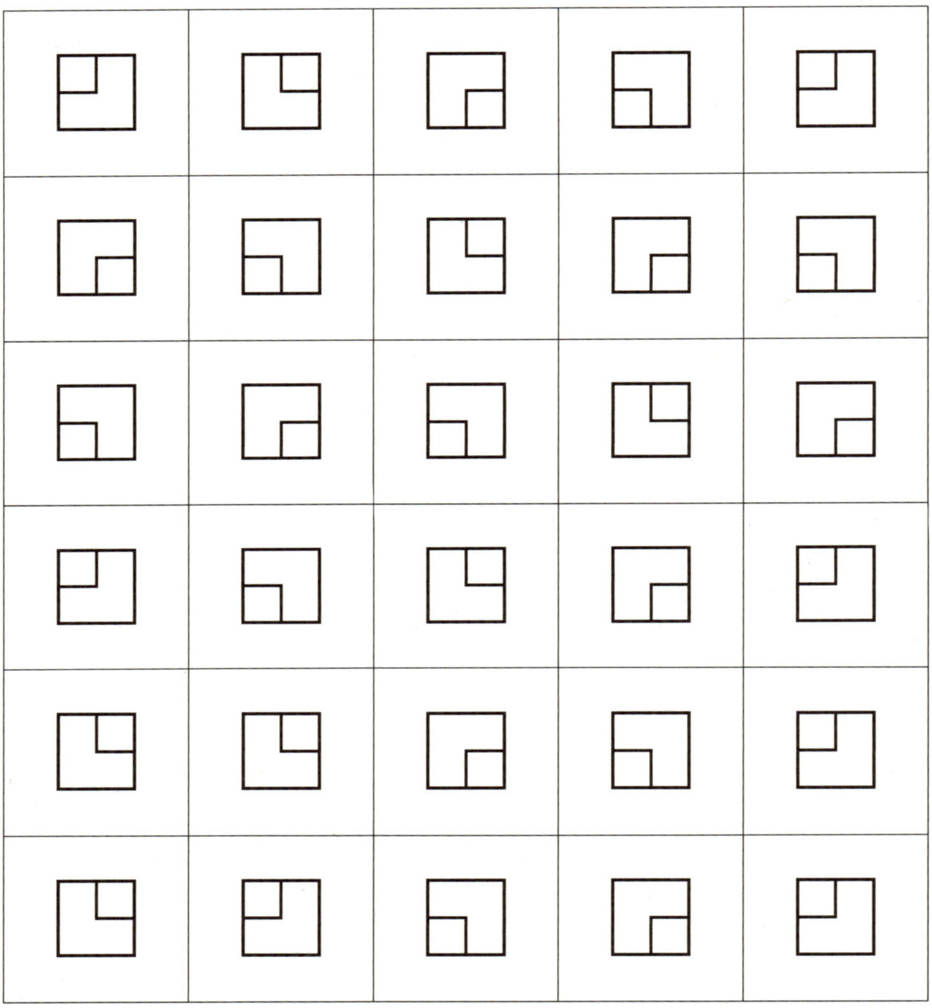

1-3. 다른 모양 찾기 - [보기]와 다른 모양을 모두 찾아보세요. (정답: 5개)

보기

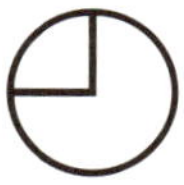

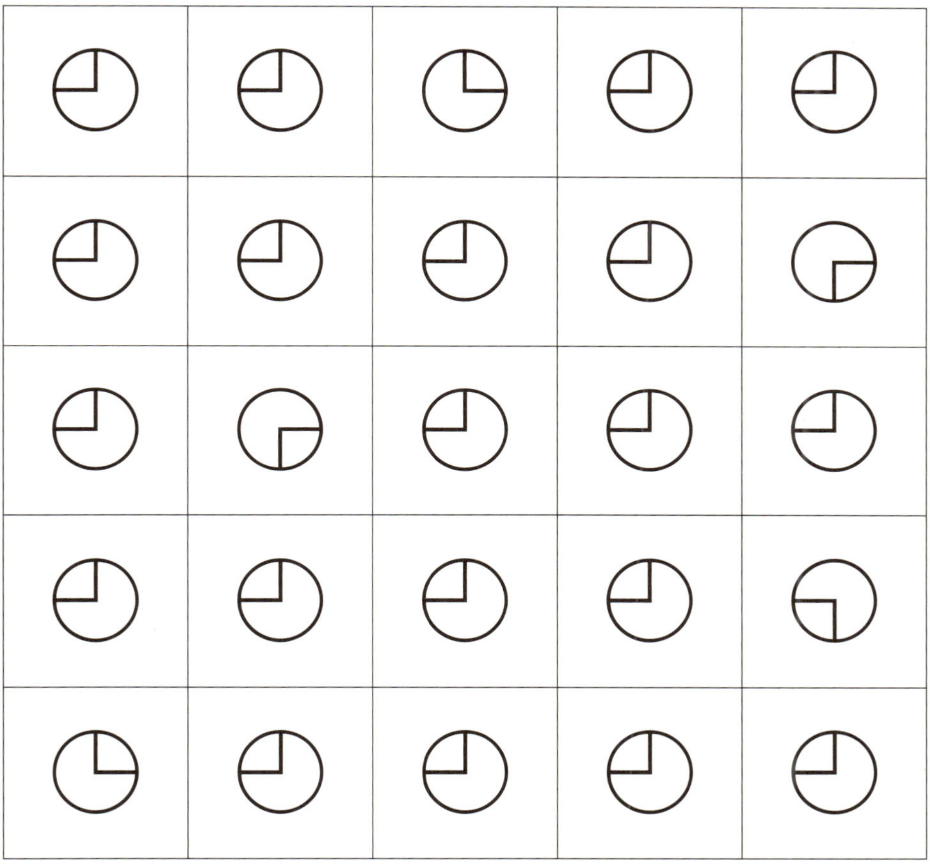

힌트! 한 줄에 한 개의 다른 모양이 있어요.

1-4. 다른 모양 찾기 - [보기]와 다른 모양을 모두 찾아보세요. (정답: 10개)

보기

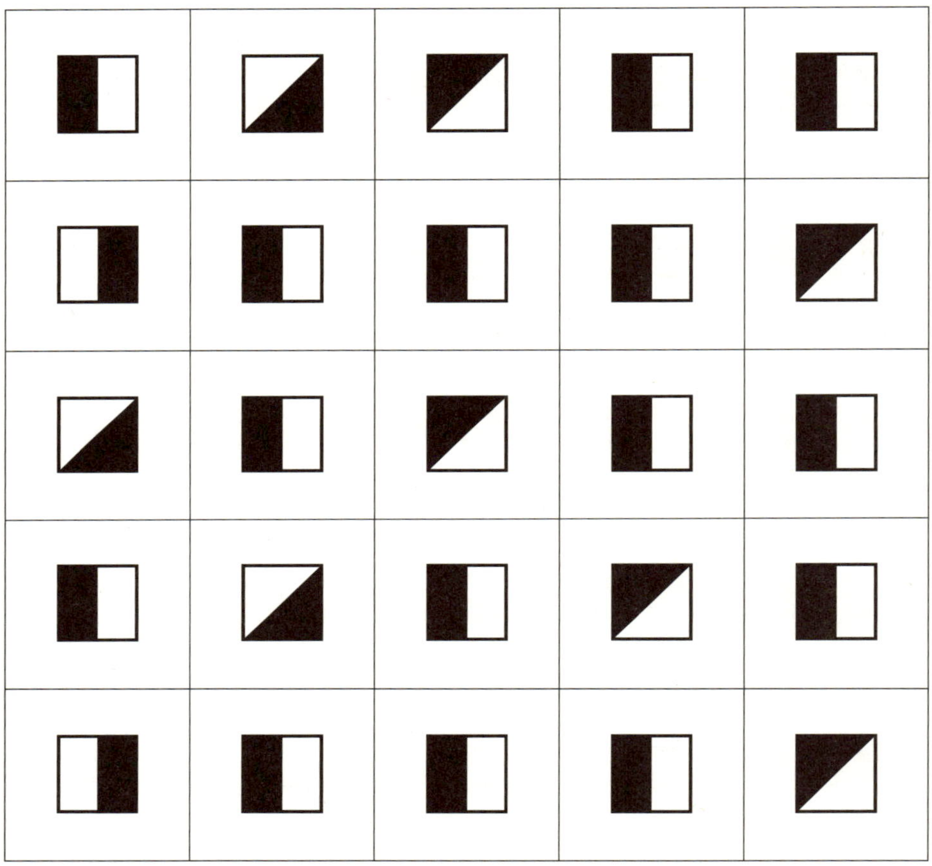

힌트! 한 줄에 두 개의 다른 모양이 있어요.

2-1. 특정 단어에 표시하기

'고향의 봄' 노래 가사를 보고, '고향'에는 □, '꽃'에는 △를 표시해 보세요.

1절- 나의 살던 고향은 꽃 피는 산골
복숭아 꽃 살구 꽃 아기 진달래
울긋불긋 꽃 대궐 차린 동네
그 속에서 놀던 때가 그립습니다

2절- 꽃 동네 새 동네 나의 옛 고향
파란 들 남쪽에서 바람이 불면
냇가에 수양버들 춤추는 동네
그 속에서 놀던 때가 그립습니다

도움말 노래를 부르면서 활동지를 작성해도 좋습니다.

2-2. 특정 단어에 표시하기

'과수원 길' 노래 가사를 보고, '과수원'에는 □, '꽃'에는 △를 표시해 보세요.

동구 밖 과수원 길 아카시아 꽃이 활짝 폈네

하이얀 꽃 이파리 눈송이처럼 날리네

향긋한 꽃 냄새가 실바람 타고 솔솔

둘이서 말이 없네 얼굴 마주 보면 쌩긋

아카시아 꽃 하얗게 핀 먼 옛날의 과수원 길

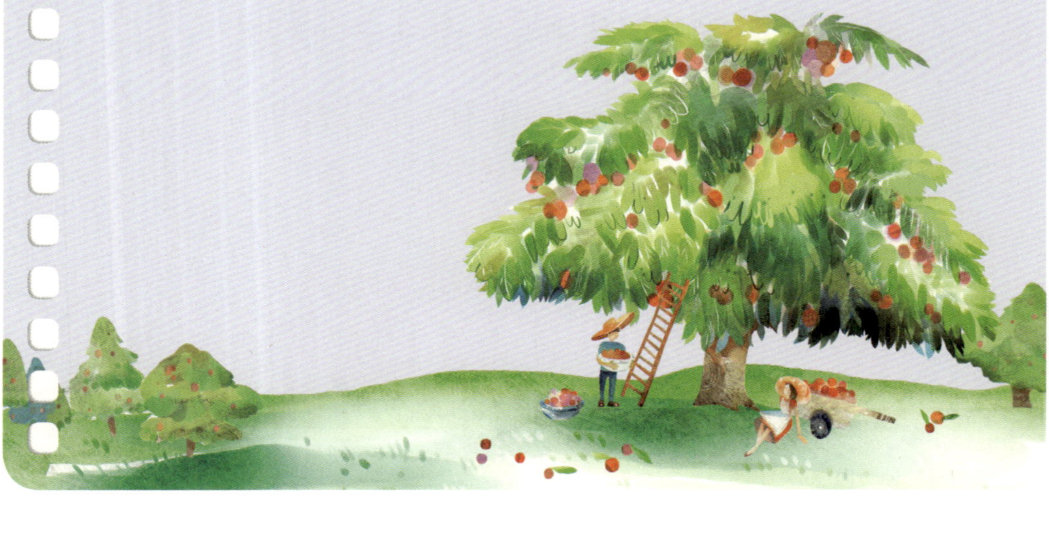

도움말 노래를 부르면서 활동지를 작성해도 좋습니다.

2-3. 특정 단어에 표시하기

송대관의 '네박자' 노래 가사를 보고, '사람'에는 □, '쿵짝'에는 △를 표시해 보세요.

니(네)가 기쁠 때
내가 슬플 때
누구나 부르는 노래
내려본 사람도
위를 보는 사람도
어짜피 쿵짝이라네
쿵짝 쿵짝 쿵짜짜 쿵짝 네박자 속에
사랑도 있고, 이별도 있고, 눈물도 있네
한두절 한고비
꺾어 넘을 때
우리의 사연은 가고
울고 보는 인생사
연극 같은 세상사
세상사 모두가 네박자 쿵짝
쿵짝 쿵짝 쿵짜짜 쿵짝 네박자 속에
사랑도 있고, 이별도 있고, 눈물도 있네

도움말 노래를 부르면서 활동지를 작성해도 좋습니다.

2-4. 특정 단어에 표시하기

진시몬의 '너나 나나' 노래 가사를 보고, '너'에는 □, '나'에는 △를 표시해 보세요.

너나 나나 나나 너나 똑같은 인생

나나 너나 너나 나나 똑같은 세상

지지고 볶고 살아보아도

너나 나나 거기서 거기

니꺼냐 내꺼냐 따져보아도

너나 나나 거기서 거기

바람처럼 살아가다 바람처럼 사라지리라

낮은 곳에 내려놓고 웃으며 살아보자

너나 나나 나나 너나 똑같은 인생

나나 너나 너나 나나 똑같은 세상

도움말 노래를 부르면서 활동지를 작성해도 좋습니다.

3-1. 글자 찾기

많은 단어 중에서 "바다"에서 볼 수 있는 것을 찾아 동그라미 해보세요.

시간은 30초입니다. 최대한 빠르게 많이 찾아볼까요? (타이머를 설정해 주세요!)

포도 오렌지
굴
아몬드 문어 멍게
가지
해삼 귤 대구
주꾸미
붕어빵 우유
사과 조개
전복 바나나 수박
새우깡 참치
포도 우럭
광어
자두 살구 낙지

도움말 정답은 12개입니다. 수산 시장에 가서 본 해산물을 떠올려 보세요.

3-2. 글자 찾기

많은 단어 중에서 "과일 가게"에서 볼 수 있는 것을 찾아 동그라미 해보세요.
시간은 30초입니다. 최대한 빠르게 많이 찾아볼까요? (타이머를 설정해 주세요!)

포도 오렌지
귤
아몬드 문어 멍게
가지
해삼 귤 대구
주꾸미
붕어빵 우유
사과 문어
전복 바나나 수박
새우깡
황태
포도 우럭
광어
자두 살구 낙지

도움말 정답은 9개입니다. 과일과 채소를 헷갈리지 마세요!

3-3. 글자 찾기

많은 단어 중에서 "꽃집"에서 볼 수 있는 것을 찾아 동그라미 해보세요.
시간은 30초입니다. 최대한 빠르게 많이 찾아볼까요? (타이머를 설정해 주세요!)

해바라기 기린

오징어 고슴도치 강아지

코스모스

다람쥐 연필

연못 토끼

나팔꽃 호랑이 장미

튤립 황태

코뿔소 우럭

광어

수선화 고양이

수달 백일홍

도움말 정답은 7개입니다. 꽃집에 가서 꽃을 샀던 경험을 떠올려 보세요.

3-4. 글자 찾기

많은 단어 중에서 "동물원"에서 볼 수 있는 것을 찾아 동그라미 해보세요.

시간은 30초입니다. 최대한 빠르게 많이 찾아볼까요? (타이머를 설정해 주세요!)

해바라기 기린

오징어 고슴도치 사자

코스모스

다람쥐 팬지

연못 토끼

호랑이 장미

나팔꽃

튤립 황태

코뿔소 우럭

광어

수선화 얼룩말

수달 백일홍

도움말 정답은 9개입니다. 동물원에 갔던 기억을 떠올려 보세요.

3단계(난이도 상) ★★★

분할 주의: 동일한 시간 내에 2가지 과제에 주의를 기울이도록 한다.

예시 아래 이야기를 듣는 동안 다음 동작을 하세요.

1. 양손을 갈고리 모양으로 살짝 오므려서 손끝을 마주치게 합니다.
2. 손끝이 정확하게 부딪힐 수 있도록 집중해 주세요.

허브는 풍미가 있거나 향이 나는 식물로, 음식의 맛을 내기 위해 조미료로 사용하거나 요리에 고명을 얹는 용도로 사용한다. 또한 의약용이나 향수로 쓰고, 차로 마신다. 허브는 주로 잎이나 꽃인 반면, 양념은 열매, 종자, 뿌리, 줄기 등을 주로 건조하여 사용한다. 우리나라에서 허브가 생활화된 것은 비교적 최근이어서 대부분 외국에서 개발된 허브를 사용하고 있다. 그런데 최근 들어 쑥을 허브로 사용한 다양한 음식이 개발되고 있다.

질문!

1. 향기가 나는 식물로, 음식의 맛을 내기 위해 조미료로 사용되는 이 식물은?
2. 우리나라에서 허브가 생활화된 것은 비교적 최근/과거이다.

1-1. 노래 부르면서 이름 쓰기

아래 제시된 노래를 부르면서, 빈칸에 "내 이름"을 반복해서 써 보세요.

내 나이가 어때서

〈노래: 오승근〉

야 야 야 내 나이가 어때서
사랑에 나이가 있나요
마음은 하나요 느낌도 하나요
그대만이 정말 내 사랑인데
눈물이 나네요 내 나이가 어때서
사랑하기 딱 좋은 나인데

내 이름 쓰기

____

____

____

도움말 내 이름을 스스로 불러 본 적이 있나요?
지금까지 살아온 세월을 떠올리며, 종이에 적은 내 이름을 불러 보세요.

1-2. 노래 부르면서 이름 쓰기

'사랑의 트위스트' 노래를 부르면서 "가족 이름" 쓰기

사랑의 트위스트

〈노래: 설운도〉

학창 시절에 함께 추었던
잊지 못할 사랑의 트위스트
나팔바지에 빵집을 누비던
추억 속에 사랑의 트위스트

샹하이 샹하이 샹하이 트위스트 추면서
난생 처음 그녀를 알았고
샹하이 샹하이 샹하이 트위스트 추면서
온 동네를 주름 잡았던
사랑했던 모든 사람들 음
잊지 못할 추억의 트위스트

가족 이름 쓰기

____

____

____

도움말 배우자, 자녀, 형제, 부모 등 가족들의 이름을 적어 보세요.
가장 먼저 떠오른 가족의 이름은 무엇인가요?

1-3. 노래 부르면서 이름 쓰기

'과수원 길' 노래를 부르면서 "고향 친구 이름" 쓰기

과수원 길

동구 밖 과수원 길 아카시아 꽃이 활짝 폈네
하이얀 꽃 이파리 눈송이처럼 날리네
향긋한 꽃 냄새가 실바람 타고 솔솔
둘이서 말이 없네 얼굴 마주 보면 쌩긋
아카시아 꽃 하얗게 핀 먼 옛날의 과수원 길

고향 친구 이름 쓰기

____

____

____

도움말 어린 시절을 함께한 고향 친구의 이름을 적어 보세요.
보고 싶은 친구가 있나요? 어린 시절을 가만히 떠올려 보세요.

1-4. 노래 부르면서 이름 쓰기

'아리랑' 노래를 부르면서 "손주 이름" 쓰기

아리랑

아리랑 아리랑 아라리요
아리랑 고개로 넘어간다
나를 버리고 가시는 임은
십 리도 못가서 발병 난다

손주 이름 쓰기

____

____

____

도움말 손주란 손자와 손녀를 아울러 이르는 말로, 자녀들의 아이들을 말합니다. 손주가 있다면 첫 손주가 태어났을 때를 떠올려 보시고, 아직 손주가 없다면 첫 자녀가 태어났을 때를 떠올려 보세요.

※치료사는 환자의 연령과 가족 사항을 확인하고, 자녀와 손주가 없다면 이 과제를 생략하거나 대체합니다.

2-1. 주의를 기울여 문제를 풀어 보세요.

'사과'를 색칠한 뒤 사과 개수를 적어 보세요.

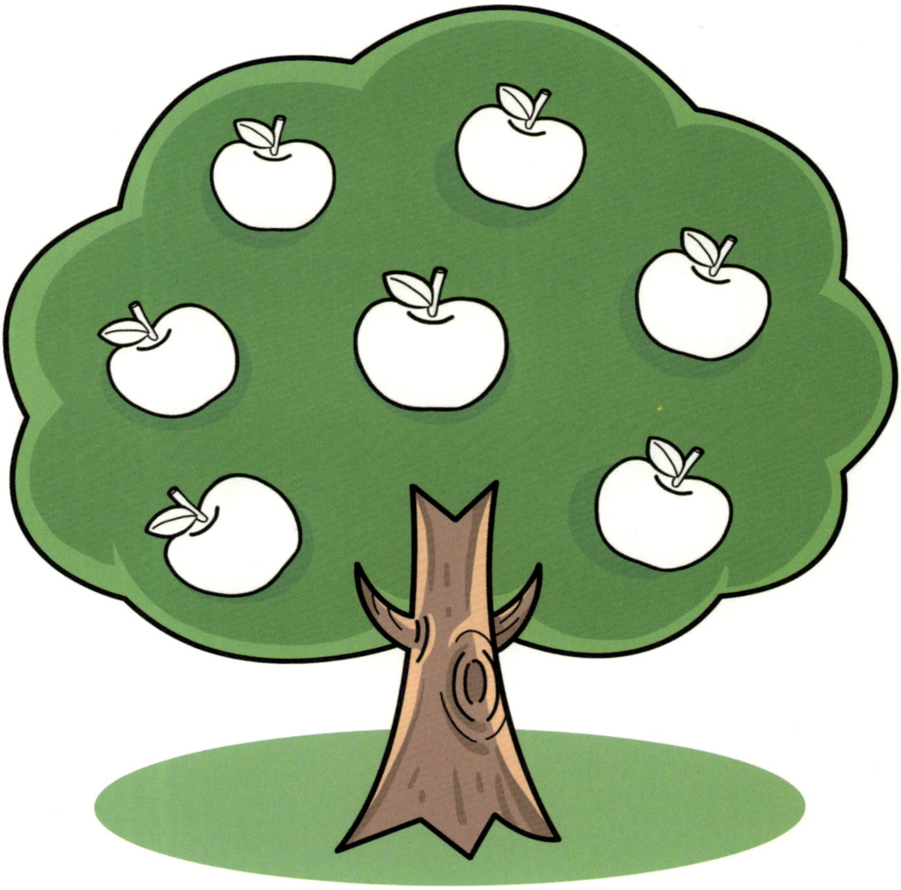

사과 개수는? ________ 개

2-2. 주의를 기울여 문제를 풀어 보세요.

'사과'를 색칠한 뒤 사과 개수를 적어 보세요.

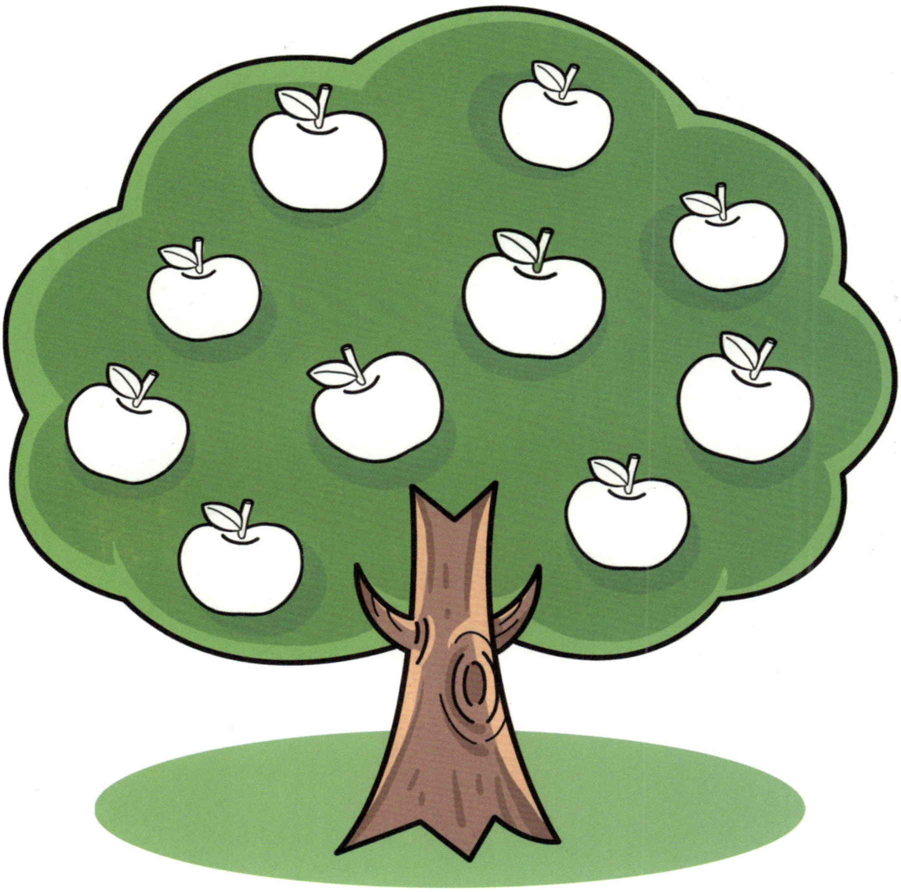

사과 개수는? ________ 개

2-3. 주의를 기울여 문제를 풀어 보세요.

'사과'를 색칠한 뒤 사과 개수를 적어 보세요.

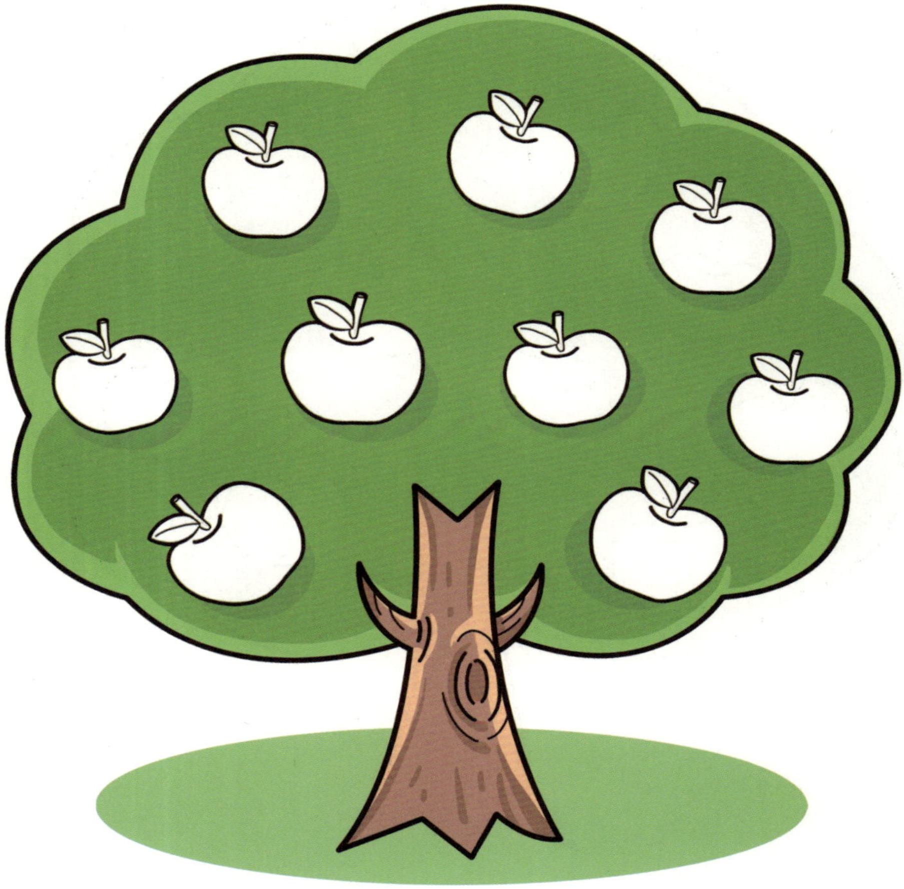

사과 개수는? ________ 개

2-4. 주의를 기울여 문제를 풀어 보세요.

'사과'를 색칠한 뒤 사과 개수를 적어 보세요.

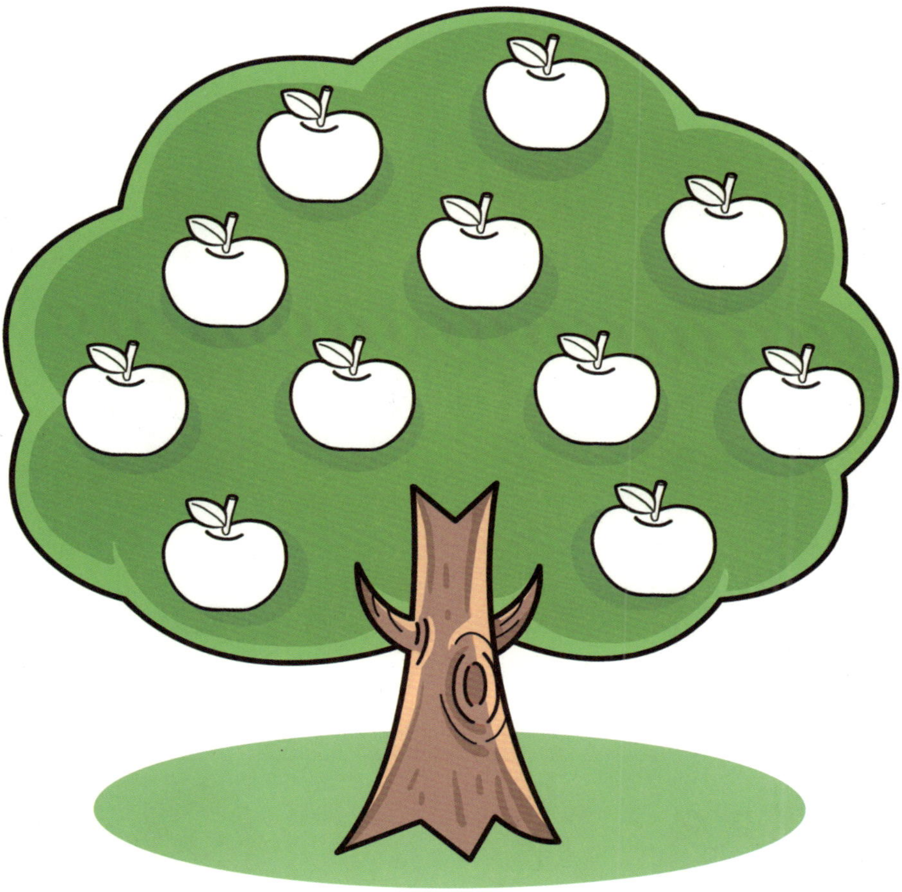

사과 개수는? ________ 개

3-1. 주의를 기울여 아래 문제를 풀어 보세요.

빈칸에 동물에 해당하는 숫자를 적고, 동물이 각각 몇 마리인지 세어 보세요.

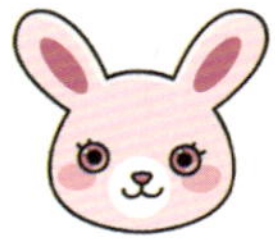		
1	2	3

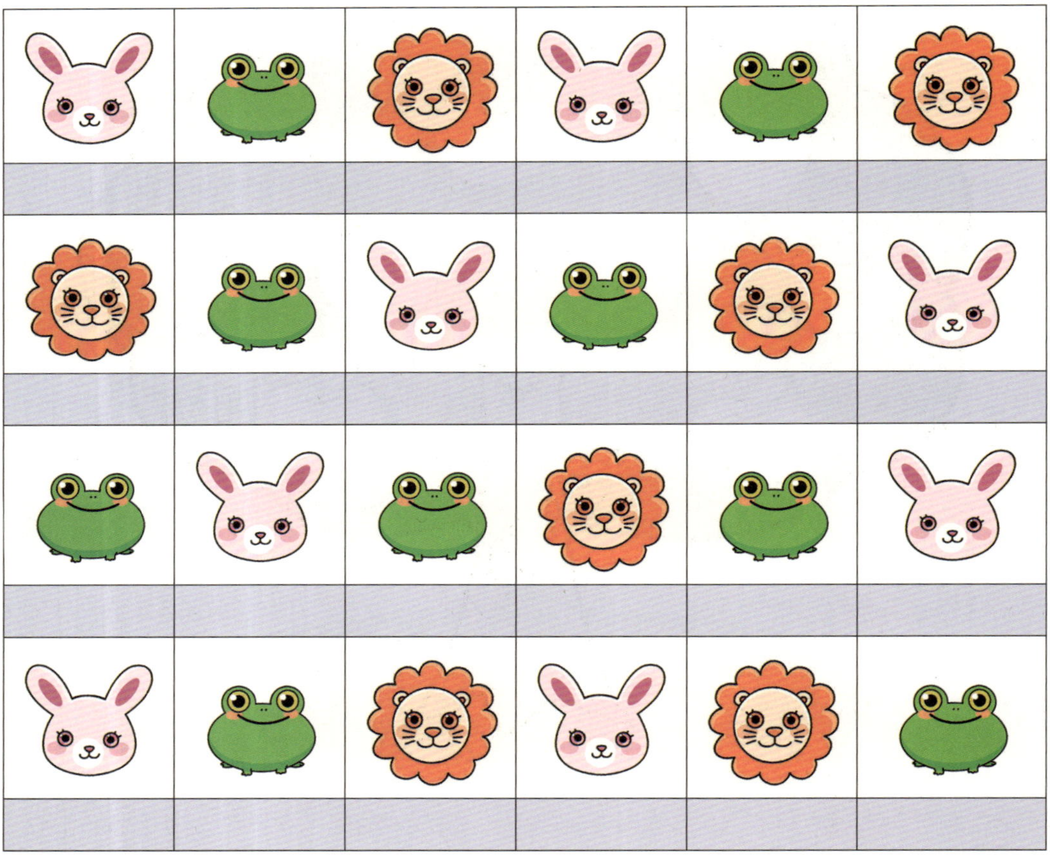

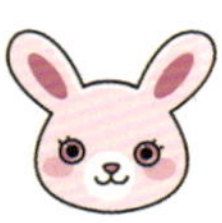 = _____ 마리  = _____ 마리 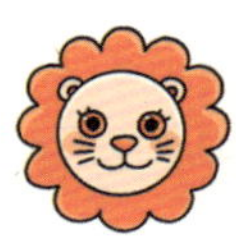 = _____ 마리

3-2. 주의를 기울여 아래 문제를 풀어 보세요.

빈칸에 동물에 해당하는 숫자를 적고, 동물이 각각 몇 마리인지 세어 보세요.

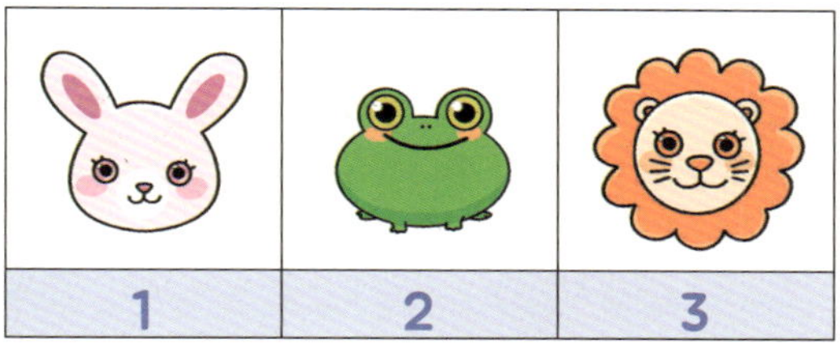

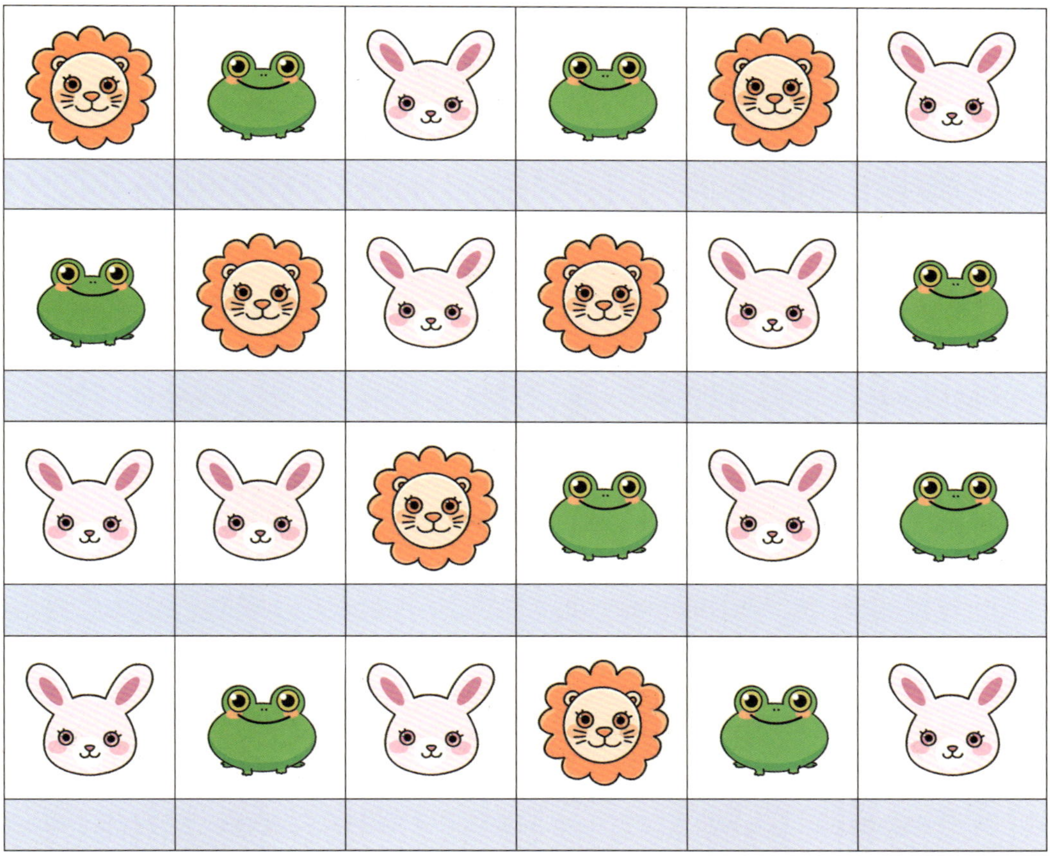

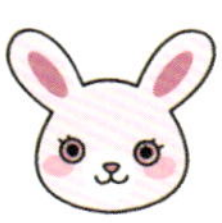 = _____ 마리  = _____ 마리 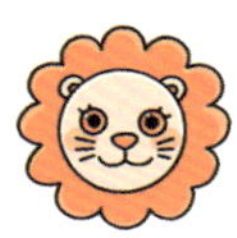 = _____ 마리

3-3. 주의를 기울여 아래 문제를 풀어 보세요.

빈칸에 동물에 해당하는 숫자를 적고, 동물이 각각 몇 마리인지 세어 보세요.

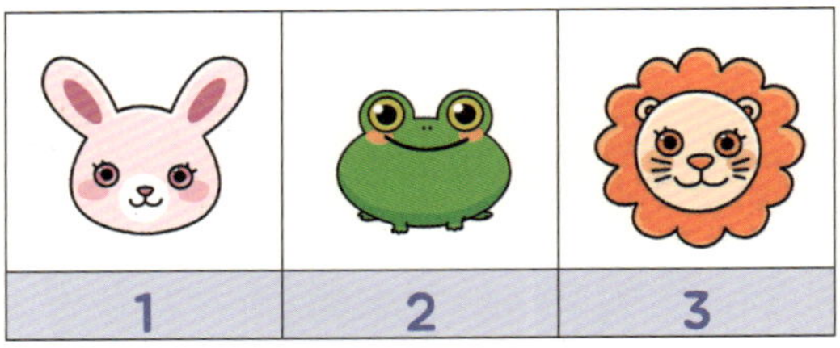

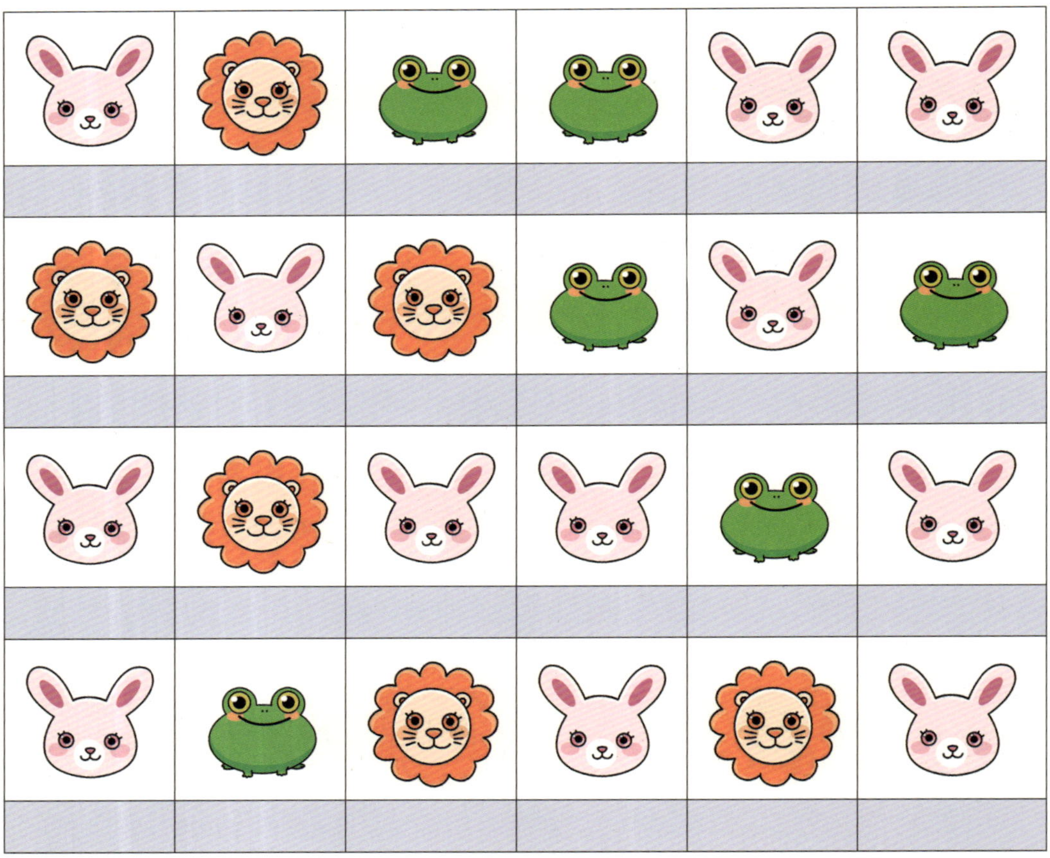

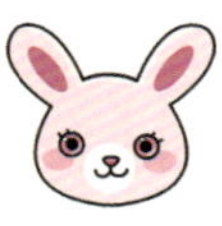 = ______ 마리

 = ______ 마리

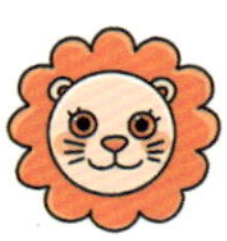 = ______ 마리

3-4. 주의를 기울여 아래 문제를 풀어 보세요.

빈칸에 동물에 해당하는 숫자를 적고, 동물이 각각 몇 마리인지 세어 보세요.

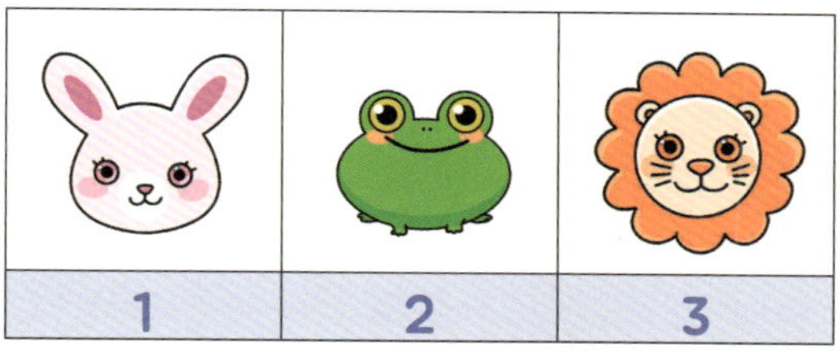

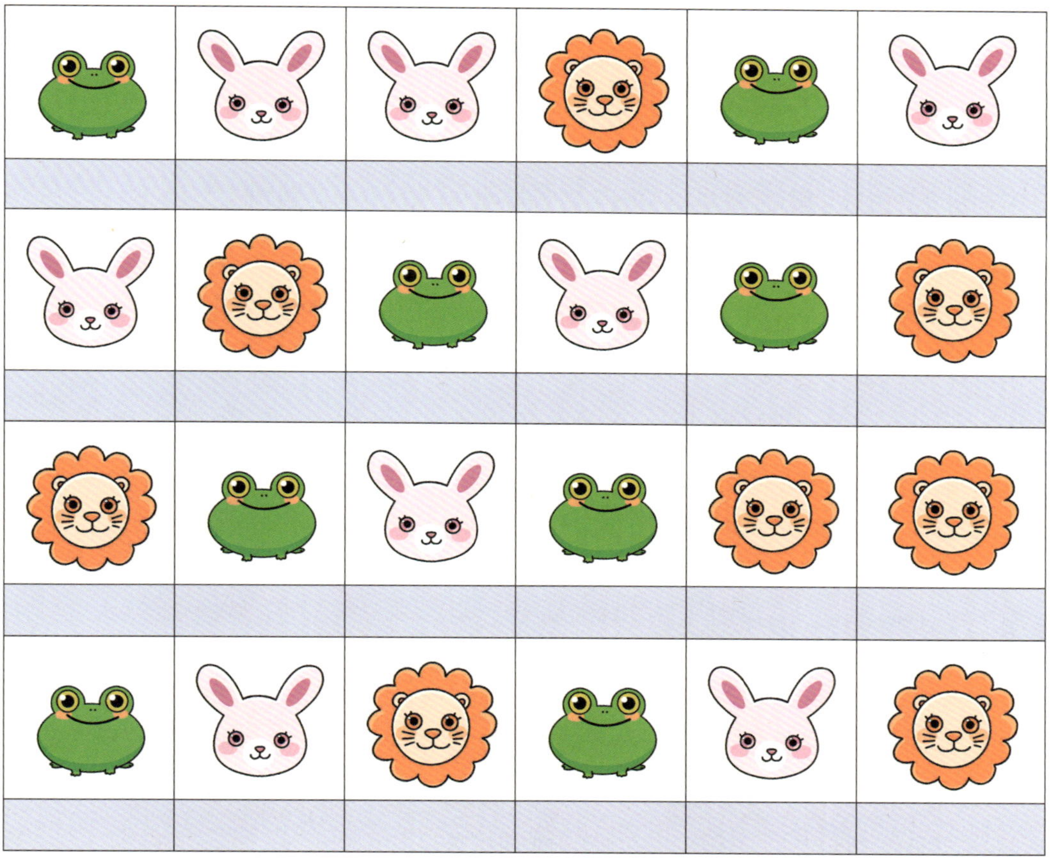

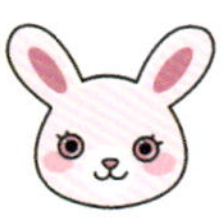 = ______ 마리  = ______ 마리 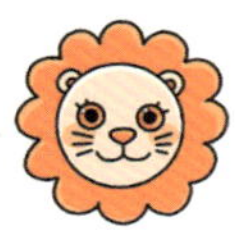 = ______ 마리

6장

시공간 능력

1 이 장의 목표

▶ 이 장은 경도인지장애 환자들에게 다음과 같은 문제의 해결책을 찾도록 도움을 줍니다.

☐ 방향을 찾기 위해 지도나 다른 무언가에 더 많이 의존한다.

☐ 새로운 장소에 가려면 메모를 하거나 다른 사람을 따라간다.

☐ 일에 집중하고 있지 않을 때는 자신이 헤매고 있거나 돌아가고 있음을 알 수 있다.

☐ 주차가 덜 정확하다.

☐ 목수일, 조립, 바느질 또는 뜨개질과 같은 공간적인 일을 할 때는 더 많은 노력을 기울여야 한다.

2 시공간 기능이란

시각적 대상의 공간적 위치와 형태를 파악하는 지각 능력과 시공간 구성 및 조직화를 할 수 있는 능력입니다. 대뇌의 우반구는 자극의 전체적인 윤곽을 구성하는 데 관여하며, 좌반구는 자극의 세부적인 내용을 구성하는 데 관여합니다.

3 시공간 기능 향상법

1단계(난이도 하)

시각적 지각: 시각 감각을 통해 받아들인 정보를 처리할 수 있다.
기본적 시각 결손이나 주의 무시를 탐지해야 한다.

예시 선 이등분 과제

손으로 선의 정가운데를 가리켜 보세요.

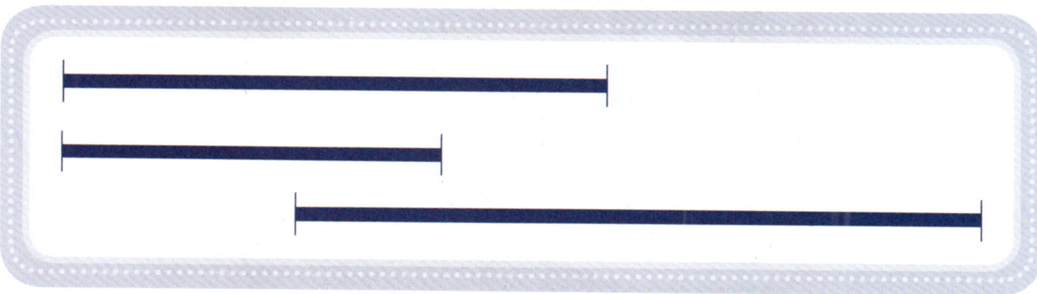

인식 의식과 인식의 지각적 온전함, 사물을 인지하고 식별할 수 있다.

예시 집에서 마트까지 가는 길을 설명할 수 있다.

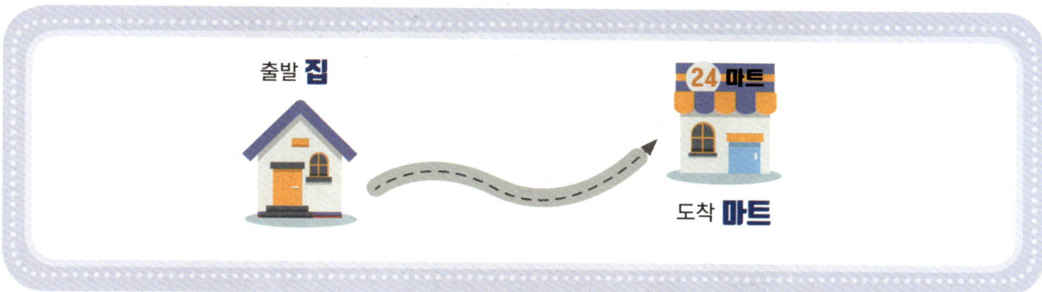

1-1. 틀린 그림 찾기

틀린 곳 3개를 찾아 동그라미 하세요.

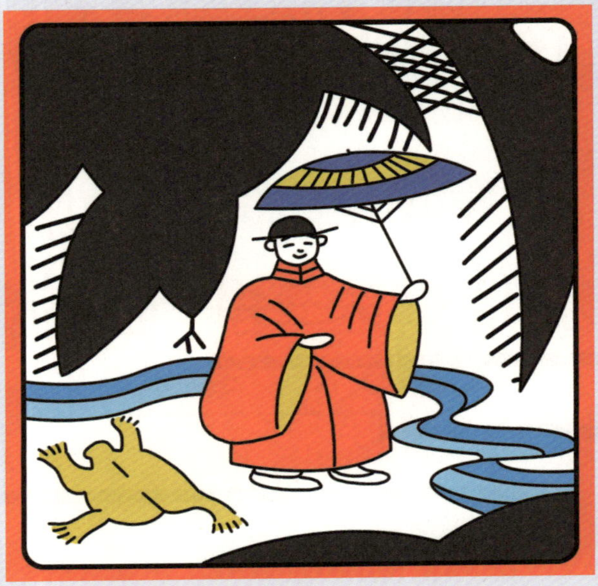

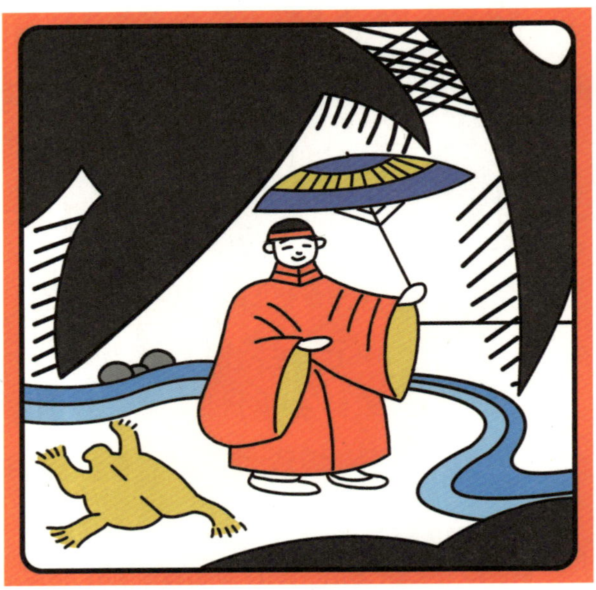

1-2. 틀린 그림 찾기

틀린 곳 5개를 찾아 동그라미 하세요.

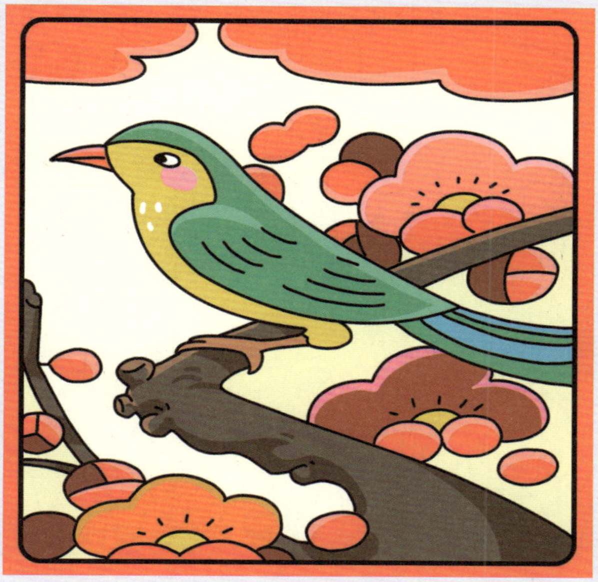

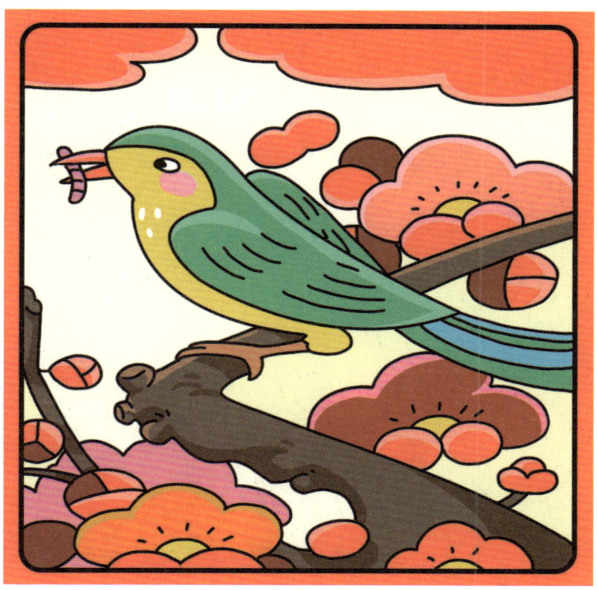

1-3. 틀린 그림 찾기

틀린 곳 5개를 찾아 동그라미 하세요.

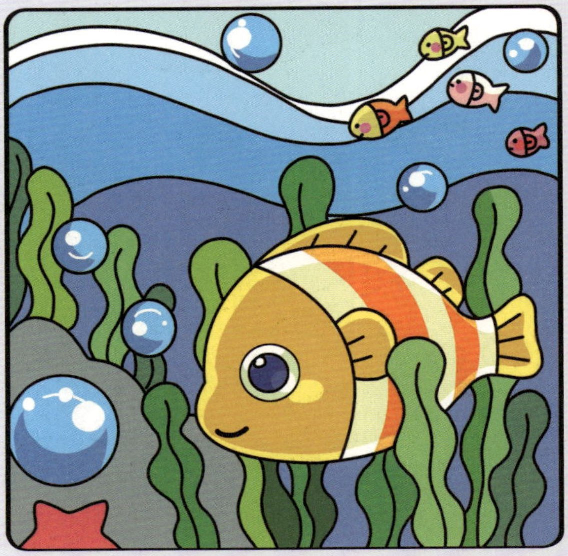

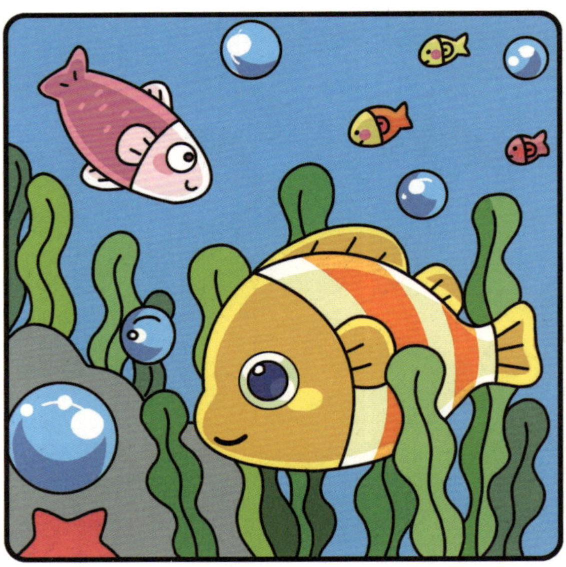

1-4. 틀린 그림 찾기

틀린 곳 4개를 찾아 동그라미 하세요.

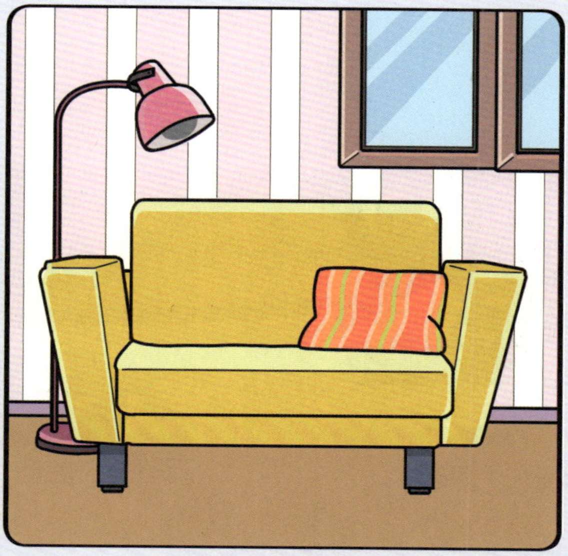

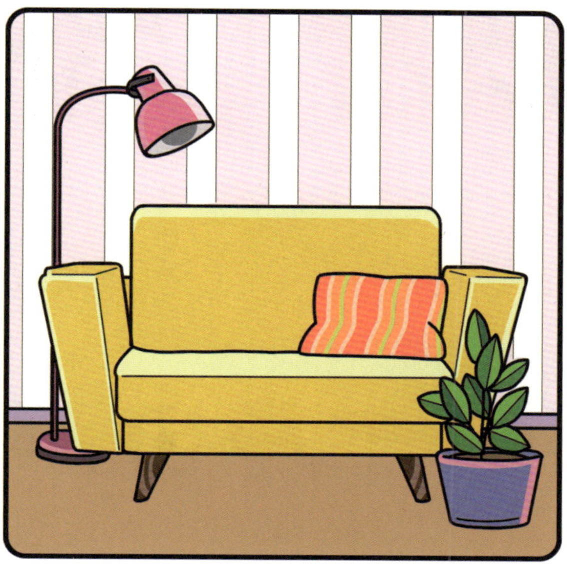

2-1. 숨은 그림 찾기

아래의 그림에서 〈보기〉에 있는 것을 찾아 동그라미 하세요.

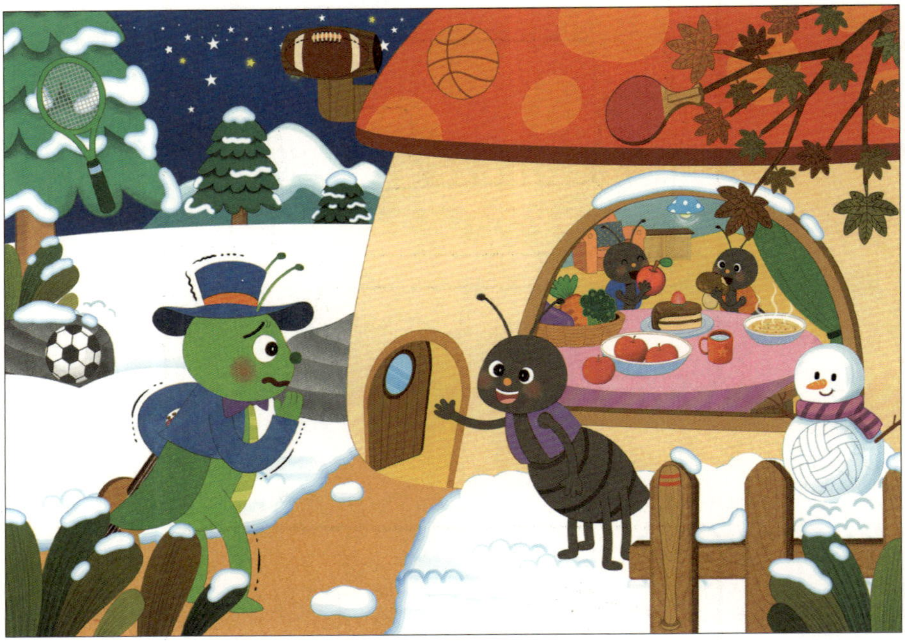

보기

2-2. 숨은 그림 찾기

아래의 그림에서 〈보기〉에 있는 것을 찾아 동그라미 하세요.

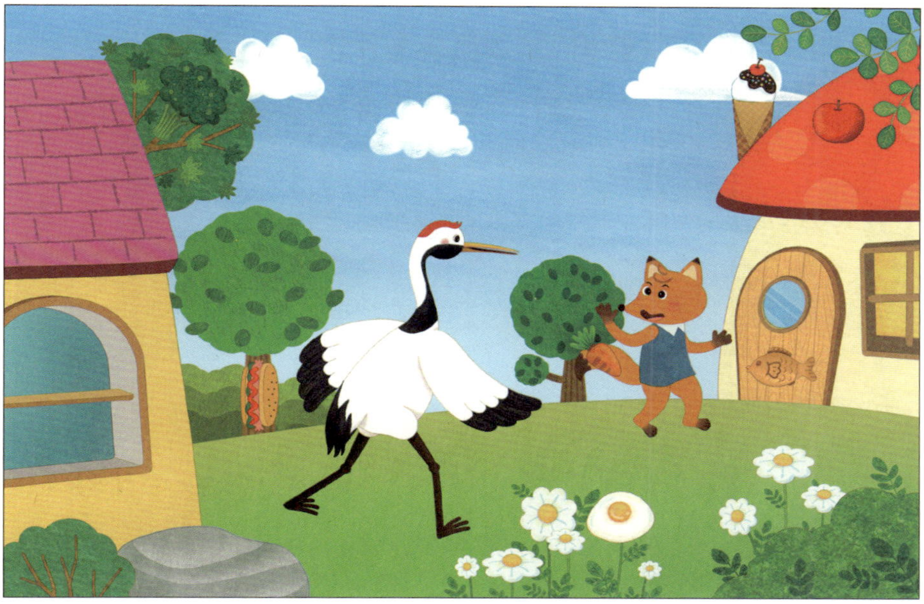

보기

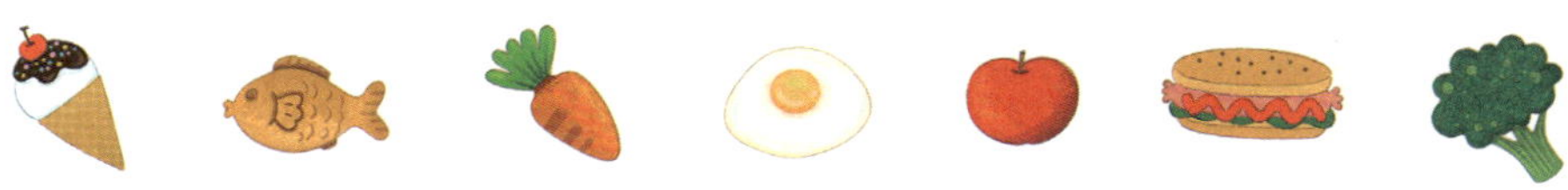

2-3. 숨은 그림 찾기

아래의 그림에서 〈보기〉에 있는 것을 찾아 동그라미 하세요.

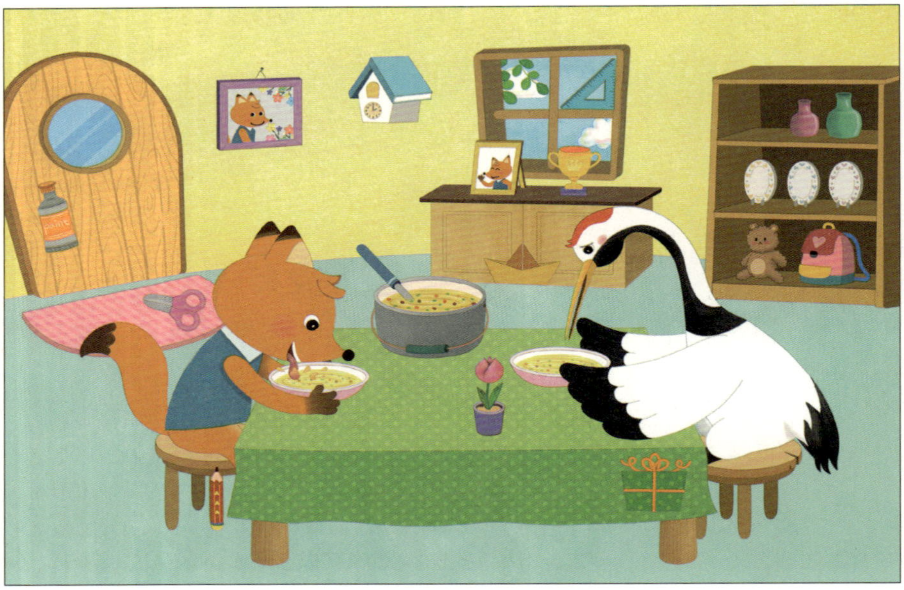

보기

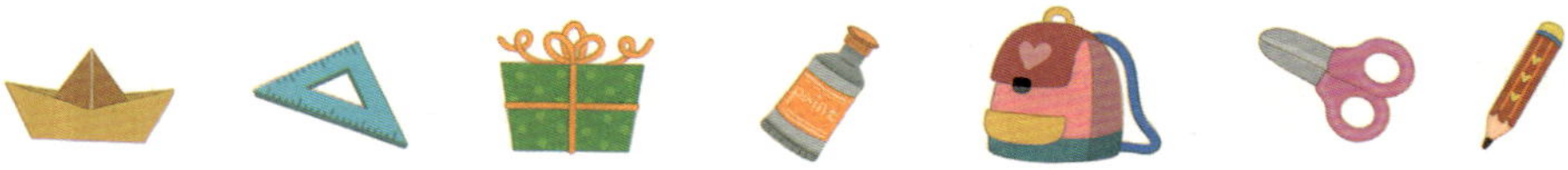

2-4. 숨은 그림 찾기

아래의 그림에서 〈보기〉에 있는 것을 찾아 동그라미 하세요.

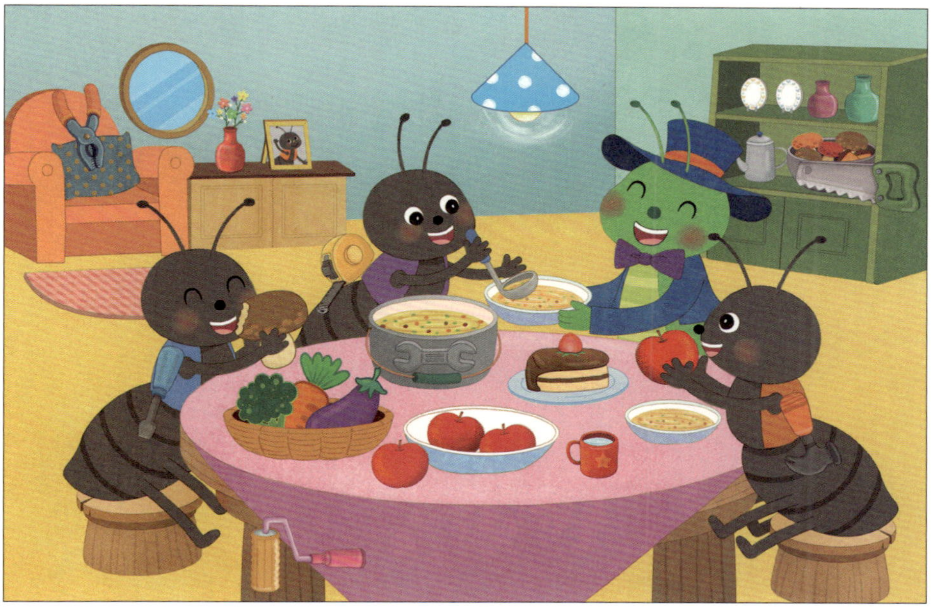

보기

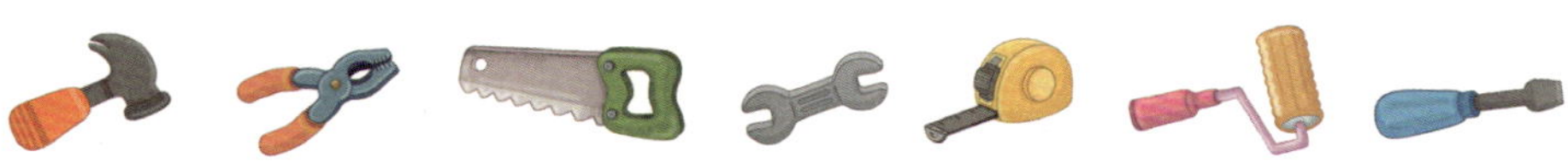

3-1. 점선 따라 그리기

하트를 따라 그려 보세요.

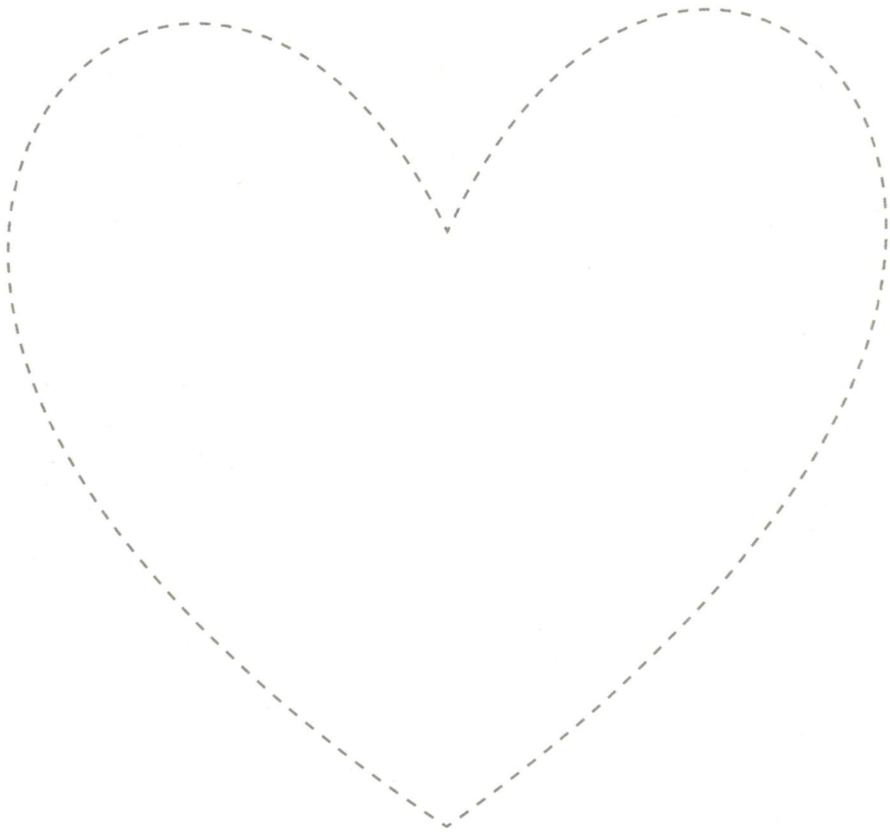

3-2. 점선 따라 그리기

해를 따라 그려 보세요.

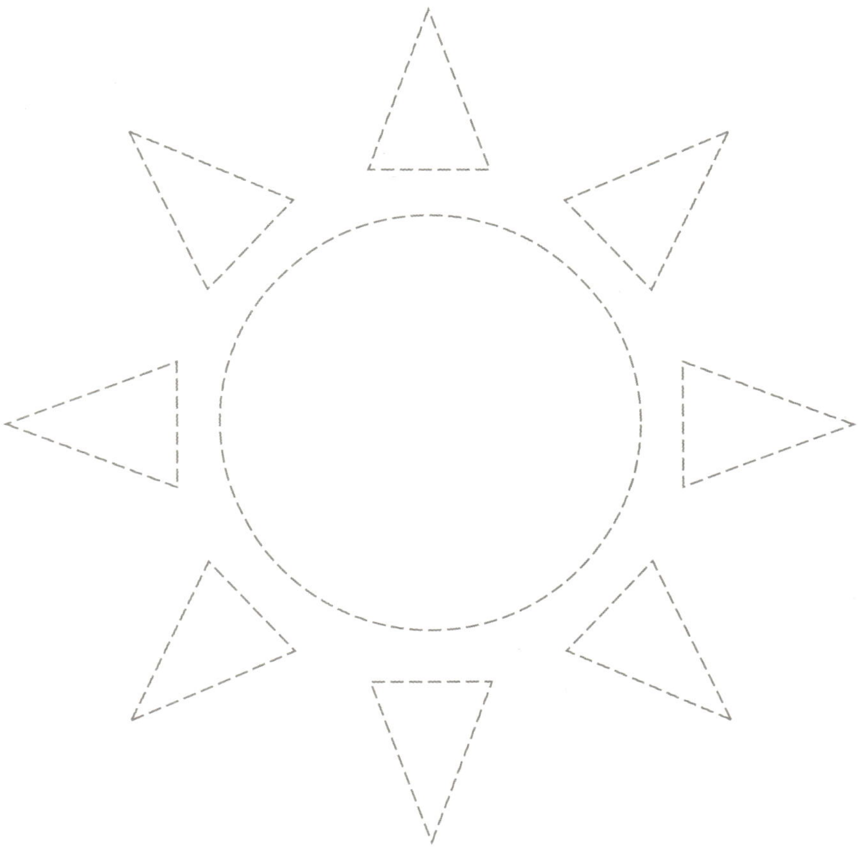

3-3. 점선 따라 그리기

정육면체 도형을 따라 그려 보세요.

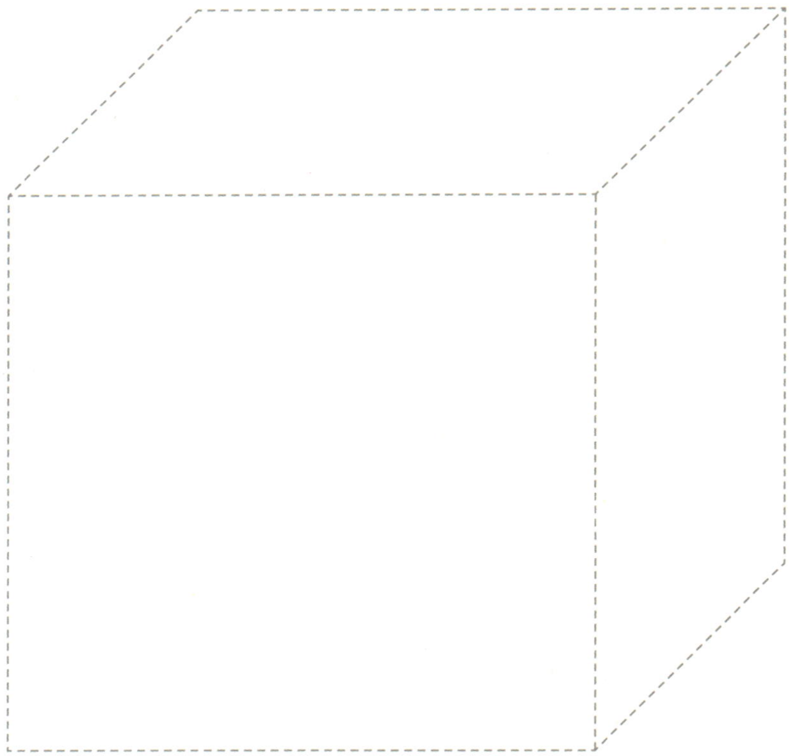

3-4. 점선 따라 그리기

얼굴을 따라 그려 보세요.

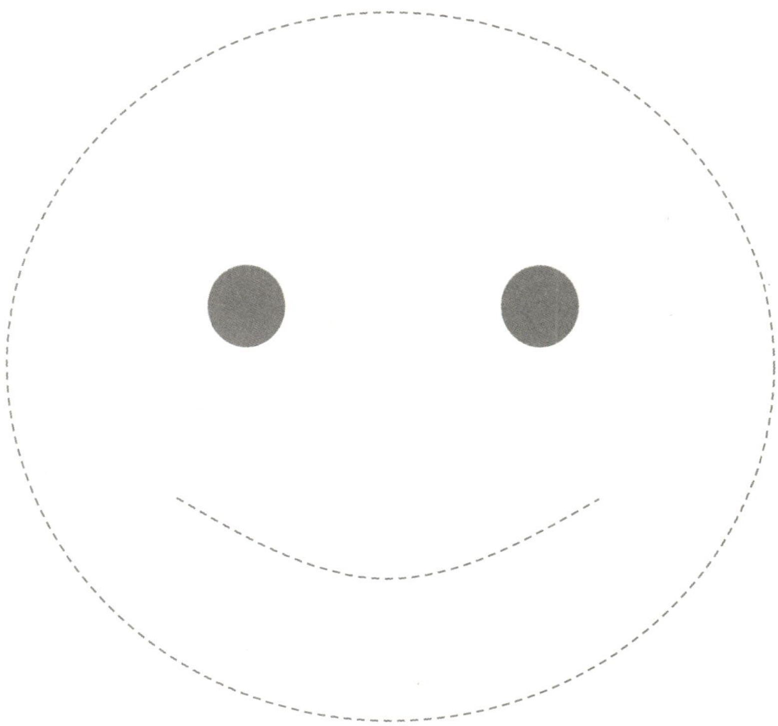

2단계(난이도 중) ★★

시각 구조적: 손과 눈의 협응을 필요로 하는 과제들을 수행할 수 있다.

예시 블록으로 제시된 모양 만들기

블록으로 아래 그림과 똑같이 만들어 보세요.

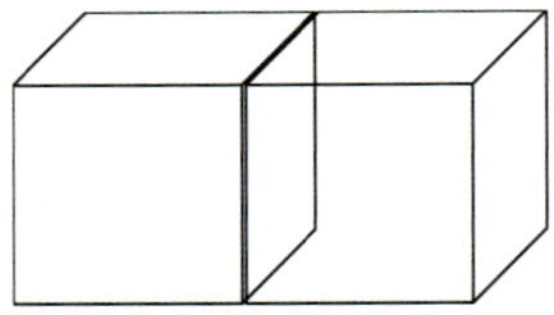

실행 학습된 동작을 몸짓으로 표현할 수 있다.

예시 몸동작을 흉내 내거나 명령에 따라 물건의 사용을 몸짓으로 표현한다.

작별 인사로 손을 흔들어 주세요.

1-1. 시계 그리기

시계 모양에 7시 10분을 그려 보세요.

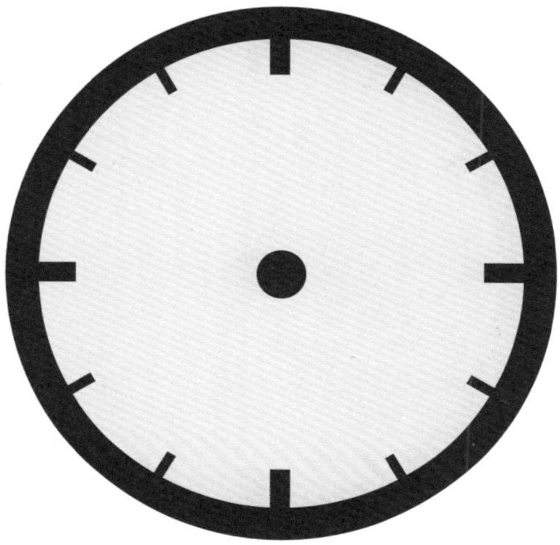

시계 모양에 4시 15분을 그려 보세요.

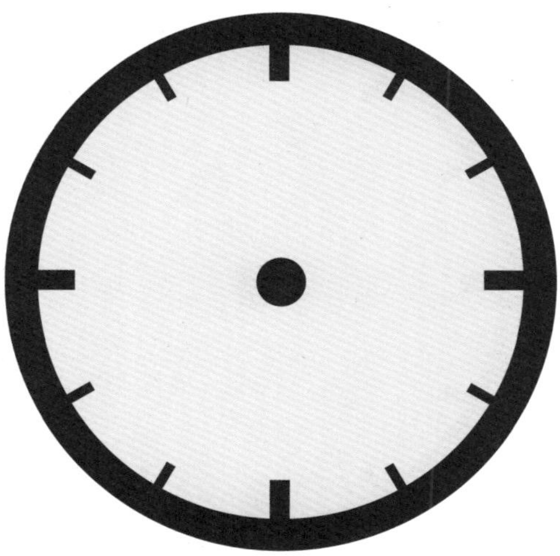

1-2. 시계 그리기

시계 모양에 8시 40분을 그려 보세요.

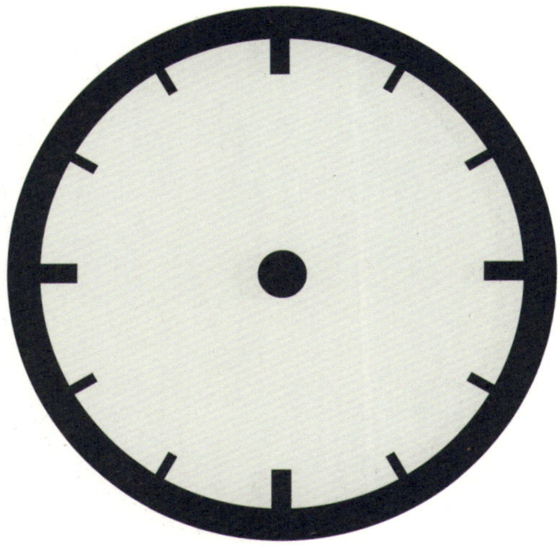

시계 모양에 2시 25분을 그려 보세요.

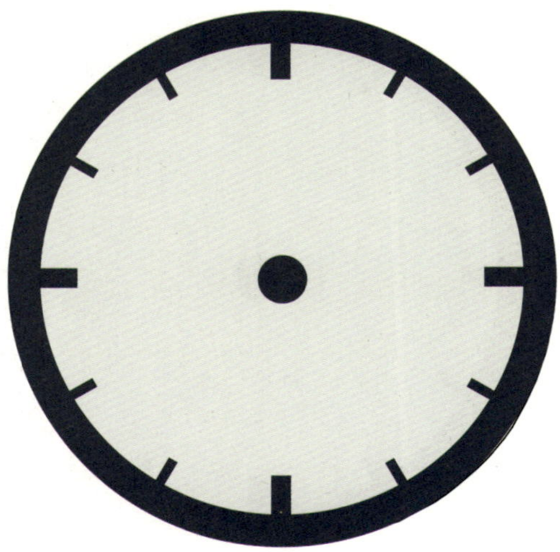

1-3. 시계 그리기

시계 모양에 6시 00분을 그려 보세요.

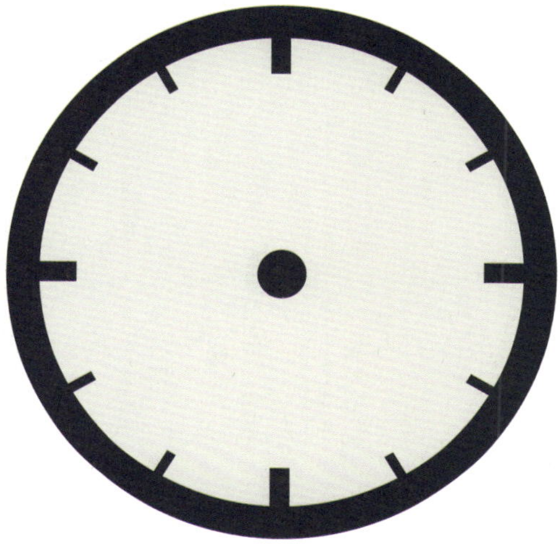

시계 모양에 3시 45분을 그려 보세요.

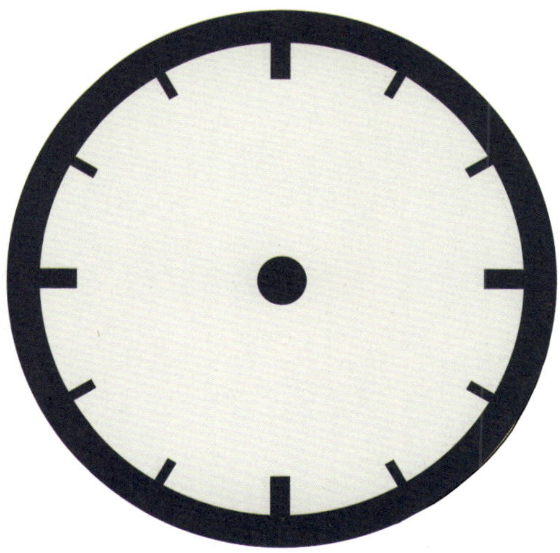

1-4. 시계 그리기

시계 모양에 5시 30분을 그려 보세요.

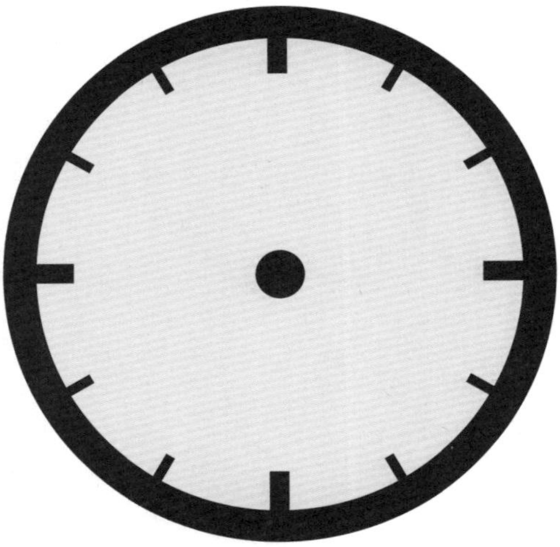

시계 모양에 11시 50분을 그려 보세요.

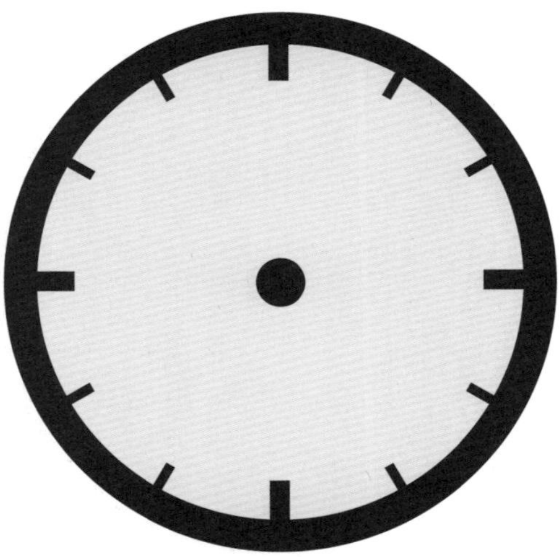

2-1. 시계 그리기

시계를 따라 그리고, 몇 시 몇 분인지 적어 보세요.

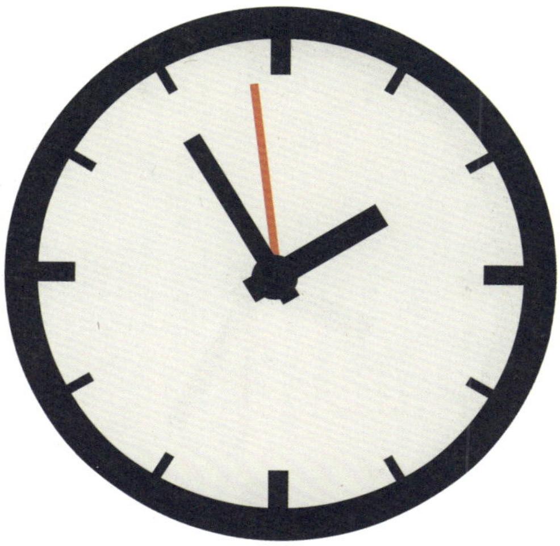

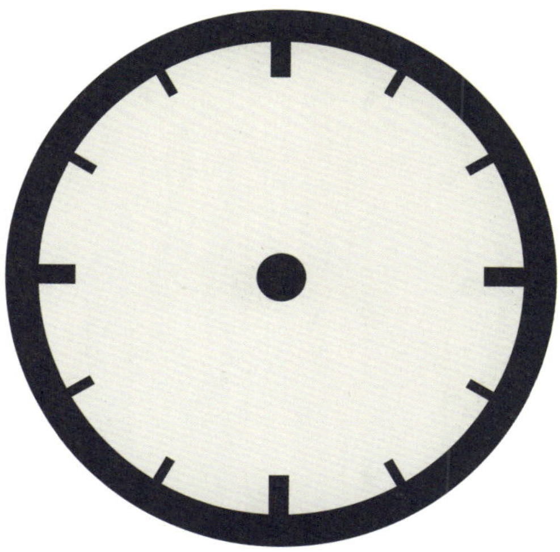

__________ 시 __________ 분

2-2. 시계 그리기

시계를 따라 그리고, 몇 시 몇 분인지 적어 보세요.

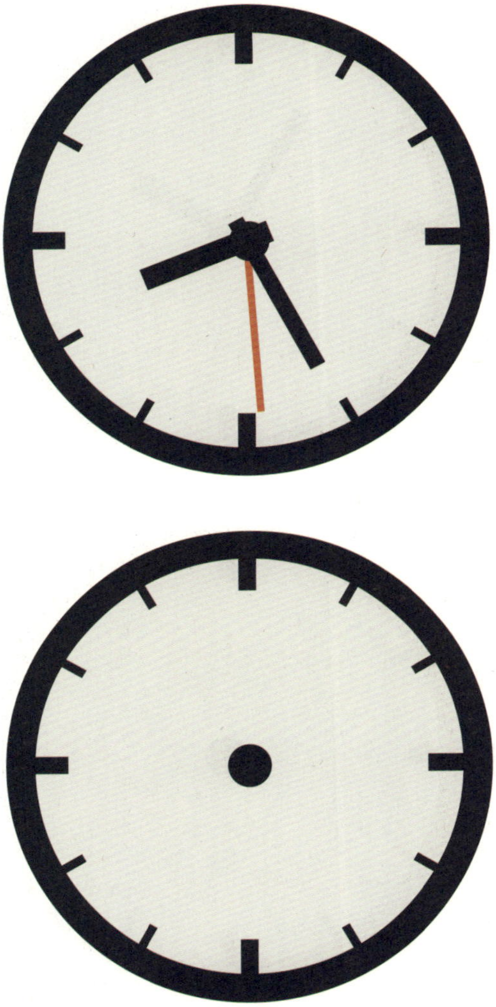

____________ 시 ____________ 분

2-3. 시계 그리기

시계를 따라 그리고, 몇 시 몇 분인지 적어 보세요.

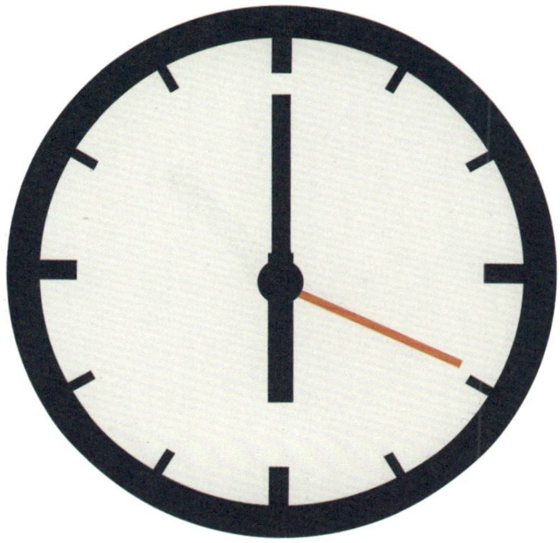

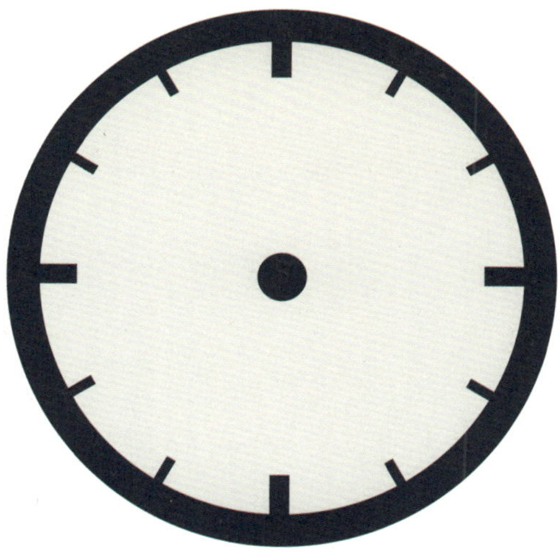

__________ 시 __________ 분

2-4. 시계 그리기

시계를 따라 그리고, 몇 시 몇 분인지 적어 보세요.

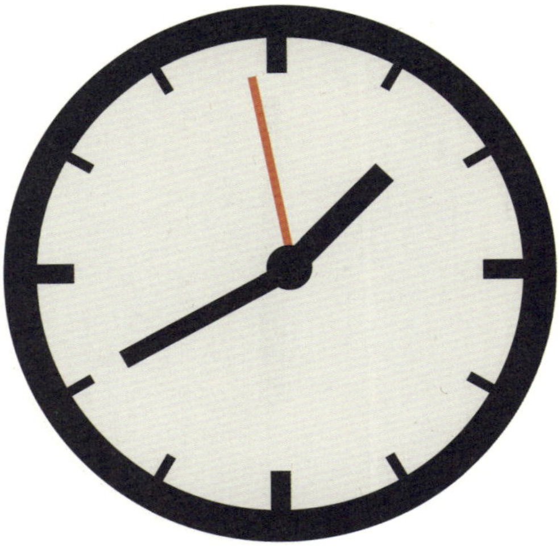

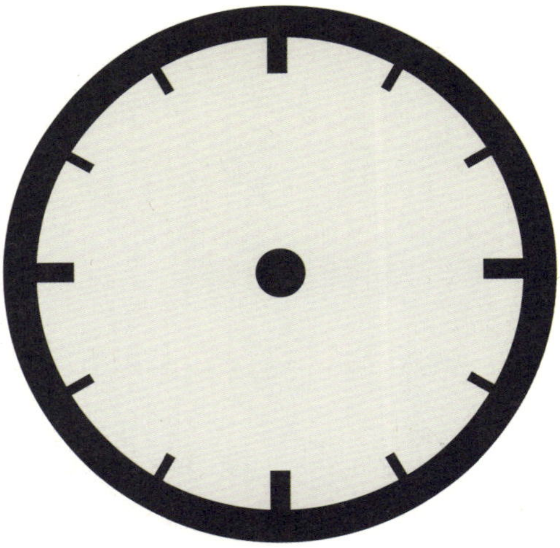

__________ 시 __________ 분

3-1. 겹쳐진 도형 그리기

겹쳐져 있는 도형의 그림을 따라 그리고, 도형을 하나씩 따로 그려 보세요.

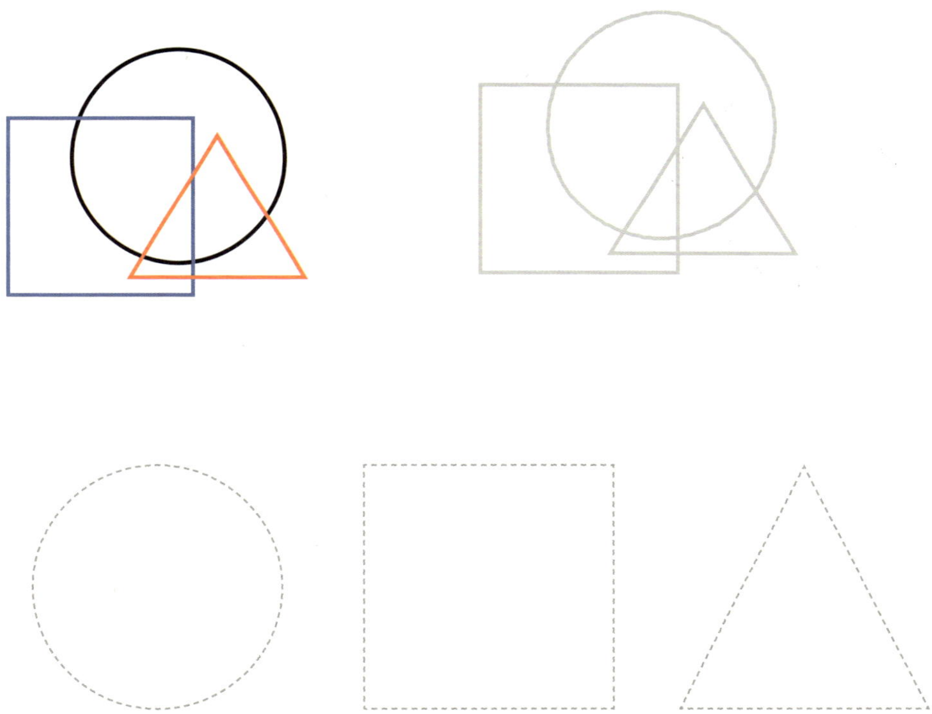

3-2. 겹쳐진 도형 그리기

겹쳐져 있는 도형의 그림을 따라 그리고, 도형을 하나씩 따로 그려 보세요.

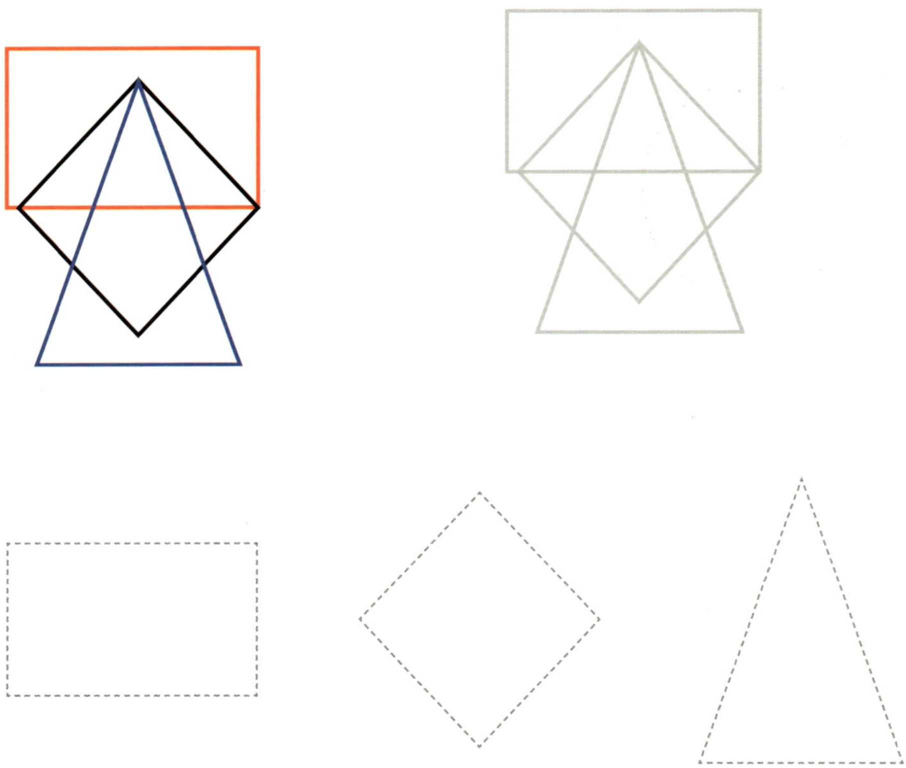

3-3. 겹쳐진 도형 그리기

겹쳐져 있는 도형의 그림을 따라 그리고, 도형을 하나씩 따로 그려 보세요.

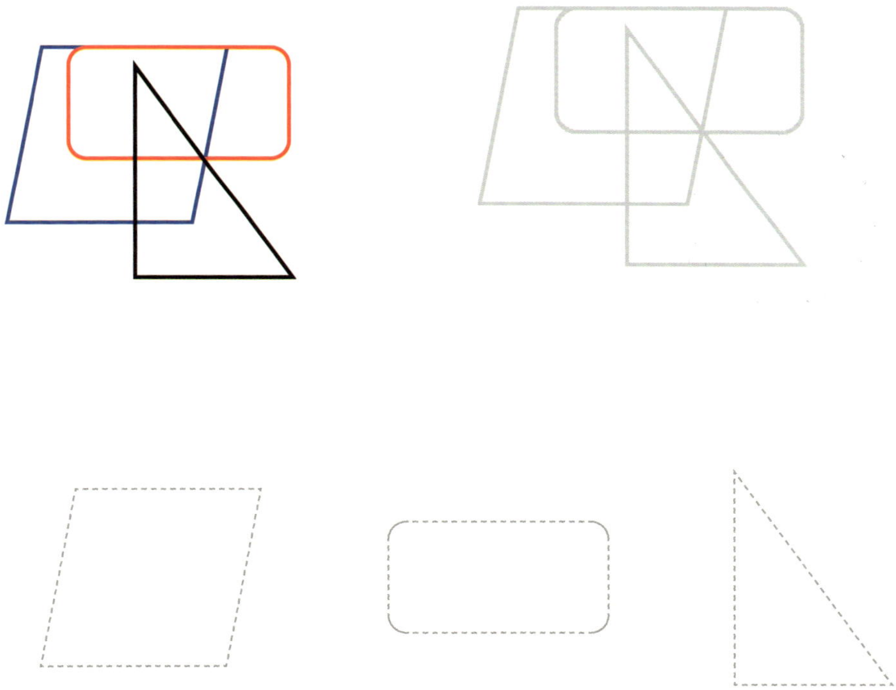

3-4. 겹쳐진 도형 그리기

겹쳐져 있는 도형의 그림을 따라 그리고, 도형을 하나씩 따로 그려 보세요.

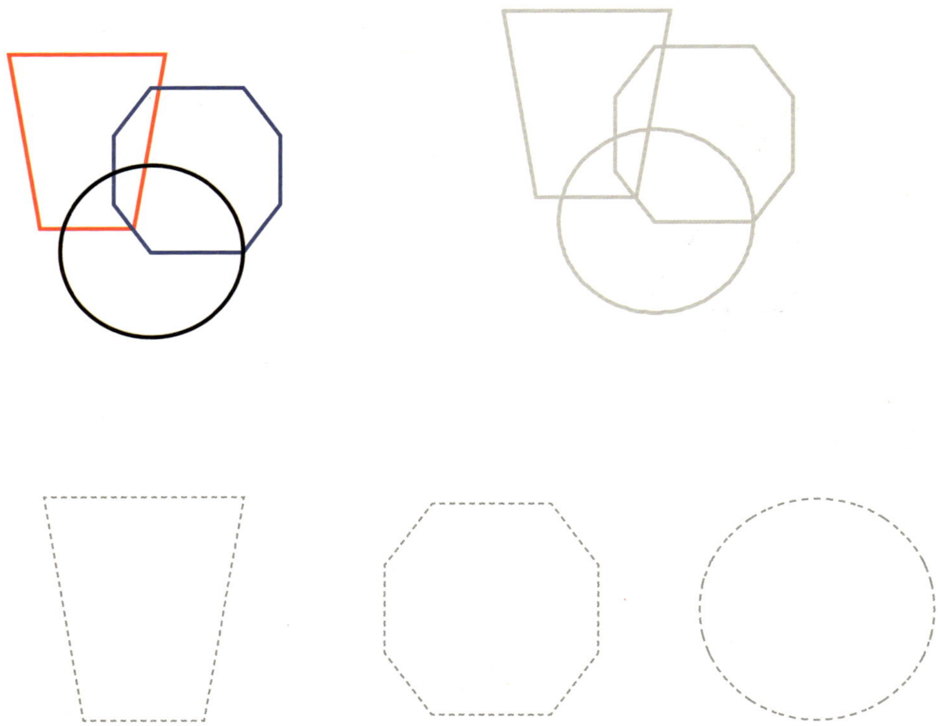

2단계(난이도 중) ★★

지각-운동: 지각을 목적 있는 운동과 통합하는 능력을 훈련한다.

예시 시각적 단서 없이 형틀에 블록을 끼우기
못을 구멍 뚫린 보드에 빨리 끼워 넣기

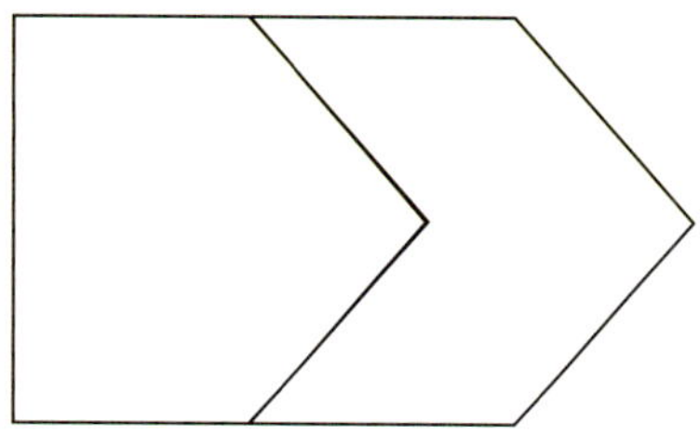

위 모양을 만들기 위해서 어떤 모양의 도형을 사용해야 할까요?
두 개의 도형을 골라서 위와 같은 모양을 만들어 보세요.

①

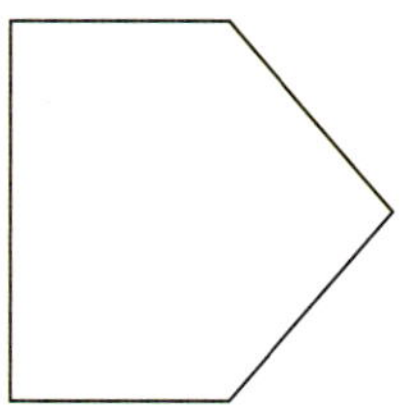

②

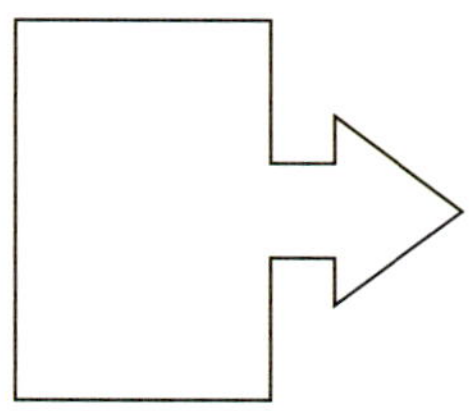

③

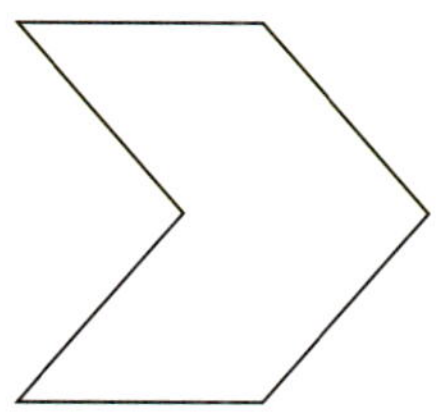

1-1. 연결해 보세요.

알맞은 색에 연결하고, 과일을 색칠해 보세요.

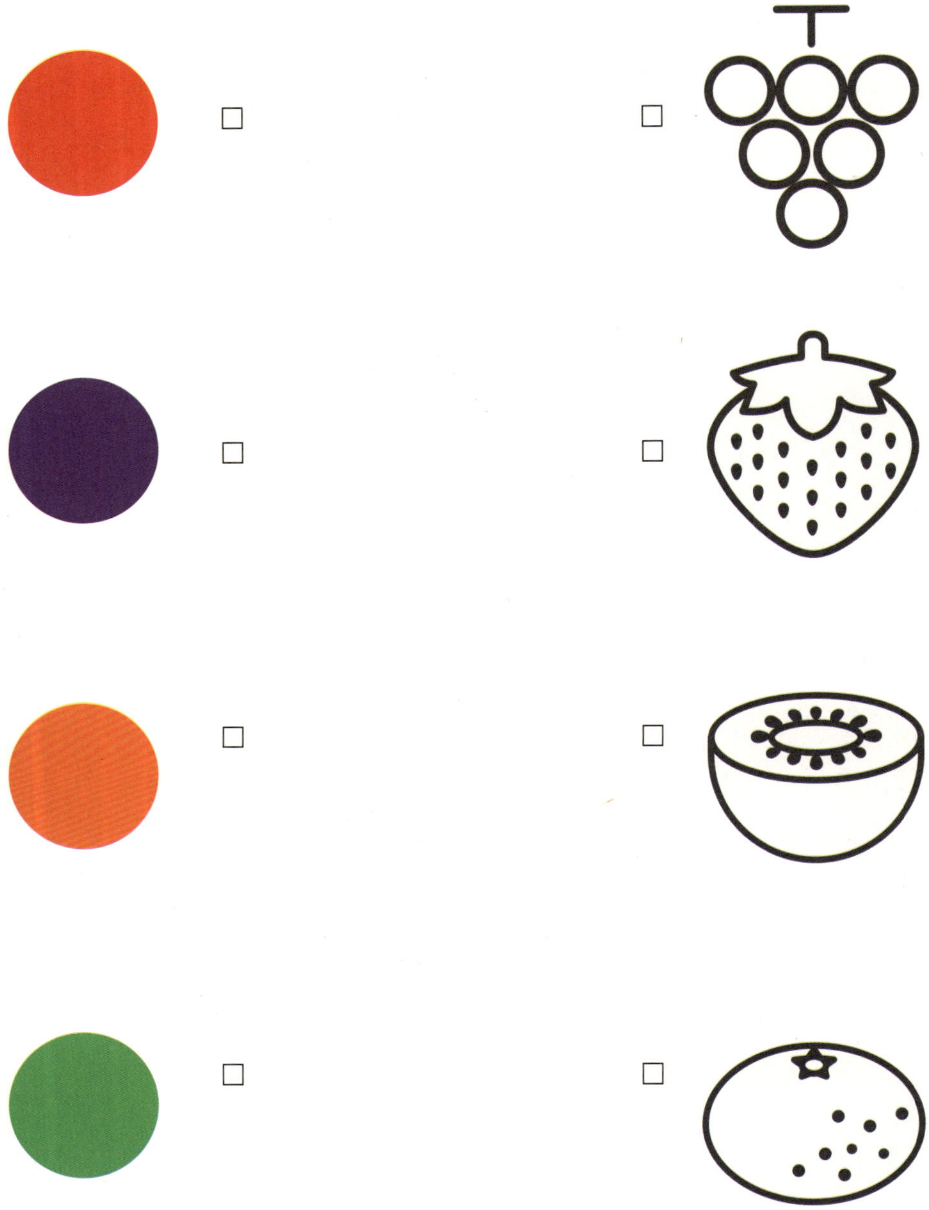

1-2. 연결해 보세요.

알맞은 색에 연결하고, 채소를 색칠해 보세요.

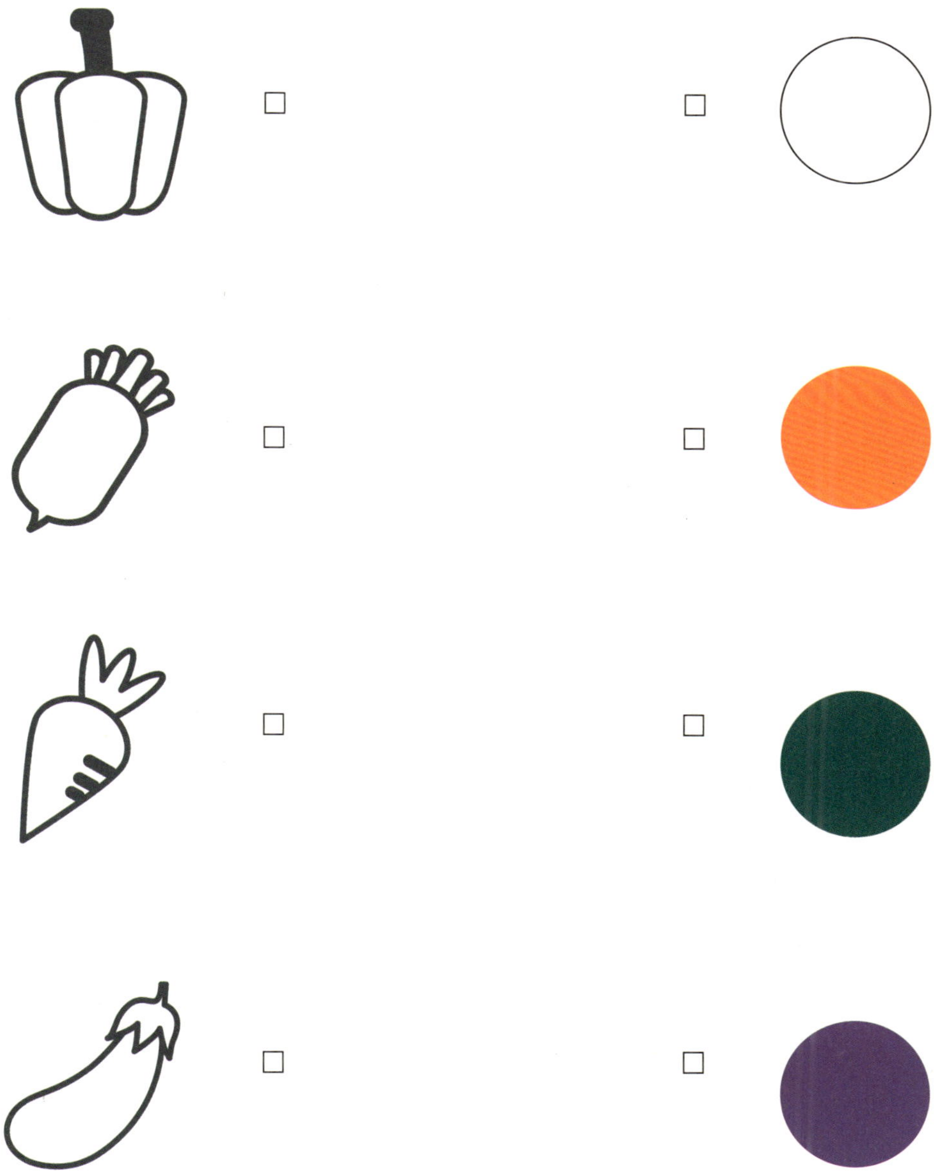

1-3. 연결해 보세요.

알맞은 색에 연결하고, 과일을 색칠해 보세요.

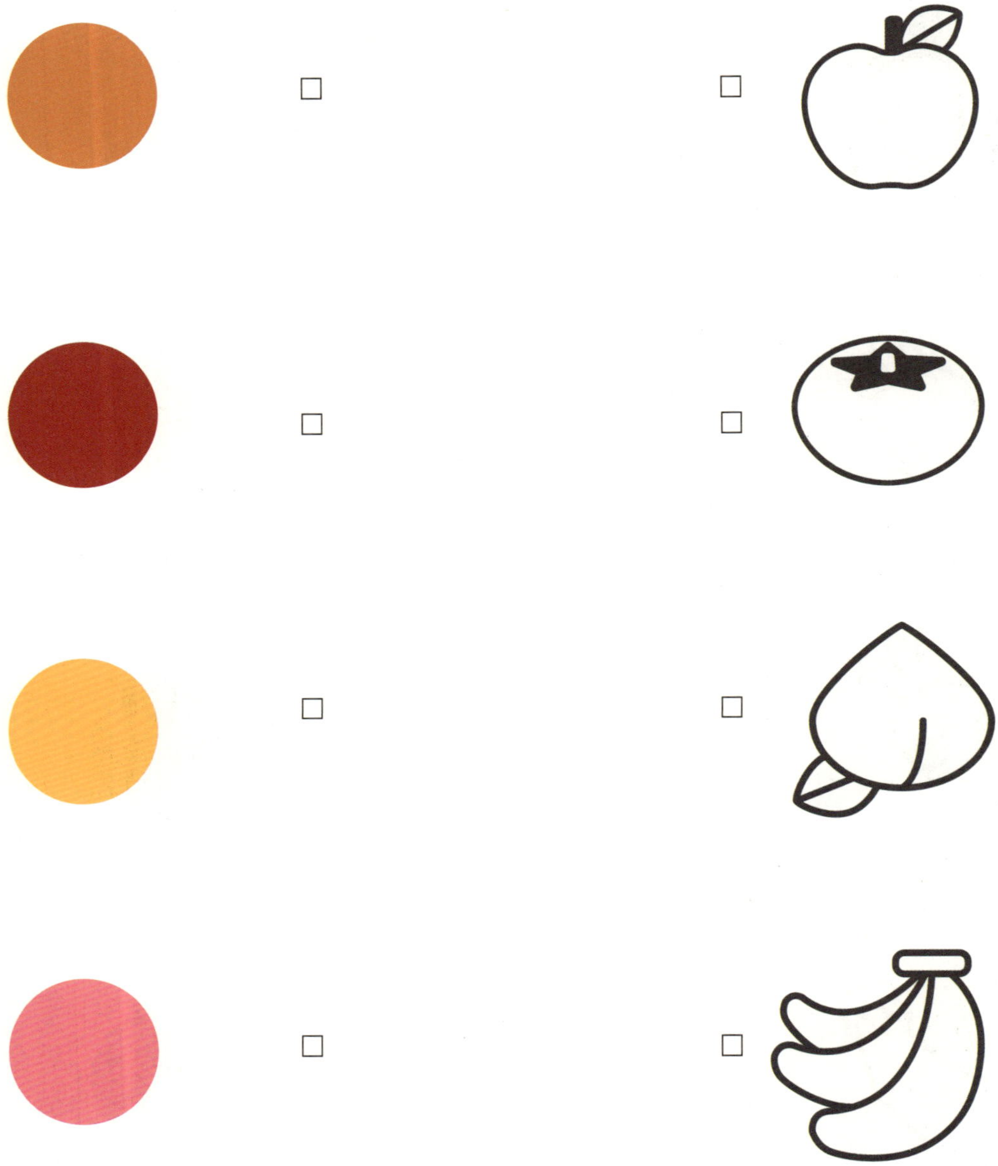

1-4. 연결해 보세요.

알맞은 색에 연결하고, 채소를 색칠해 보세요.

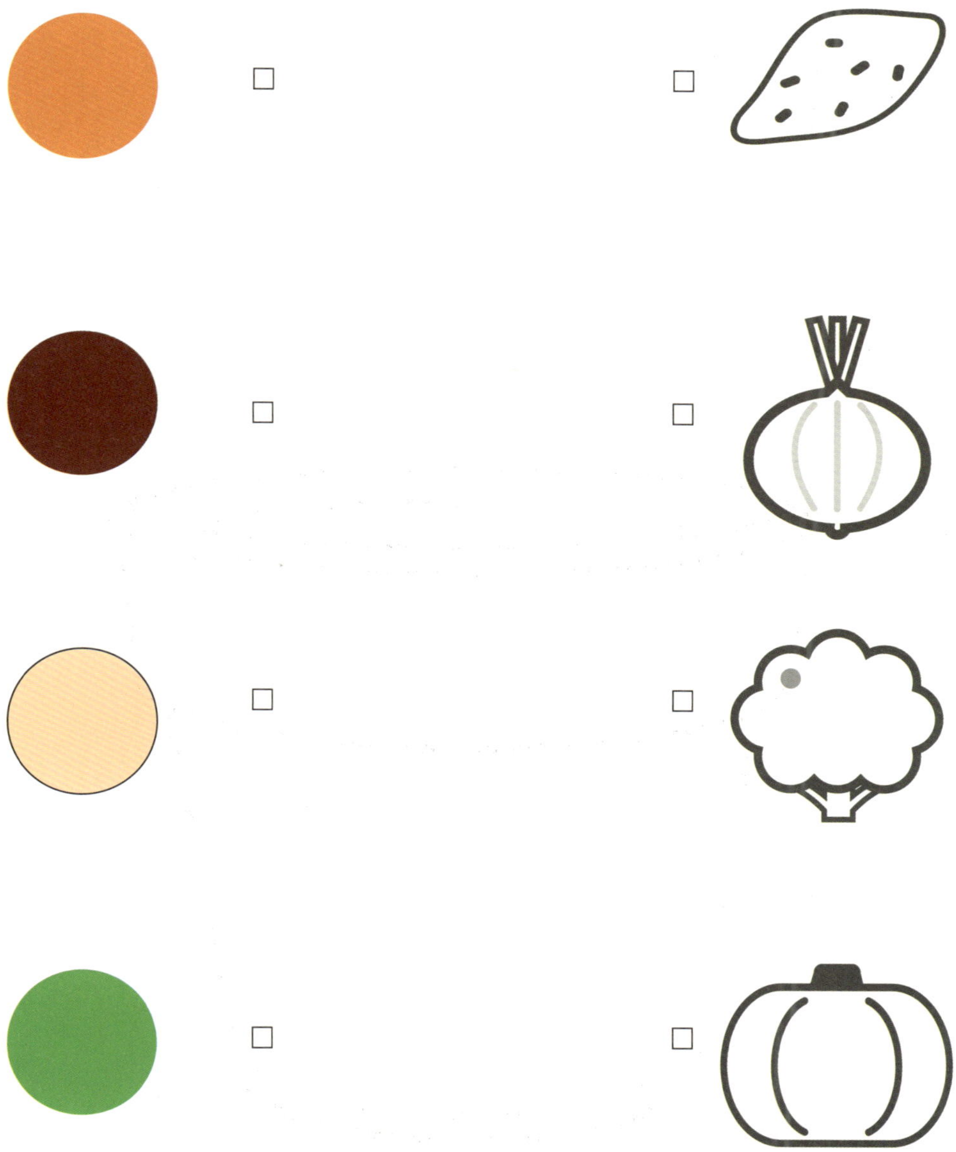

2-1. 꾸미고 그리기

화분을 꾸미고, 식물 또는 꽃을 그려 보세요.

보기

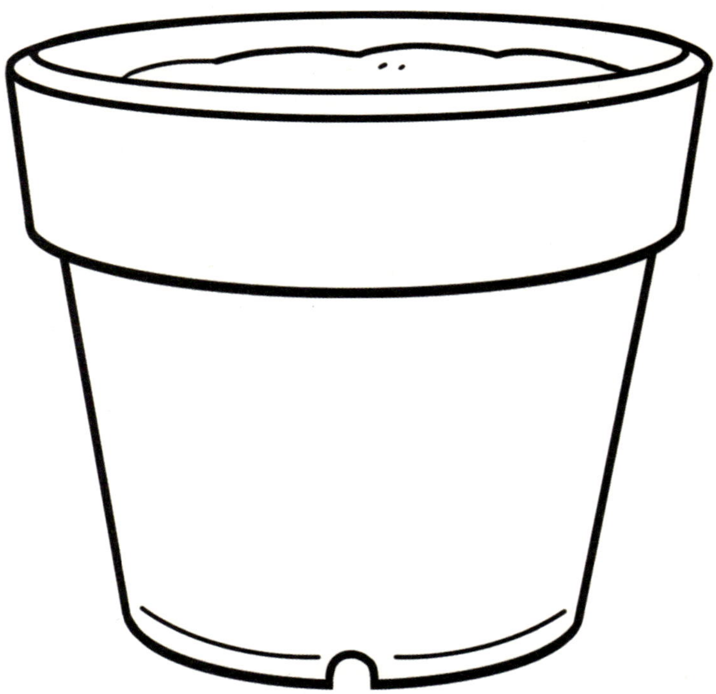

2-2. 꾸미고 그리기

접시를 꾸미고, 접시에 담을 간식이나 음식을 그려 보세요.

보기

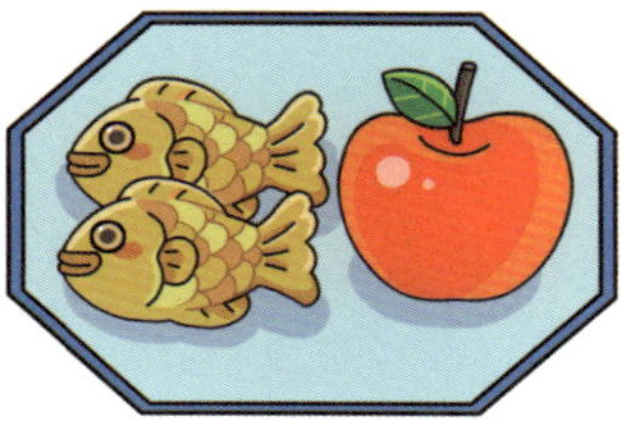

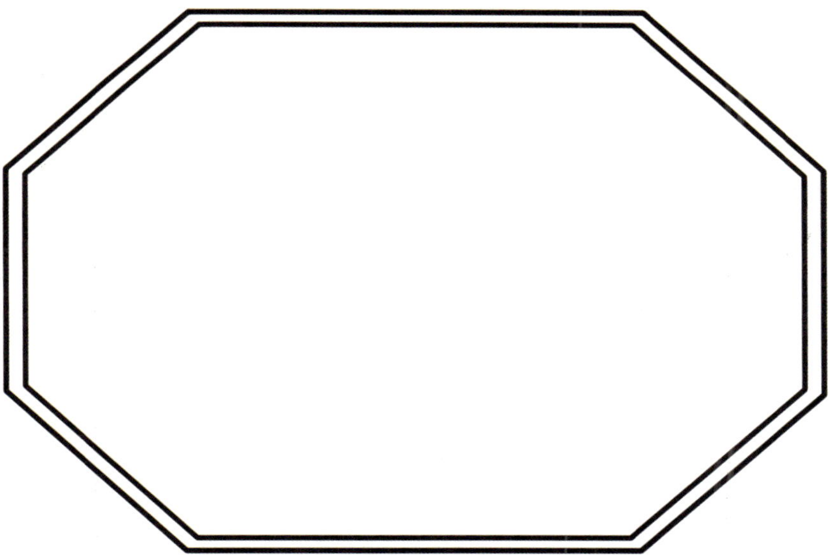

2-3. 꾸미고 그리기

집을 그리고 꾸며 보세요.

보기

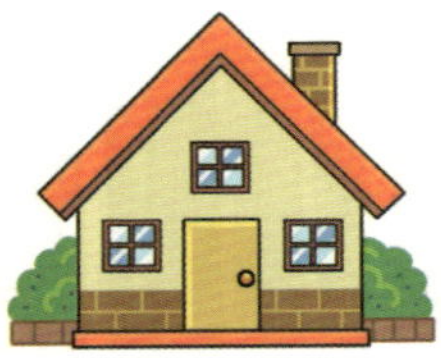

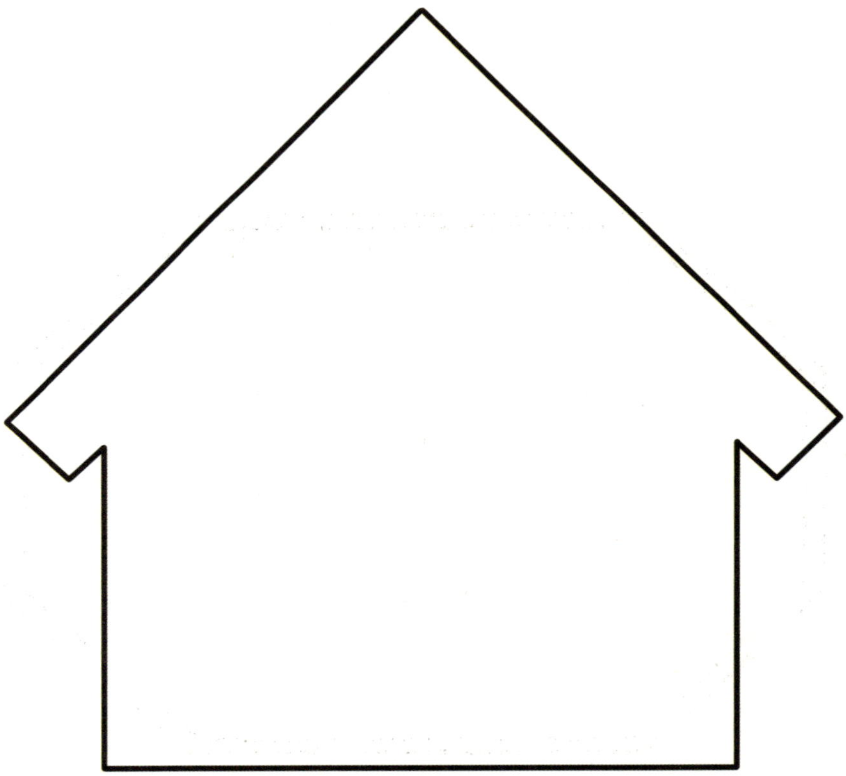

2-4. 꾸미고 그리기

옷을 꾸미고, 단추 또는 리본을 그려 보세요.

보기

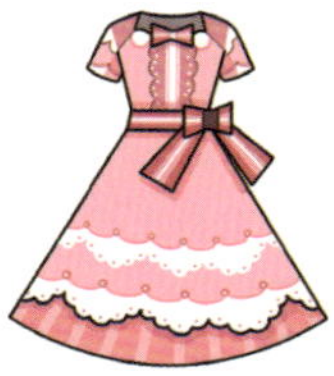

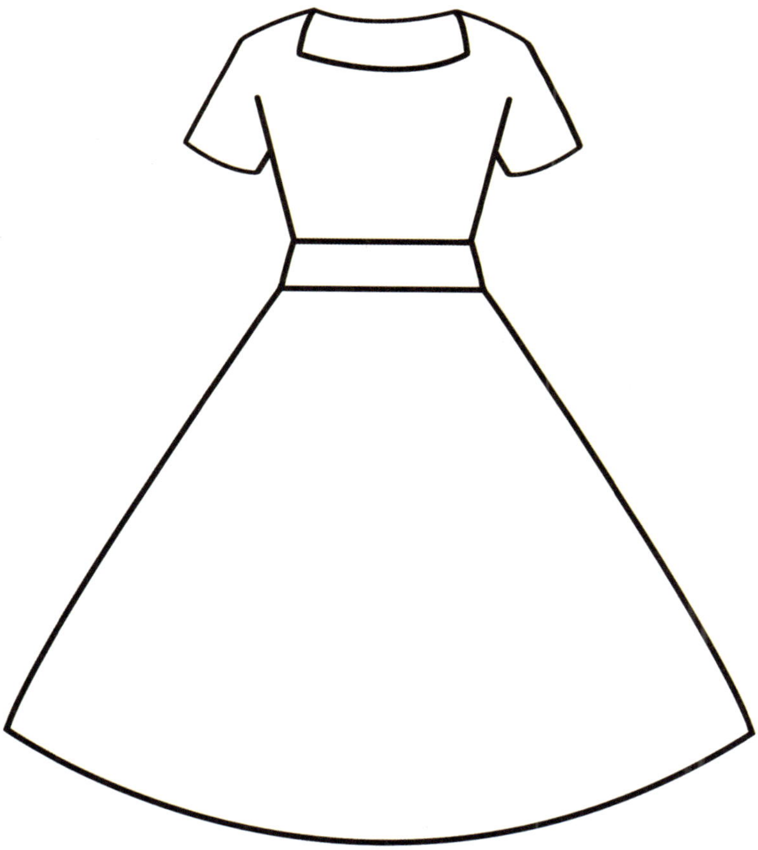

3-1. 종이접기를 해 보세요.

보기 비행기

1.

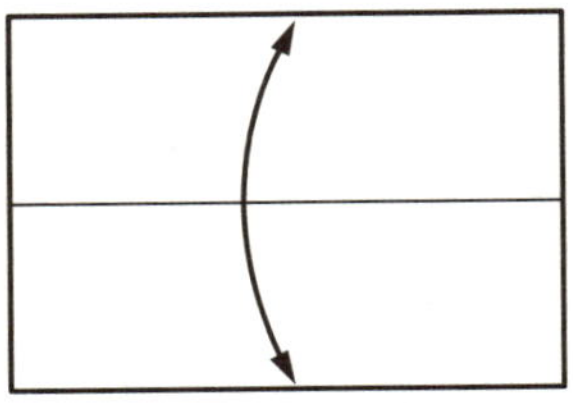

접기선대로 접었다 편다.

2.

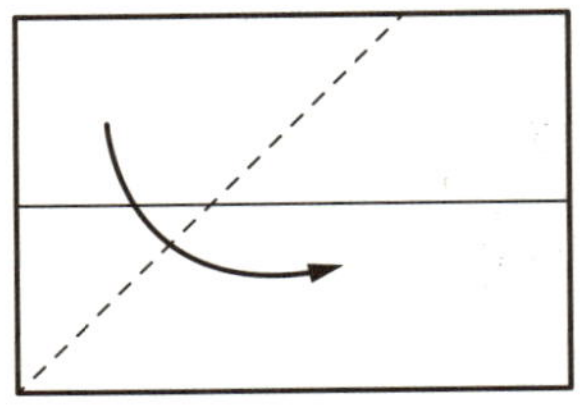

접기선대로 접는다.

3.

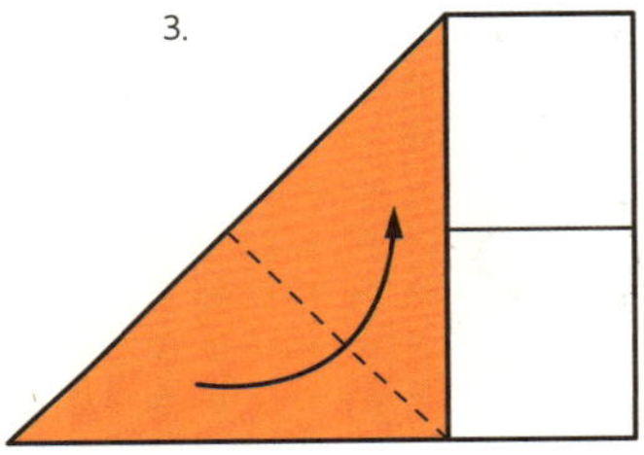

4.

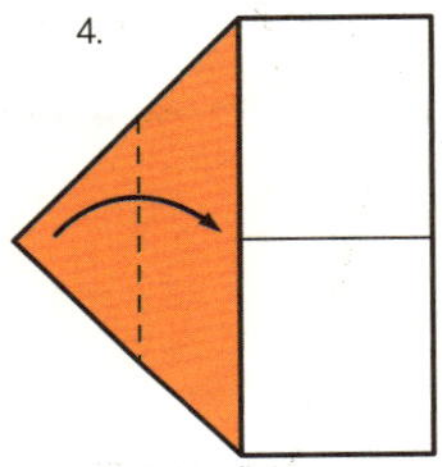

접기선대로 접는다.

5.

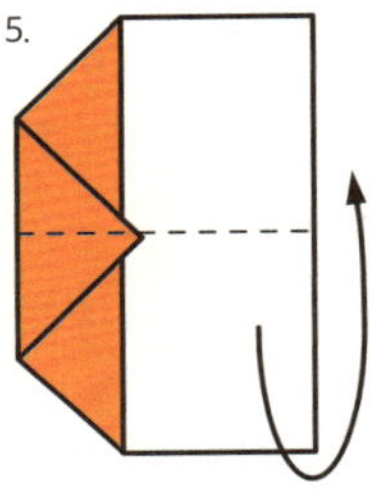

접기선대로 뒤로 접는다.

6.

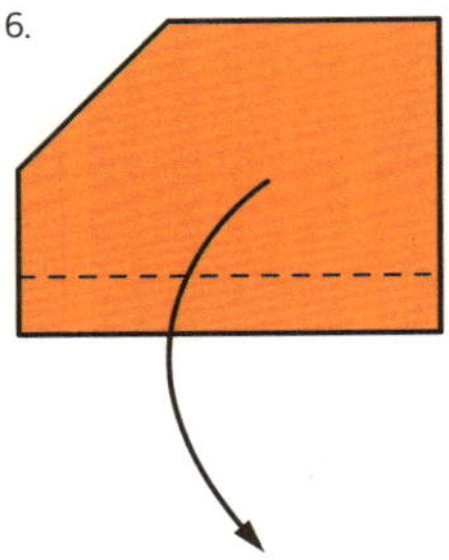

7.

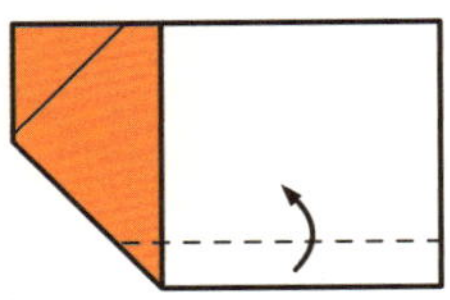

접기선대로 접는다.

8.

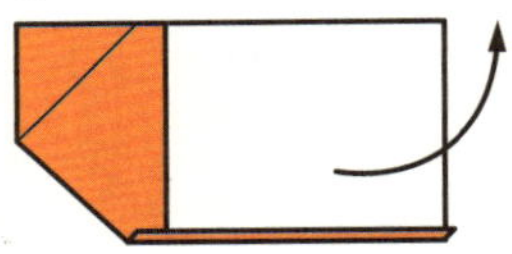

화살표대로 펼친다.

8.

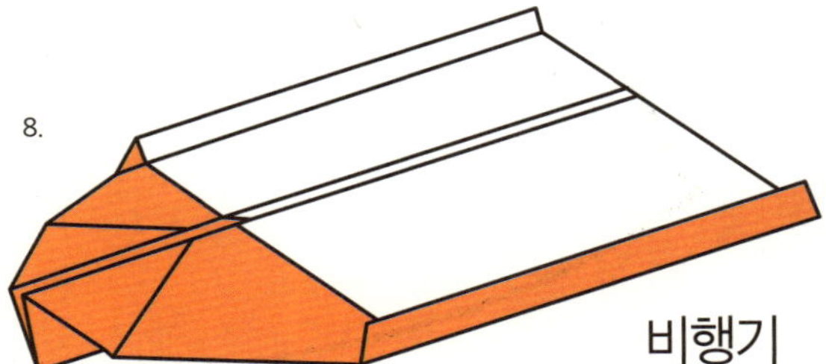

비행기
완성

3-2. 종이접기를 해 보세요.

보기 배

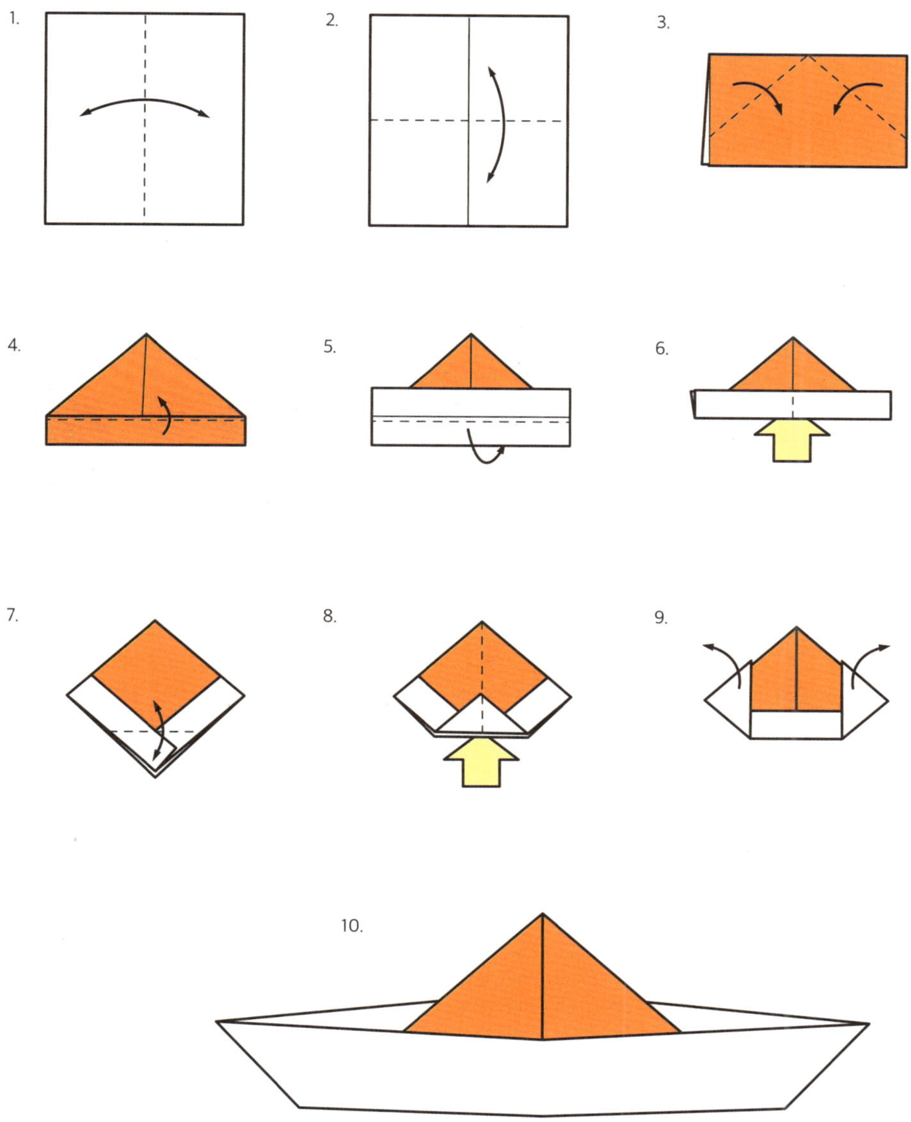

종이배 완성

3-3. 종이접기를 해 보세요.

보기 튤립

꽃

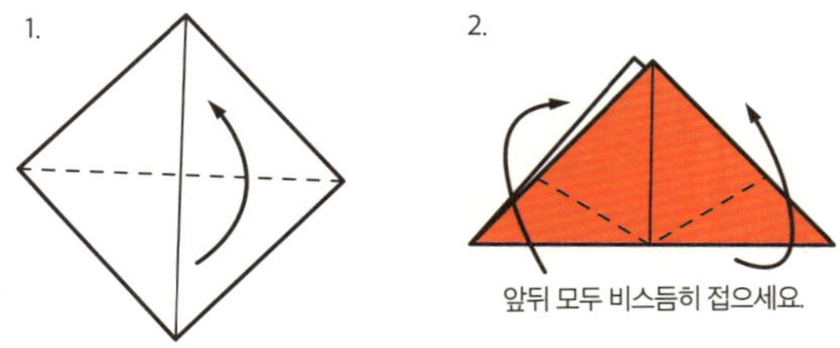

잎사귀

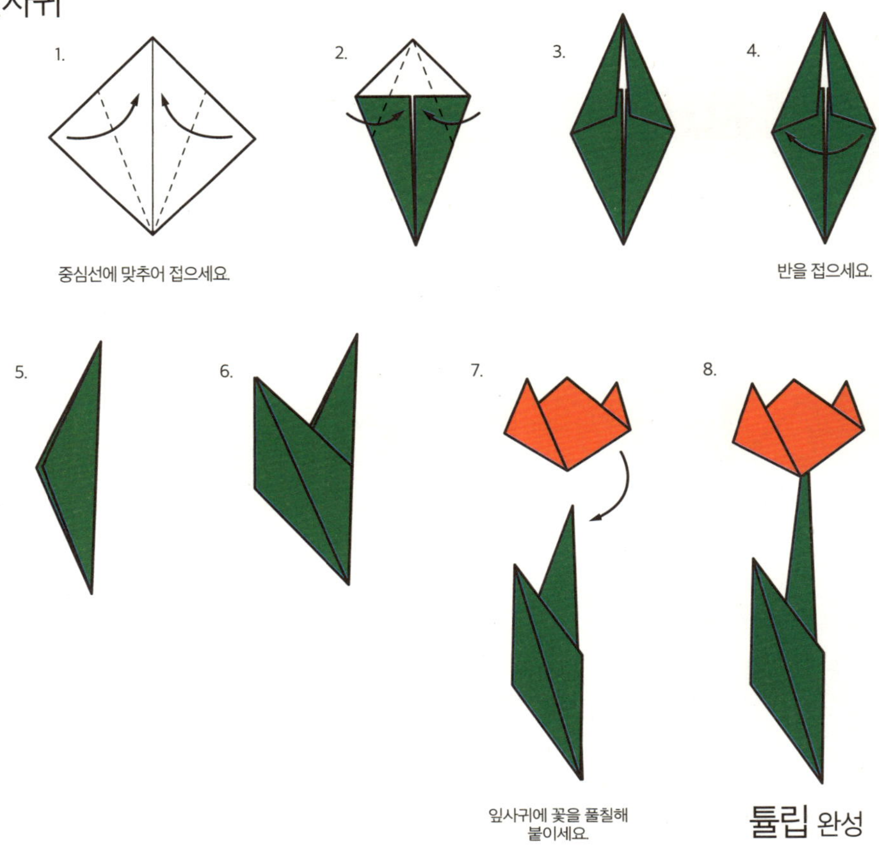

3-4. 종이접기를 해 보세요.

보기 학

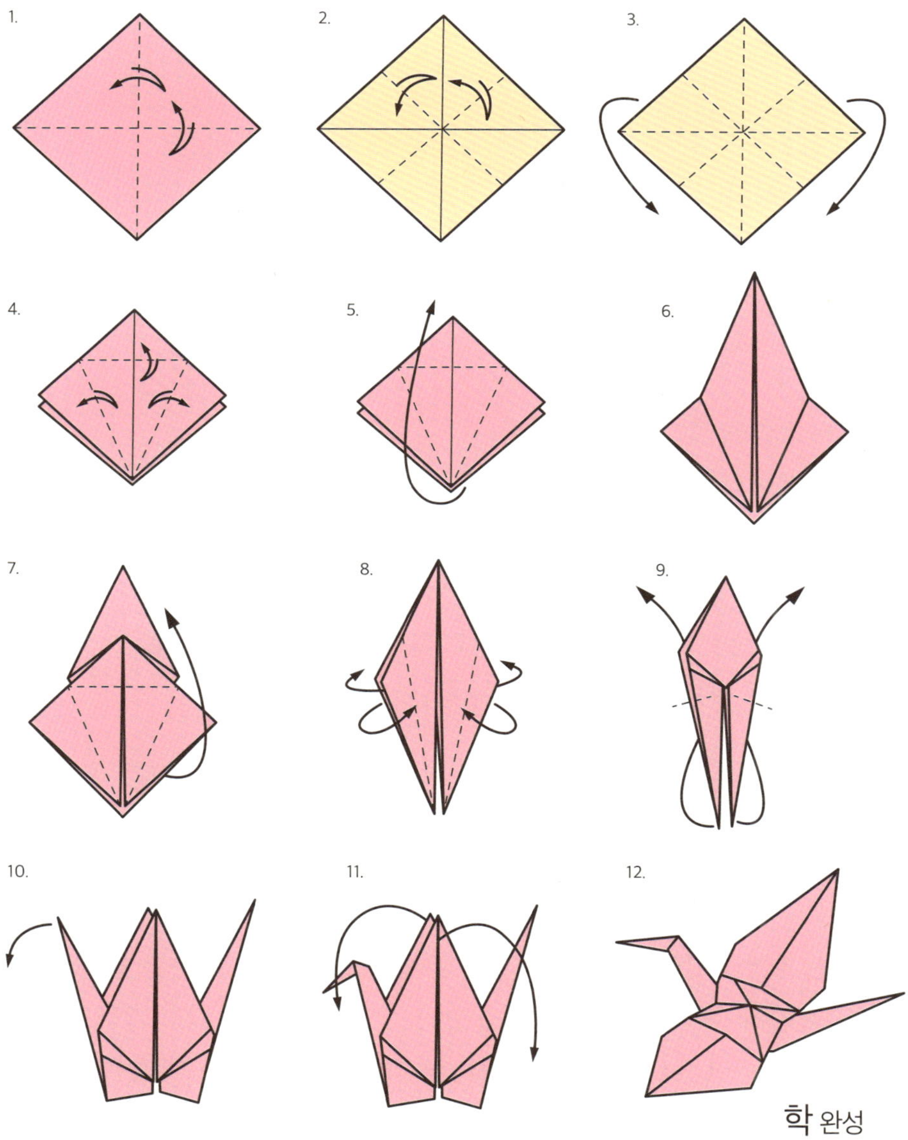

7장

기억력

1 이 장의 목표

▶ 이 장은 경도인지장애 환자들에게 다음과 같은 문제의 해결책을 찾도록 도움을 줍니다.

☐ 최근 사건들을 회상하기 어렵다.
☐ 목록 작성이나 달력에 더 많이 의존한다.
☐ 영화나 소설에서 등장인물을 파악하기 위해 가끔씩 상기시켜 주거나, 다시 읽기가 필요하다.
☐ 가끔씩 몇 주에 걸쳐 같은 사람에게 자신의 말을 되풀이한다.
☐ 이미 지불한 계산서를 기억하지 못한다.

2 기억력이란

기억력이란 과거의 경험이나 학습을 통해 획득한 정보를 저장하는 것을 의미합니다. 기억의 종류는 유지 시간에 따라 감각 기억과 단기 기억, 작업 기억, 장기 기억으로 구분할 수 있습니다. 심한 형태의 주요 인지신경장애가 아니라면 의미적, 자전적 그리고 암묵적 기억은 최근 기억에 비해 비교적 잘 보존됩니다.

3 기억력 향상법

3단계(난이도 상) ★★★

즉각 기억: 낱말이나 숫자 목록을 반복하는 능력을 훈련한다.

예시 1 숫자를 반복해서 읽거나 말해서 외워 보세요.

* 2개씩, 3개씩, 4개씩 묶어서 외우면 더 빨리 외워져요!

3 6 7 9 2

2 1 8 9 3 2 7

9 7 4 8 5 6 3 2 6

예시 2

고구마	다람쥐
냉장고	장독대
놀이터	화장실
놀이터	화장실
정수기	코끼리

1-1. 기억하기

아래의 사진을 30초 동안 보세요.

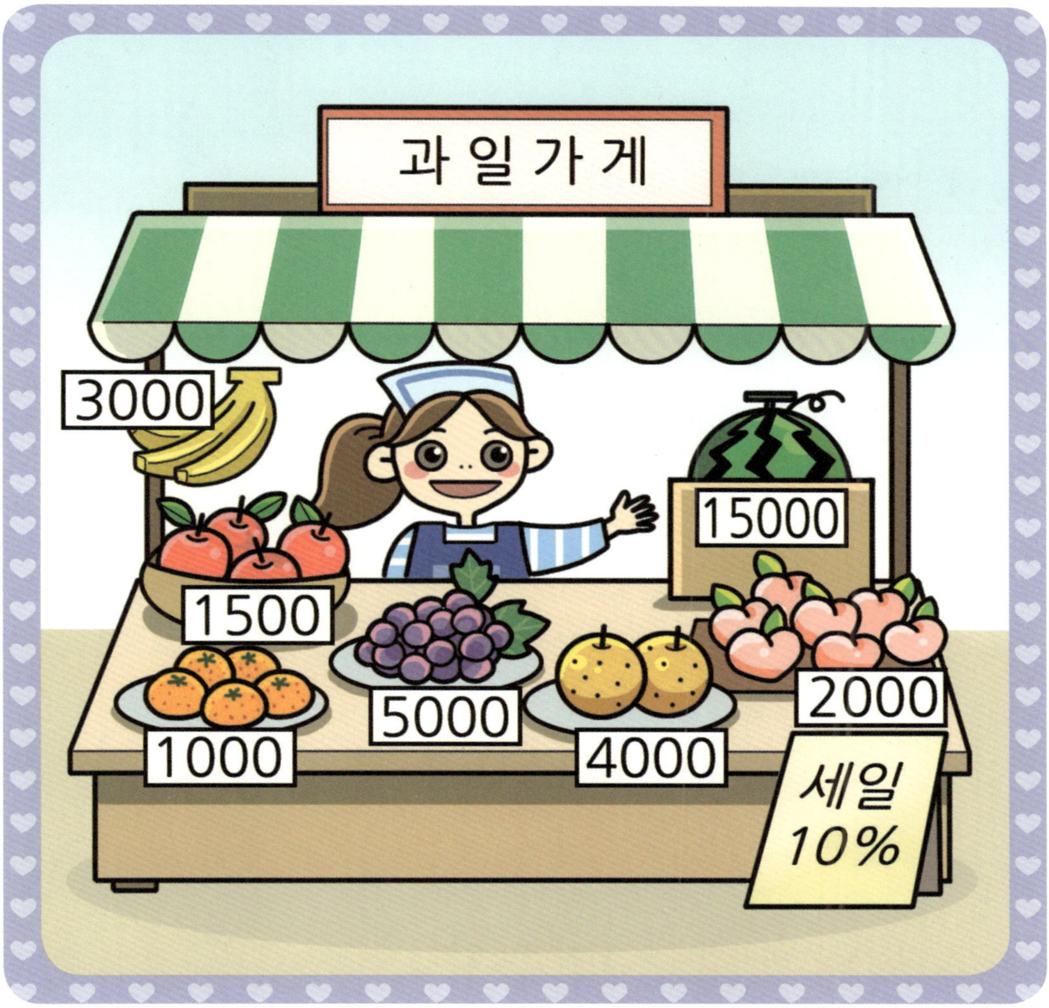

앞에서 본 사진에 대한 질문입니다.

1. 어떤 과일을 팔고 있었나요? ______________________

2. 사과가 얼마였나요? ______________________

3. 사장님은 여자였나요, 남자였나요? ______________________

1-2. 기억하기

아래의 사진을 30초 동안 보세요.

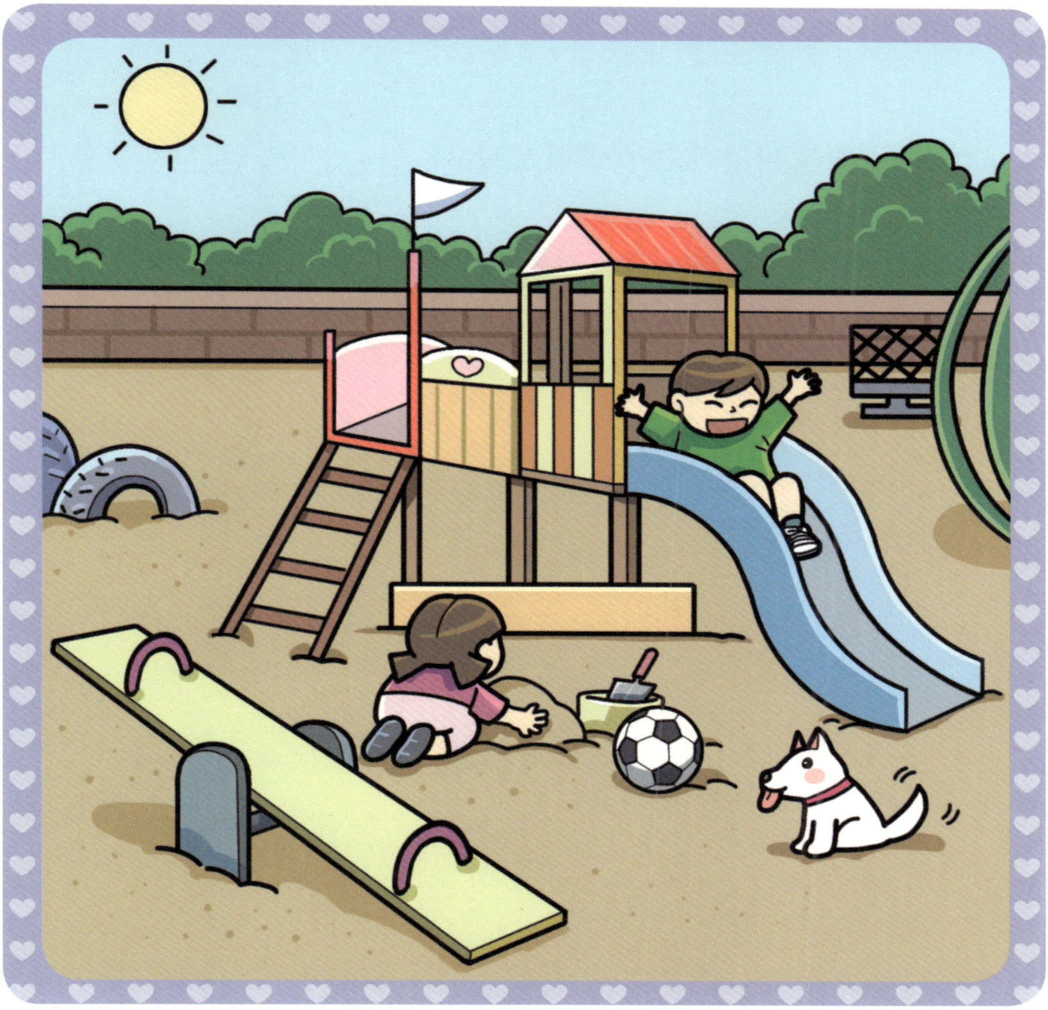

앞에서 본 사진에 대한 질문입니다.

1. 자전거를 타고 있는 사람이 있나요? ____________________

2. 어린아이는 몇 명이 있나요? ____________________

3. 낮이었나요, 밤이었나요? ____________________

1-3. 기억하기

아래의 사진을 30초 동안 보세요.

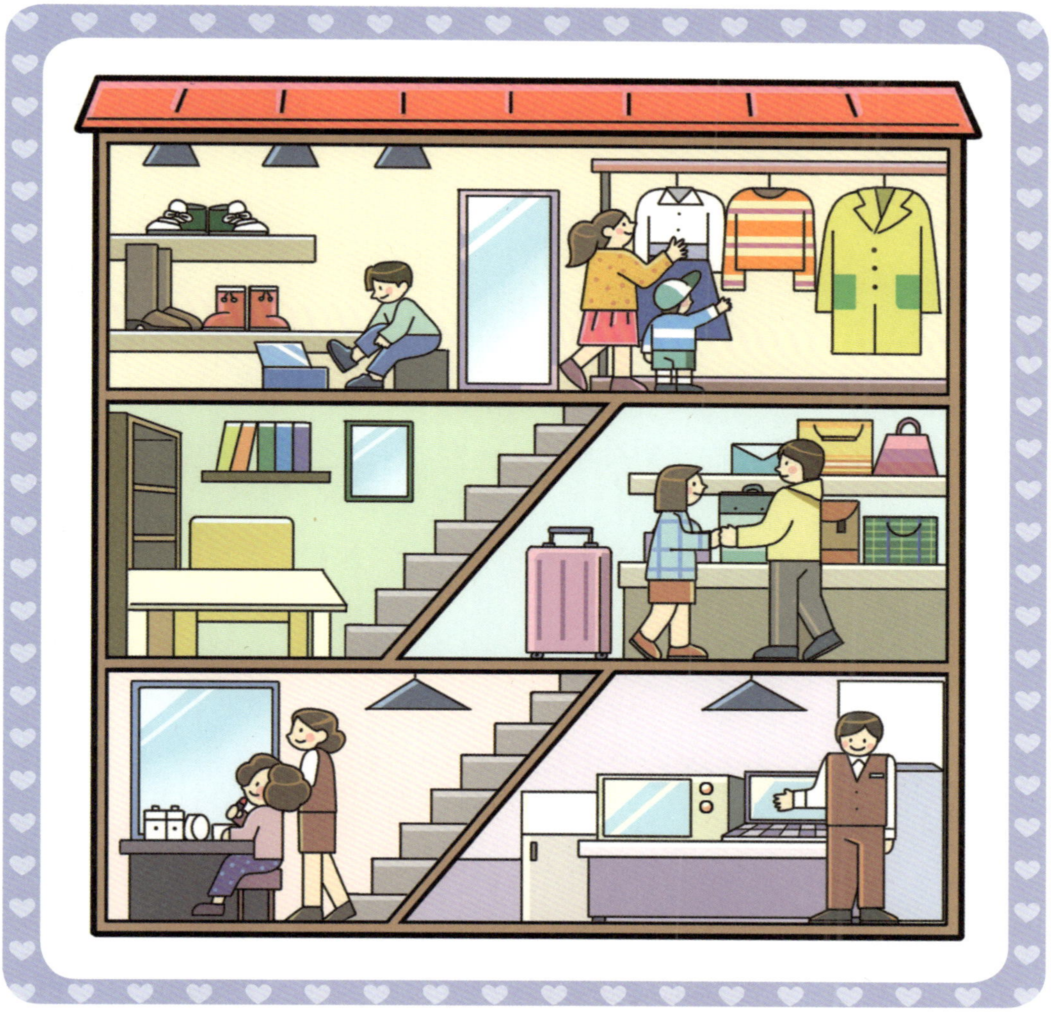

앞에서 본 사진에 대한 질문입니다.

1. 사람들이 10명 이상인가요? ____________________

2. 무엇을 판매하는 곳인가요? ____________________

3. 건물이 총 몇 층이죠? ____________________

1-4. 기억하기

아래의 사진을 30초 동안 보세요.

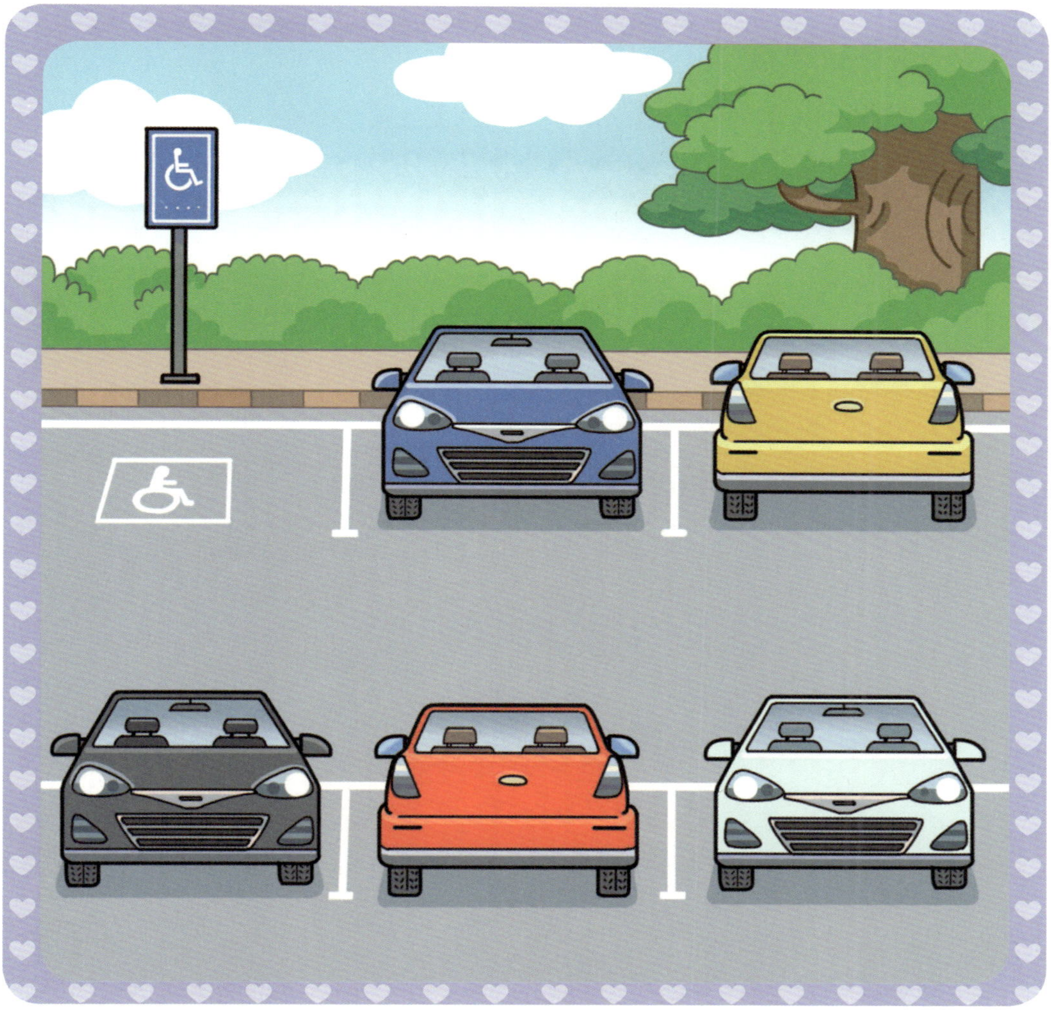

앞에서 본 사진에 대한 질문입니다.

1. 실내 주차장인가요, 실외 주차장인가요? ______________

2. 빨간색 차가 있나요? ______________

3. 주차된 차는 총 몇 대인가요? ______________

2-1. 기억하기

아래의 사진을 30초 동안 보세요.

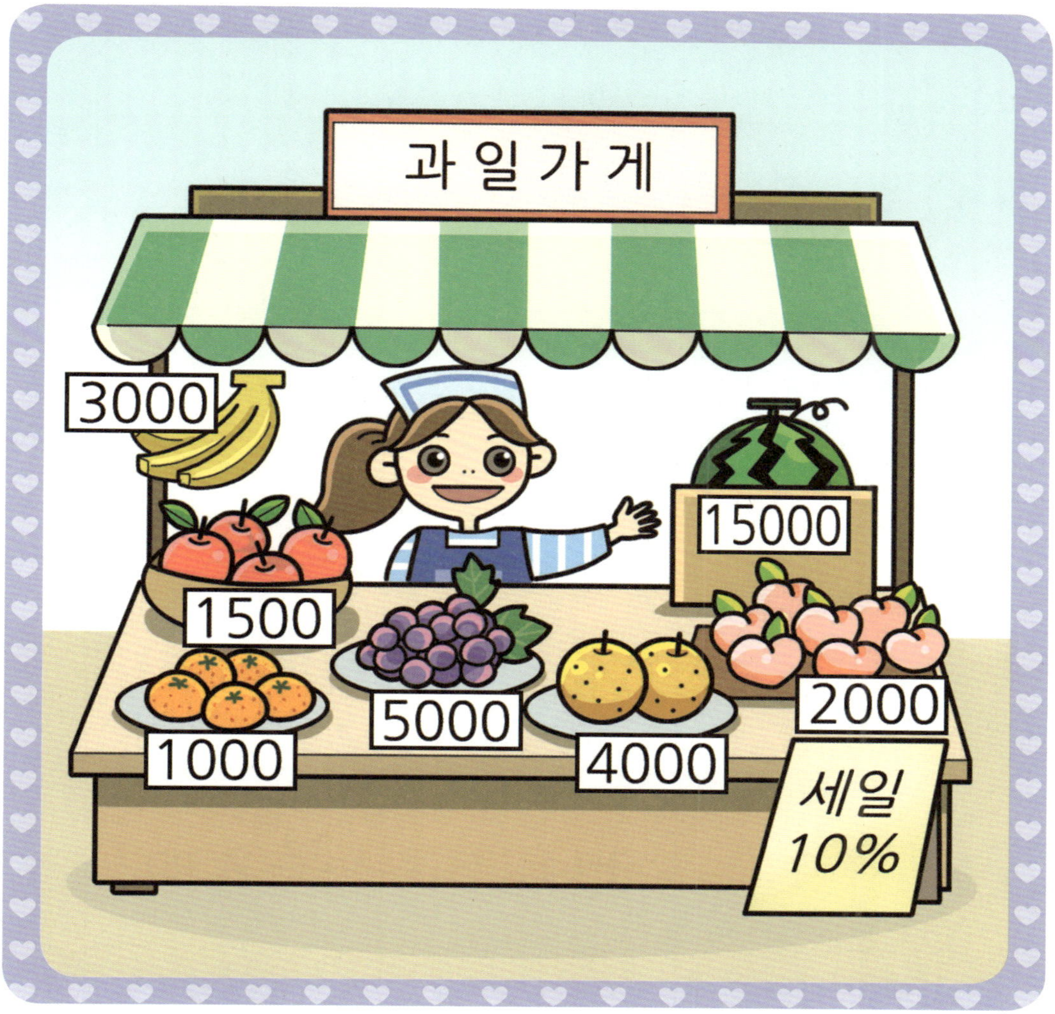

앞에서 본 과일 가게에는 무엇이 있었나요?

힌트를 줄게요! 무엇이 있었는지 맞혀 보세요.

ㅅ과	ㅍ ㄷ	ㅅ ㅂ
ㄱ	ㅂㄴㄴ	복ㅅㅇ

2-2. 기억하기

아래의 사진을 30초 동안 보세요.

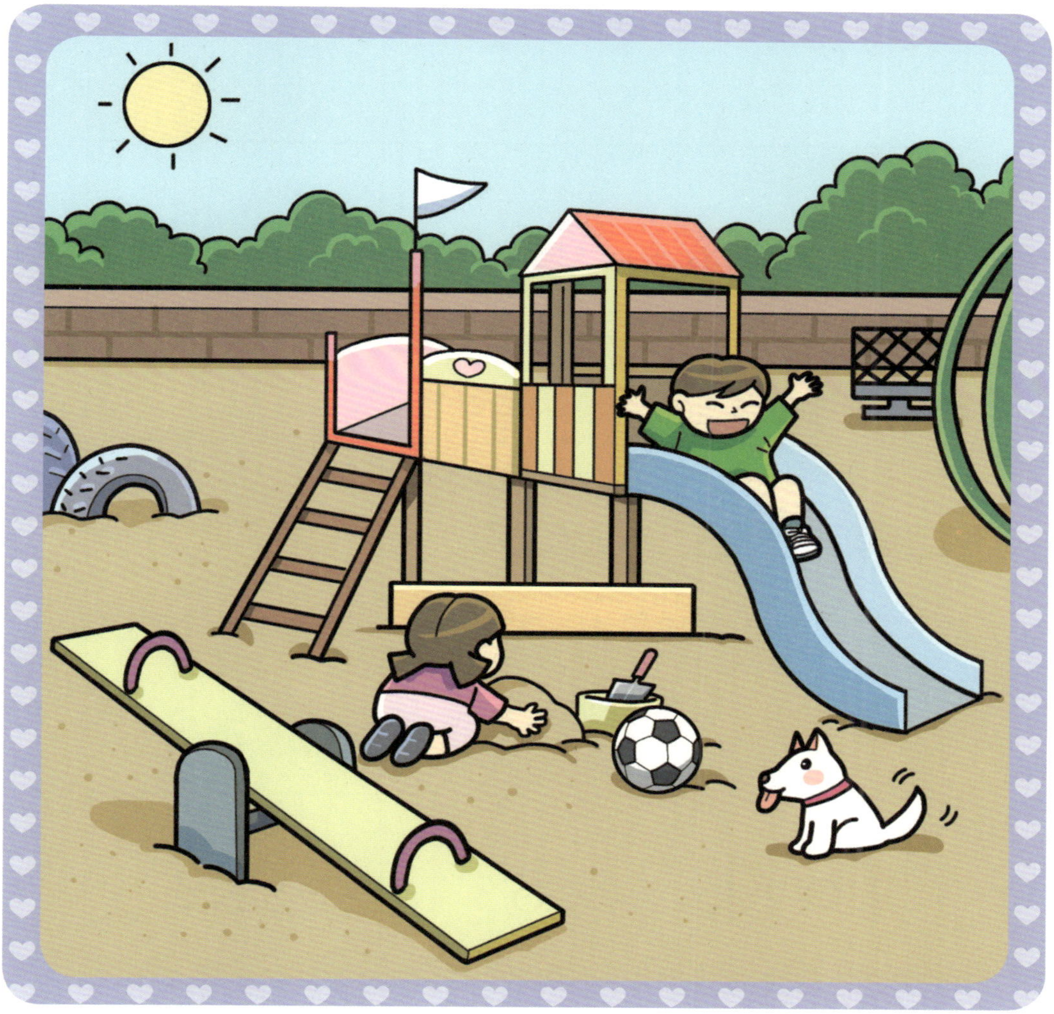

앞에서 본 놀이터에 무엇이 있었나요?

힌트를 줄게요. 무엇이 있었는지 맞혀 보세요.

ㅁㄲㄹㅌ	ㅅㅅ	ㅊㄱㄱ
ㄱㅇ지	ㅎ	모ㄹ

2-3. 기억하기

아래의 사진을 30초 동안 보세요.

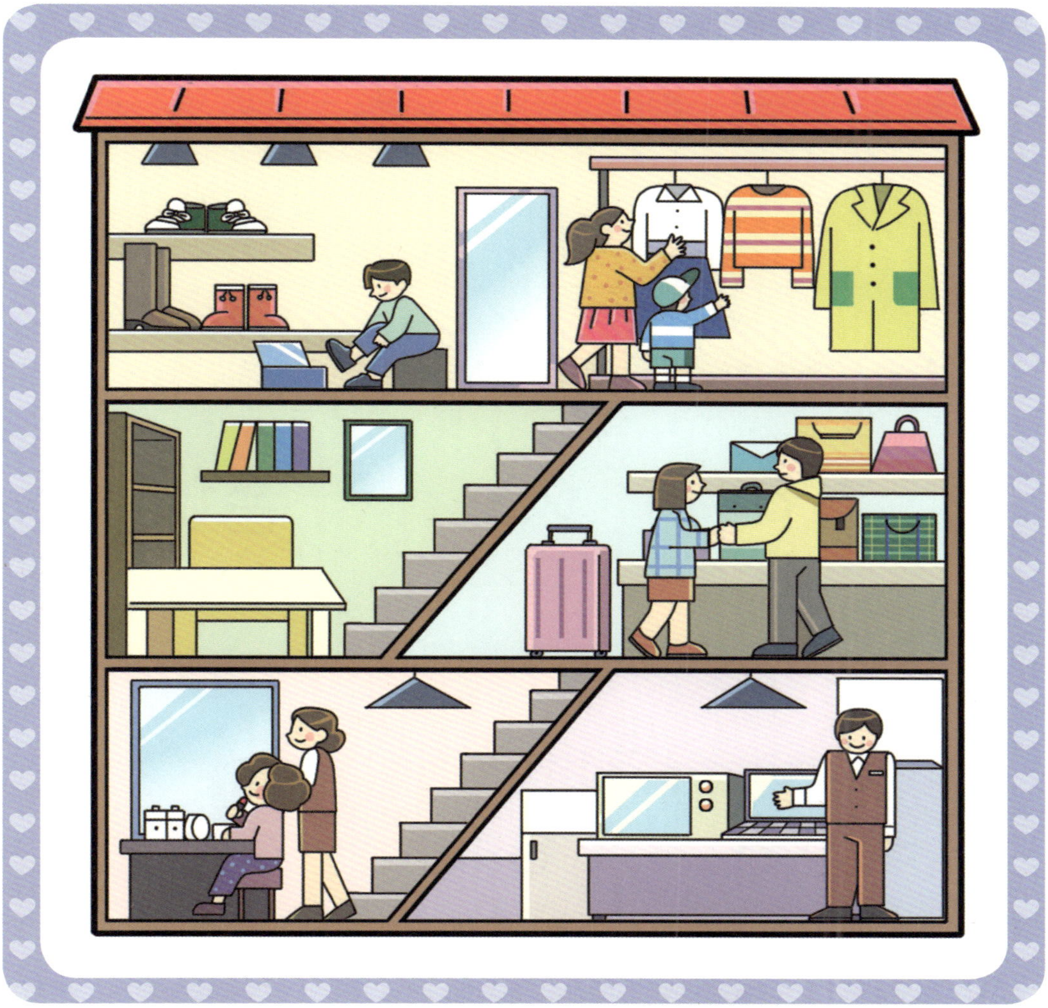

앞에서 본 백화점에 무엇이 있었나요?

힌트를 줄게요. 무엇이 있었는지 맞혀 보세요.

거ㅇ	ㅅㅂ	손ㄴ
ㅋㄹㅇ	ㅇ	가ㅂ

2-4. 기억하기

아래의 사진을 30초 동안 보세요.

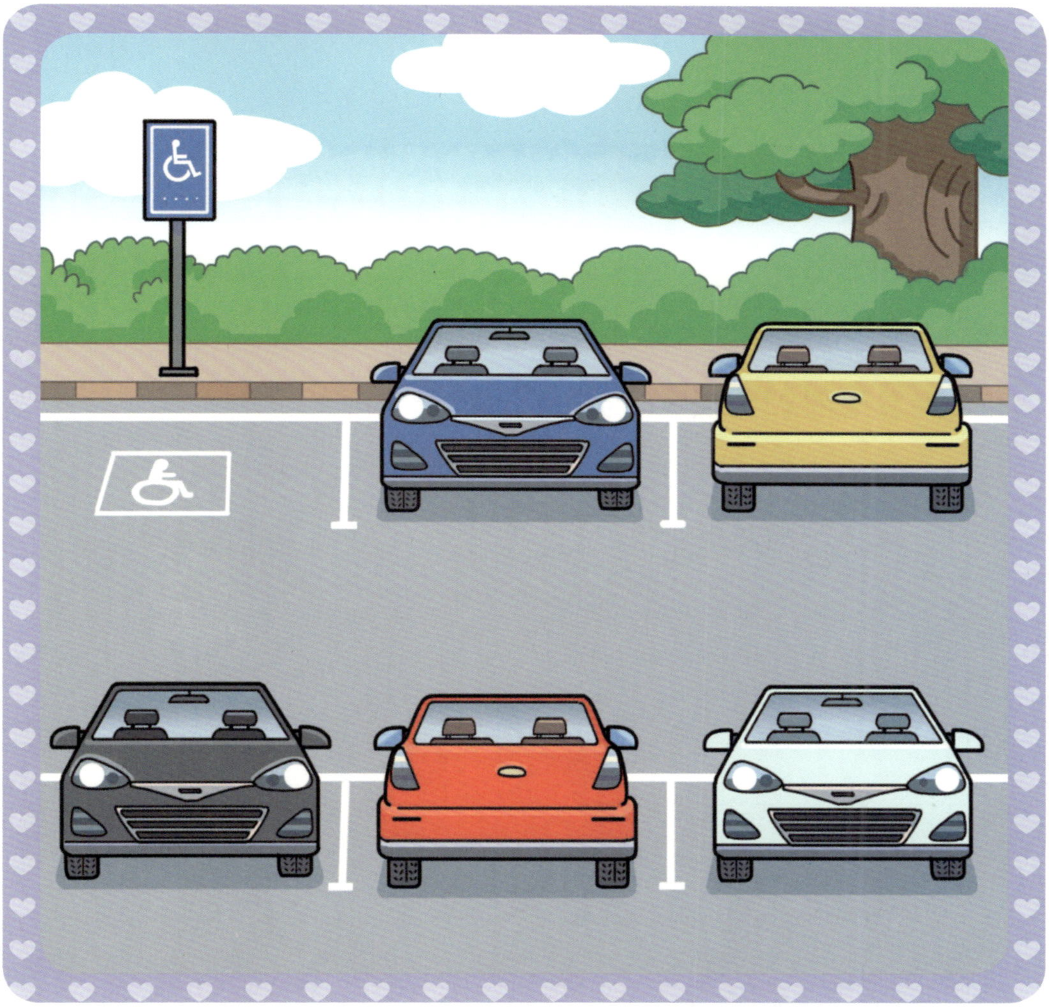

앞에서 본 주차장에 무엇이 있었나요?

힌트를 줄게요! 무엇이 있었는지 맞혀 보세요.

ㅈ동ㅊ	ㅌ럭	나ㅁ
ㅈㅊ선	표ㅈㅍ	구ㄹ

3-1. 반복하기(전화번호)

전화번호나 계좌 번호, 휴대폰 인증 번호처럼 굳이 외울 필요는 없지만 순간적으로 기억해야 하는 경우, 눈으로 보거나 입으로 말하면서 숫자나 낱말 등을 기억하고는 합니다. 아래 전화번호를 보고 핸드폰 화면 그림을 손으로 눌러 보세요.

018-257-8627

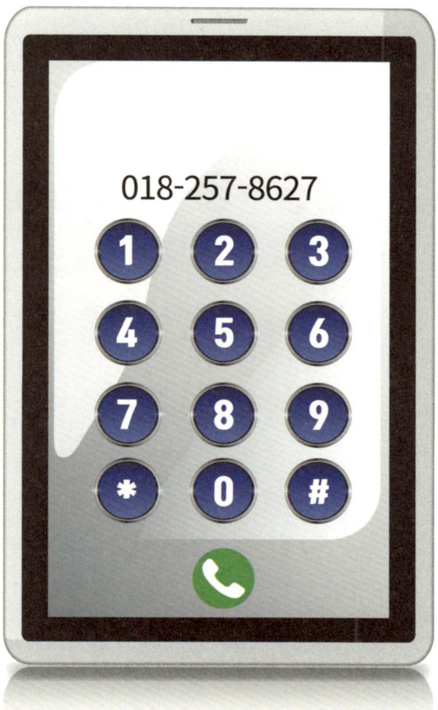

3-2. 반복하기(계좌 번호)

가상의 그림 통장이에요. 통장에 있는 계좌 번호를 외워 볼까요?

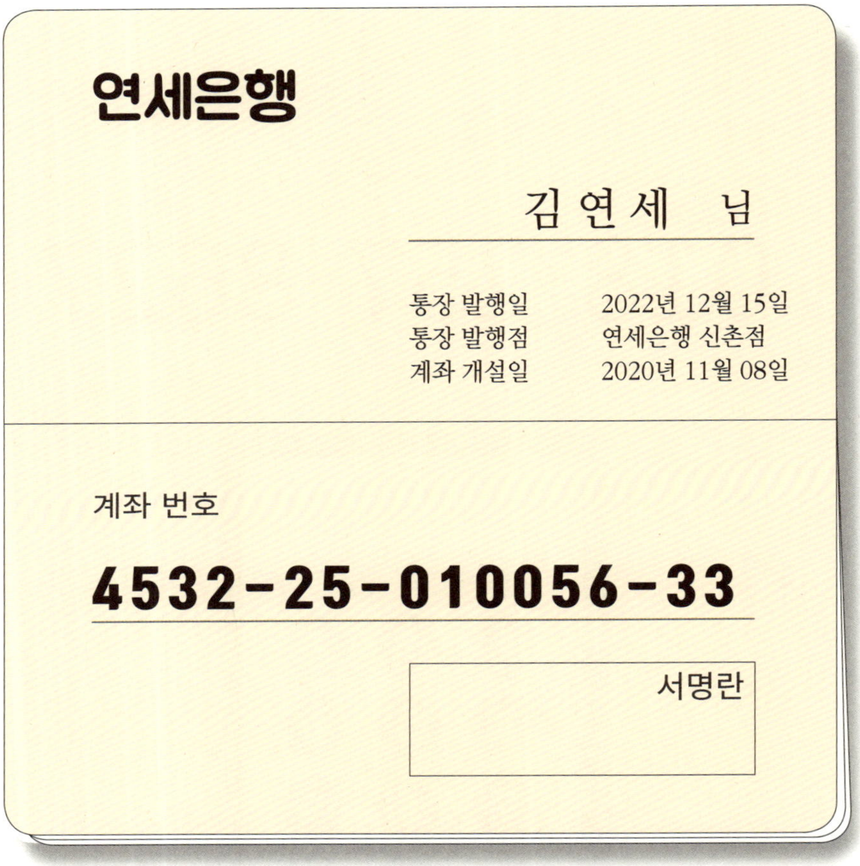
연세은행
김 연 세 님
통장 발행일 2022년 12월 15일
통장 발행점 연세은행 신촌점
계좌 개설일 2020년 11월 08일
계좌 번호
4532-25-010056-33
서명란

* 나의 통장 계좌 번호는? 한번 적어 보세요.

---

* 자주 거래하는 계좌 번호를 외워 보세요.

(예: 아들, 딸 계좌 번호, 친구 계좌 번호, 시장 거래처 등)

3-3. 반복하기(마트 물품 리스트)

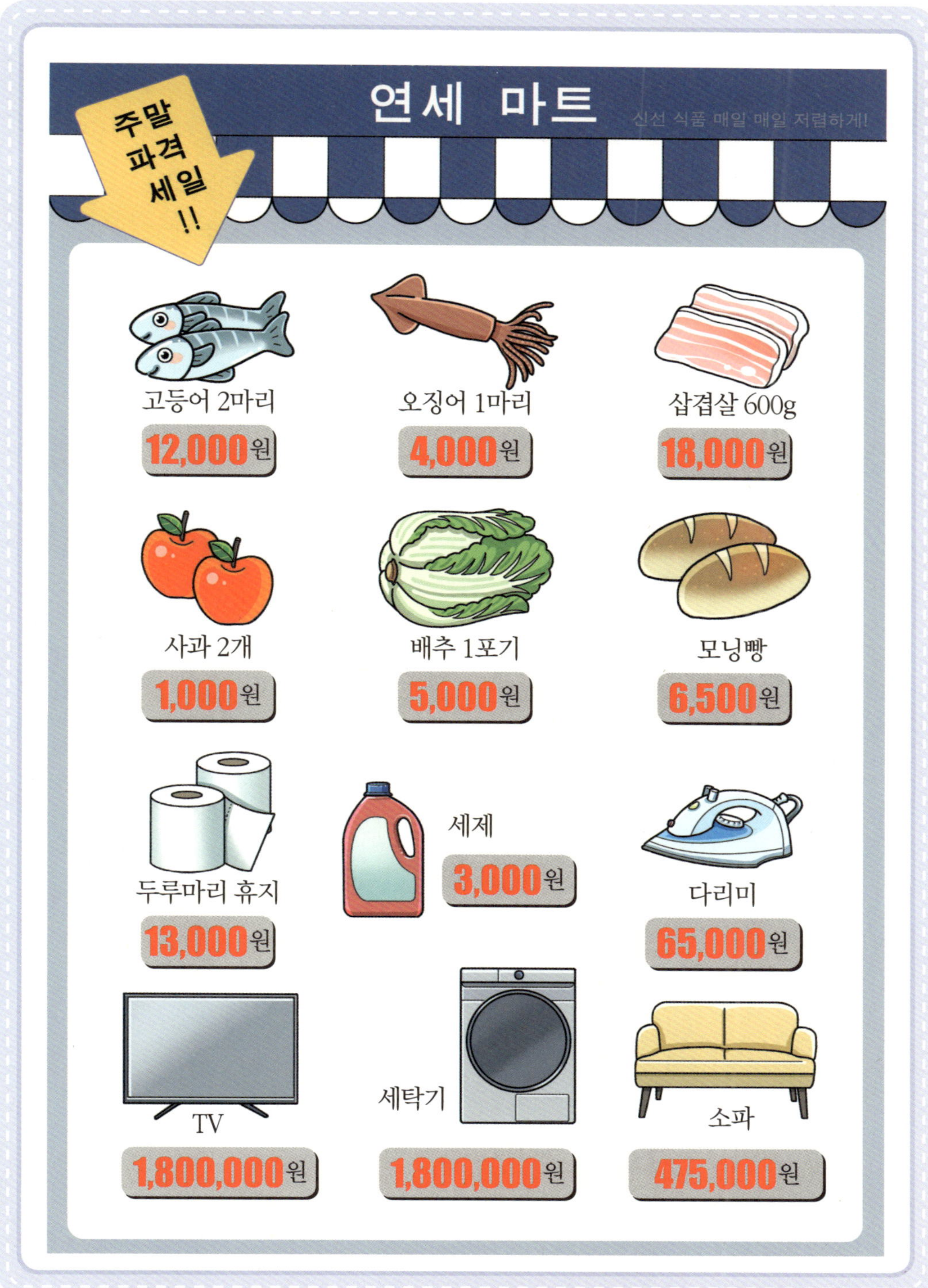
연세 마트
신선 식품 매일 매일 저렴하게!
주말 파격 세일!!
고등어 2마리
12,000원
오징어 1마리
4,000원
삼겹살 600g
18,000원
사과 2개
1,000원
배추 1포기
5,000원
모닝빵
6,500원
두루마리 휴지
13,000원
세제
3,000원
다리미
65,000원
TV
1,800,000원
세탁기
1,800,000원
소파
475,000원

1. 무엇을 팔고 있었나요?

2. 다시 한 번 더 볼게요. 어떤 것을 팔고 있는지 잘 보세요.
(30초 보기)

3. 해당 품목이 얼마였는지 잘 보고 기억해서 적어 보세요.
(30초 보기)

* 삼겹살 600g ____________원
* 두루마리 휴지 ____________원
* 소파 ____________원
* 사과 2개 ____________원

4. 오늘 장볼 물품을 적어 둔 메모예요. 가격은 총 얼마가 나올까요?

[사야 할 것]

오징어 2마리, 배추 1포기, 세제 2통, 모닝빵

총 ____________원

3단계(난이도 상) ★★★

최신 기억(자유회상, 단서회상, 재인기억): 새로운 정보(예: 단어 목록, 짧은 이야기 혹은 도형)를 부호화하는 과정을 훈련한다.

예시

(1) 자유회상(낱말, 도형 혹은 이야기의 요소를 가능한 한 많이 회상하도록 한다.)

(2) 단서회상
(평가자가 "그 목록에서 음식 품목을 모두 열거해 보세요." 또는 "그 이야기에서 모든 어린이의 이름을 말해 보세요."처럼 의미적 단서를 제공하여 회상을 돕는다.)

(3) 재인기억
(평가자가 특정 한 품목에 대해 "그 목록에 사과가 있었나요?" 또는 "이 도형이나 그림을 봤나요?"라고 묻도록 한다.)

1-1. 훈련을 시행하며 배운 기억 전략을 일상생활에 적용하도록 교육합니다.

1. 정보의 입력과 저장 단계를 강화하기 위한 훈련

*** 오랫동안 기억하기**

1) 가나다 순으로 외우기
2) 약어법(Acronym): 외울 항목에서 첫 글자나 중심 글자만 따서 외우기
3) 이야기를 만들어서 외우기
4) 중심 단어 기억하기: 뉴스나 이야기를 들을 때 중심 단어만 기억하기
5) 시각 심상법(visual imagery): 기억 대상이나 상황을 이미지화하여 기억하는 것. 예를 들면 새우와 토마토를 기억해야 한다면 새우와 토마토가 들어 있는 샐러드의 이미지를 떠올려서 기억하는 것

***기억한 내용 활용하기**

1) 조직화 전략(organization strategy): 나중에 인출이 용이하도록 조직화하는 것. 제시된 기억 자료를 그것이 가지고 있는 속성에 따라 의미 있는 단위로 묶어서 기억하는 방법. 범주화(categorization)와 군집화(chunking)가 가장 대표적인 전략. 이러한 인지 과정은 결과적으로 단기 기억의 용량을 확대시키는 효과가 있음.
2) 오류 없는 학습(errorless learning): 기억 입력 과정에서 실수를 발생시키지 않고 학습하도록 하는 것. 기억장애 환자들에서 실수를 허용하거나 경험하게 하는 오류 학습, 시행착오 학습보다는 오류 없는 학습이 더 효과적임. 즉 경도인지장애나 치매 환자들에게 날짜나 이름에 대해 질문을 하여 실수를 알고 기억하게 하기보다는 처음부터 정확한 날짜와 이름을 말해 주고 기억하도록 하는 것이 더 효과적임.

2-1. 기억력 - 최신 기억

1. 다음 그림 카드를 기억해 보세요.

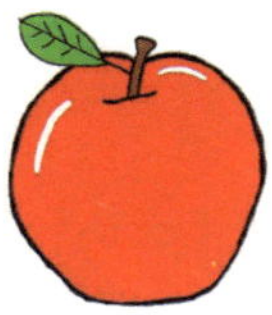

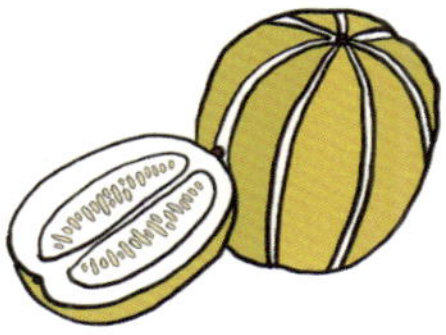

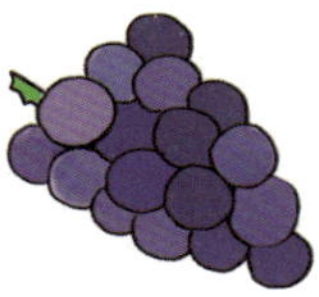

1) 질문에 대한 답을 회상하여 적어 보세요.

① 어제 먹은 음식을 기억하고 적어 보세요.

② 앞에서 본 그림 중 기억나는 것을 적어 보세요.

2. 색깔을 기억해 보세요.

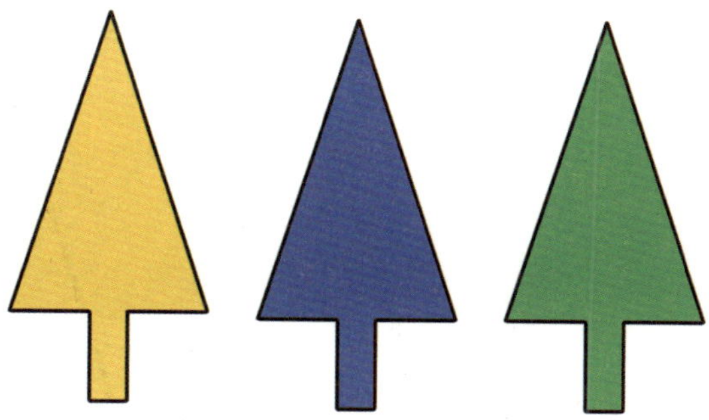

1) 가장 최근에 산 물건이 무엇인지 기억하고 적어 보세요.

2) 가장 좋아하는 노래가 무엇인지 적어 보세요.

3) 색깔을 기억해서 색연필로 채워 보세요.

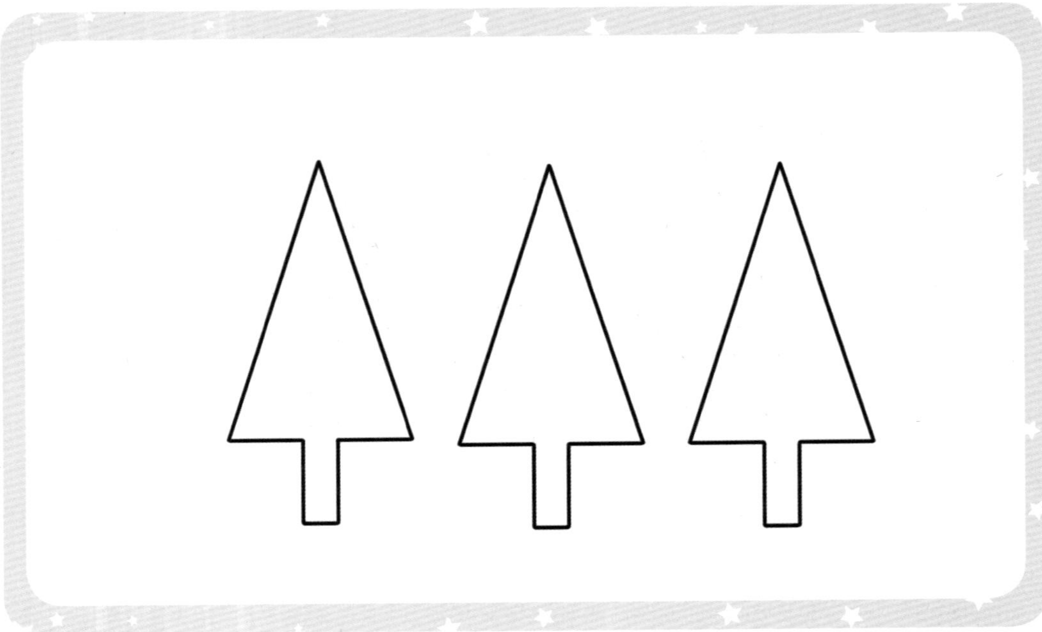

3. 도형 모양을 기억해 보세요.

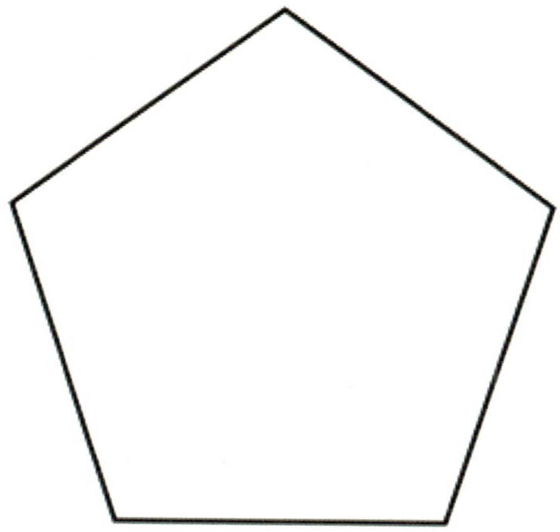

1) 가장 좋아하는 음식이 무엇인지 적어 보세요.

2) 가장 좋아하는 계절이 무엇인지 적어 보세요. 그 계절에 관련된 단어를 3가지 적어 보세요.

3) 앞에서 보았던 도형은 무엇인가요?

①

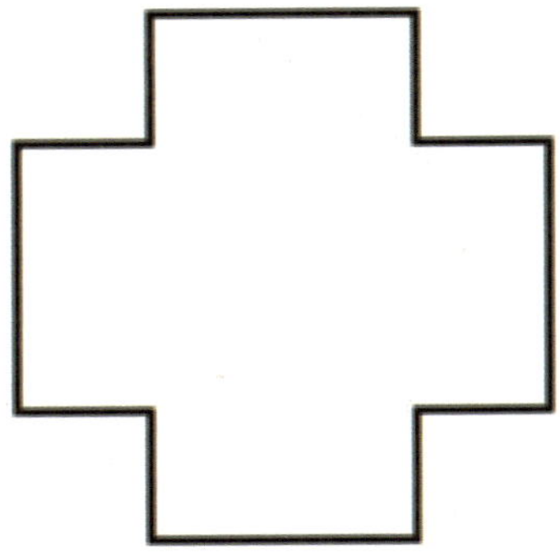

②

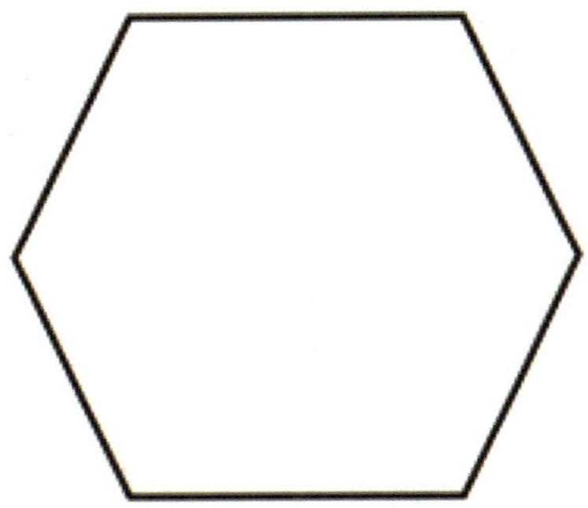

③

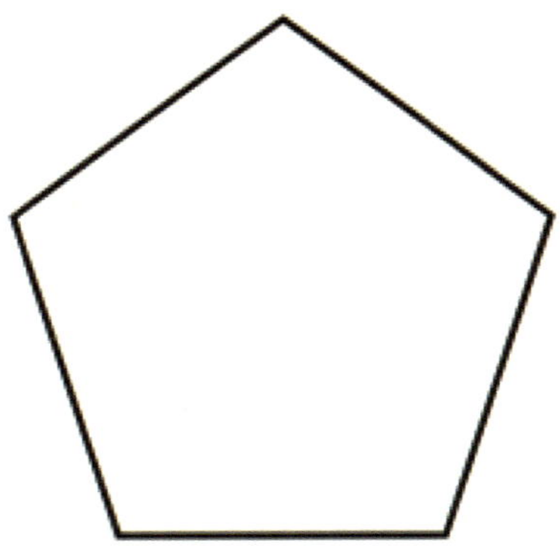

4. 다음의 목록을 잘 기억해 주세요.

장보기 목록

계란

삼겹살

사과

세제

모닝빵

고등어

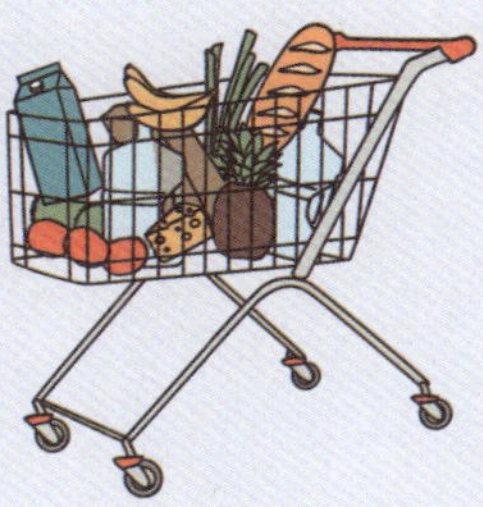

1) 다음 문제를 풀어 보세요. 앞 장을 넘기지 말고 풀어 보세요.

문제 1. 장보기 목록 중 '사과'가 있었나요?

O X

문제 2. 장보기 목록 중 '우유'가 있었나요?

O X

5. 다음 가사를 필사하면서 가사를 외워 보세요.

아리랑 아리랑 아라리요

아리랑 고개로 넘어간다

나를 버리고 가시는 임은

십 리도 못가서 발병 난다

아리랑 아리랑 아라리요

아리랑 고개로 넘어간다

나를 버리고 가시는 임은

십 리도 못가서 발병 난다

1) 앞의 가사를 기억하여 빈칸을 채워 보세요.

아리랑 아리랑 ______________

아리랑 ______________로 넘어간다

나를 버리고 가시는 임은

______________리도 못가서 발병 난다

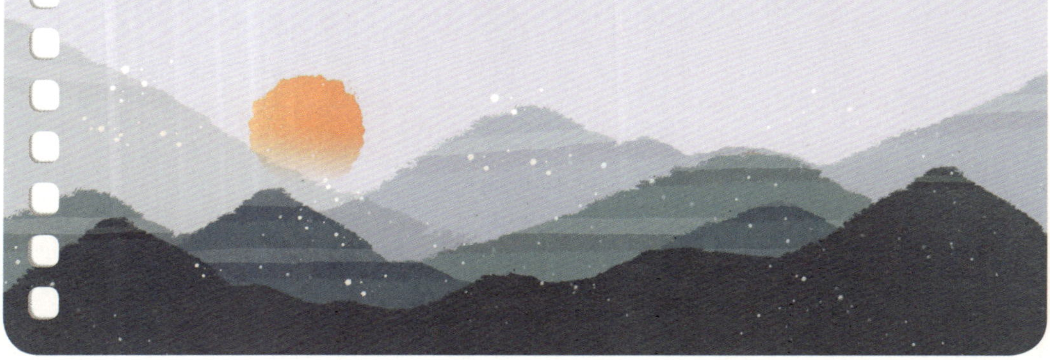

6. 휴대폰 번호 외우기

나의 휴대폰 번호를 적고 끊어 외우기

_____ / _____ / _____

자녀(또는 가족)의 휴대폰 번호를 적고 끊어 외우기

_____ / _____ / _____

친구(또는 지인)의 휴대폰 번호를 적고 끊어 외우기

_____ / _____ / _____

MEMO

3단계(난이도 상) ★★★

장기기억

1) 의미적 기억(사실에 대한 기억)
2) 자전적 기억(개인적 사건이나 사람에 대한 기억)
3) 암묵적(절차적) 학습(기술의 무의식적 학습)

예시

훈련 방법: 미래 기억 훈련을 실시. 인지훈련 중의 지정된 시간이나 상황에서 시행해야 하는 간단한 과제를 미리 환자에게 제시해 주고, 지정된 시간이나 상황에서 시행하도록 한다. 시행해야 하는 과제를 제시할 때 환자가 큰소리로 과제를 따라 말하거나 기록을 하도록 한다.

1. 인출 단계를 강화하는 전략

순서에 따라 회상: 순서를 인출의 단서로 활용. 순서의 기준은 기억한 순서, 위치적인 순서, 기억 단어의 가나다순, 사건 발생 순서 등 다양하게 활용 가능

- 알람, 타이머 활용
- 잘 보이는 곳에 두기
- 다른 사람에게 알려 달라고 부탁하기
- 연상법: 입력 당시의 상황이나 관련 정보를 인출 단서로 활용하여 인출을 시도하는 방법
- 기록하고 확인하기: 매일의 할 일을 기록해 놓고 확인하는 것 등
- 입력 당시로 되돌아가기: 기억 당시로 되돌아가서 인출을 시도. 기억 대상이나 사건이 일어난 장소, 시간, 사람을 인출 단서로 활용
- 시간차 회상(spaced retrieval): 기억력 인지훈련에 매우 자주 활용되는 기법. 제시된 정보의 회상 간격을 점차 늘려 가면서 반복적으로 회상 훈련을 함으로써 학습과 정보의 저장을 촉진하는 기법

8장

전두엽 및 집행 기능

1 이 장의 목표

▶ 이 장은 경도인지장애 환자들에게 다음과 같은 문제의 해결책을 찾도록 도움을 줍니다.

☐ 다단계의 계획을 완료하는 데 더 많은 노력이 필요하다.

☐ 한 번에 여러 가지 일을 처리하는 데, 또는 방문객의 전화 때문에 중단되었던 일을 재개하는 데 어려움이 커진다.

☐ 일을 조직하고, 계획하고, 결정하는 데 추가적인 노력이 필요하기 때문에 피로감이 더 심해진다고 호소할 수 있다.

☐ 큰 사교 모임에서 바뀌는 대화 주제들을 따라가는 데 더 많은 노력을 기울여야 하므로 그런 모임이 더 부담스럽거나 덜 즐겁다고 보고한다.

2 전두엽 및 집행 기능이란

집행 기능에는 계획, 의사 결정, 작업 기억, 피드백/오류 활용, 우선적인 습관/억제, 정신적/인지적 유연성이 포함됩니다.

3 집행 기능에서 뇌의 역할은

▶ 집행 기능을 담당하는 뇌의 부위는 어디일까요?

- 전두엽: 전두엽은 대뇌의 가장 앞쪽에 위치하고 있으며, 사람의 의식적인 행동을 지배하고 조종하며, 계획을 세우는 역할을 합니다. 전두엽에 손상을 입은 사람들은 계획적이고 정돈된 활동을 의식적으로 실행하는 데에 어려움을 겪게 됩니다.
- 브로드만 영역: 니슬염색법을 이용하여 신경 세포의 세포 구조에 따라 대뇌 피질을 여러 특수 영역들로 자세히 분류하고 번호를 매긴 것입니다. 총 52개의 영역으로 나뉘며, 구조에 기반하여 구분된 많은 브로드만 영역들이 실제 기능(cortical function)과도 유의한 연관성이 있음이 밝혀져 왔습니다.

4 집행 기능 향상법

3단계(난이도 상) ★★★

일상생활 수행 기능 훈련

계획: 미로의 출구를 찾고, 연속된 그림이나 물건을 해석할 수 있다.

예시 1. 미로의 출구를 찾아보세요.
2. 연속된 그림이나 물건을 해석해 보세요.

1-1. 순서대로 쓰기

숫자를 세면서 빈칸에 알맞은 숫자를 적어 보세요.

1		3	4	5	6
7	8		10	11	
13		15	16		18
	20	21		23	
25	26			29	
31			34		36

1-2. 순서대로 쓰기

숫자를 세면서 빈칸에 알맞은 숫자를 적어 보세요.

21	22			25	
	28		30		32
33		35		37	38
39		41	42		
45	46		48		
51	52			55	56

1-3. 순서대로 쓰기

숫자를 세면서 빈칸에 알맞은 숫자를 적어 보세요.

50	51	52		54	55
56	57		59	60	
	63	64	65		67
68		70	71		
74		76		78	79
80	81		83	84	

1-4. 순서대로 쓰기

숫자를 세면서 빈칸에 알맞은 숫자를 적어 보세요.

		12	13		15
16			19	20	
22	23		25		27
	29	30		32	
	35		37		39
40		42		44	

2-1. 낱말 찾기

다음 글자들 중에서 동물 이름을 찾아보세요.

기	타	이	원	노	사
토	루	린	숭	강	개
기	호	랑	이	조	기
앵	사	아	러	코	끼
얼	무	공	자	뿔	호
지	랑	새	러	소	작

2-2. 낱말 찾기

다음 글자들 중에서 음식 이름을 찾아보세요.

국	동	볶	어	된	찌
탕	비	빔	밥	국	우
볶	태	수	음	잡	채
떡	수	보	장	알	치
국	오	김	리	찌	뎅
탕	개	잔	징	밥	치

2-3. 낱말 찾기

다음 글자들 중에서 지역 이름을 찾아보세요.

경	청	제	광	구	여
춘	양	기	천	창	미
천	원	서	울	주	여
대	남	부	주	울	해
세	나	주	부	천	종
여	대	제	양	여	안

2-4. 낱말 찾기

다음 글자들 중에서 꽃 이름을 찾아보세요.

코	장	카	달	벚	꽃
진	스	벚	봉	선	화
철	코	모	미	합	바
쭉	합	래	스	개	네
해	카	장	리	달	백
맨	드	라	미	네	개

3-1. 길 찾기

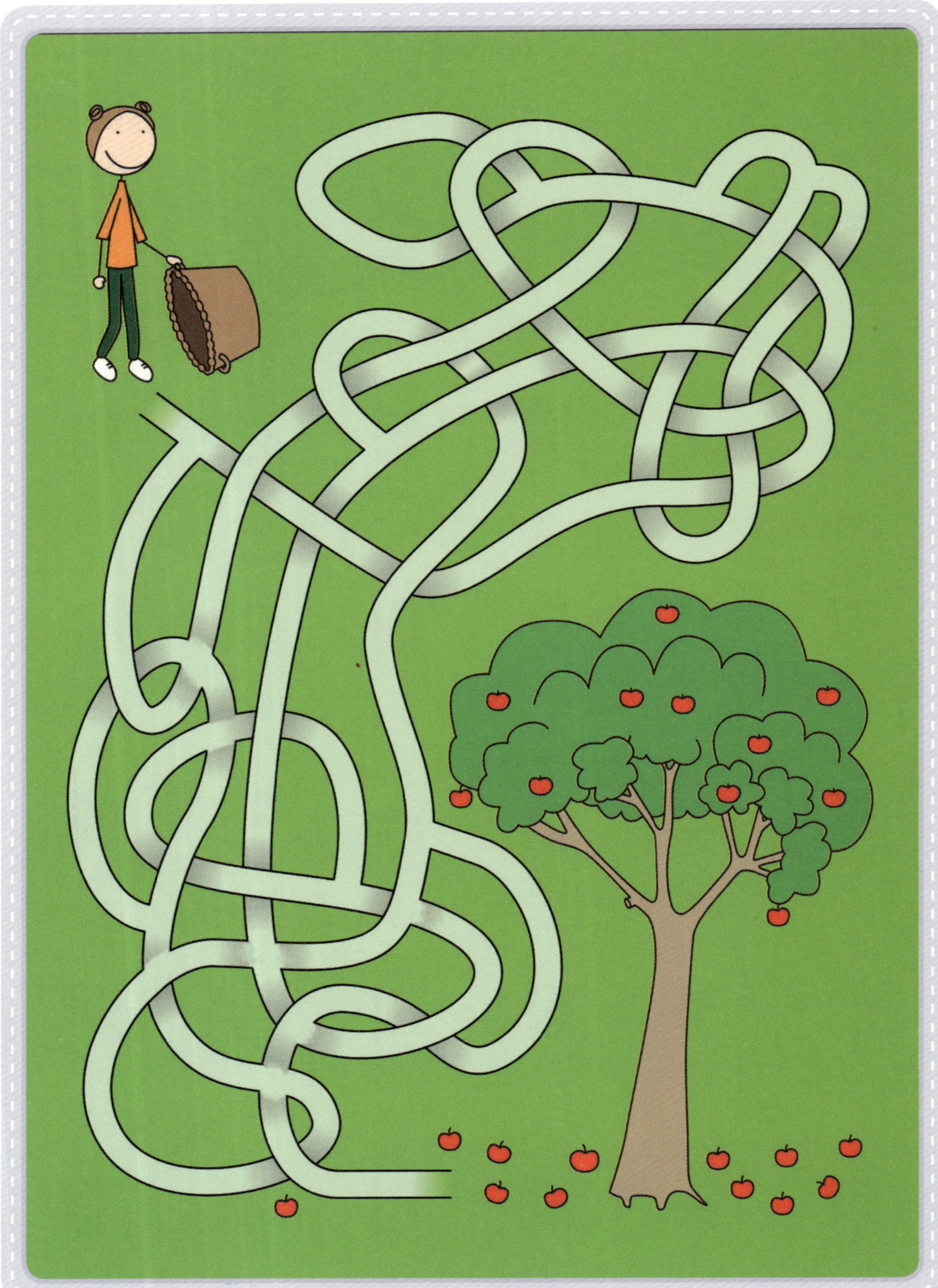

3-2. 길 찾기

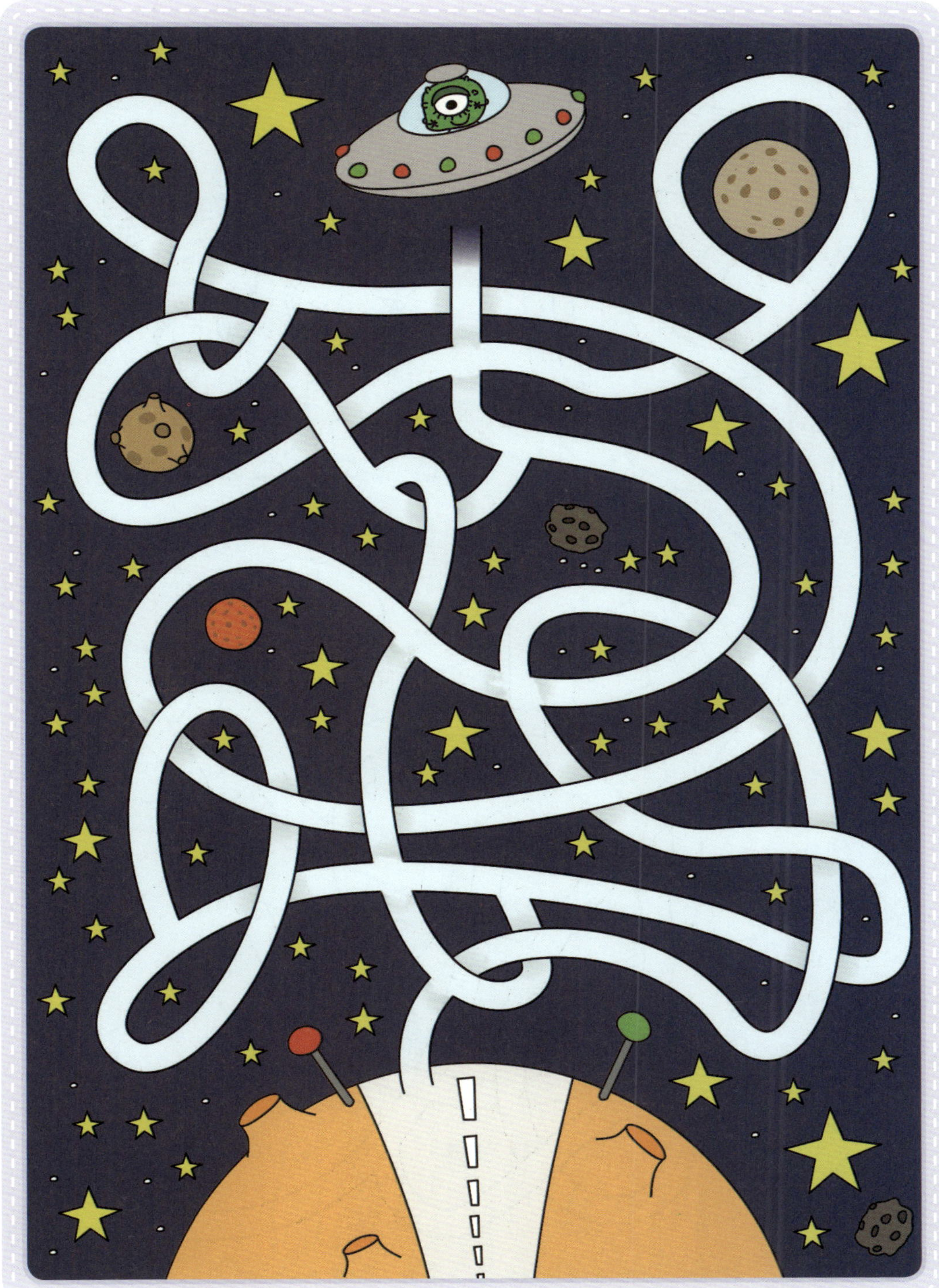

3-3. 길 찾기

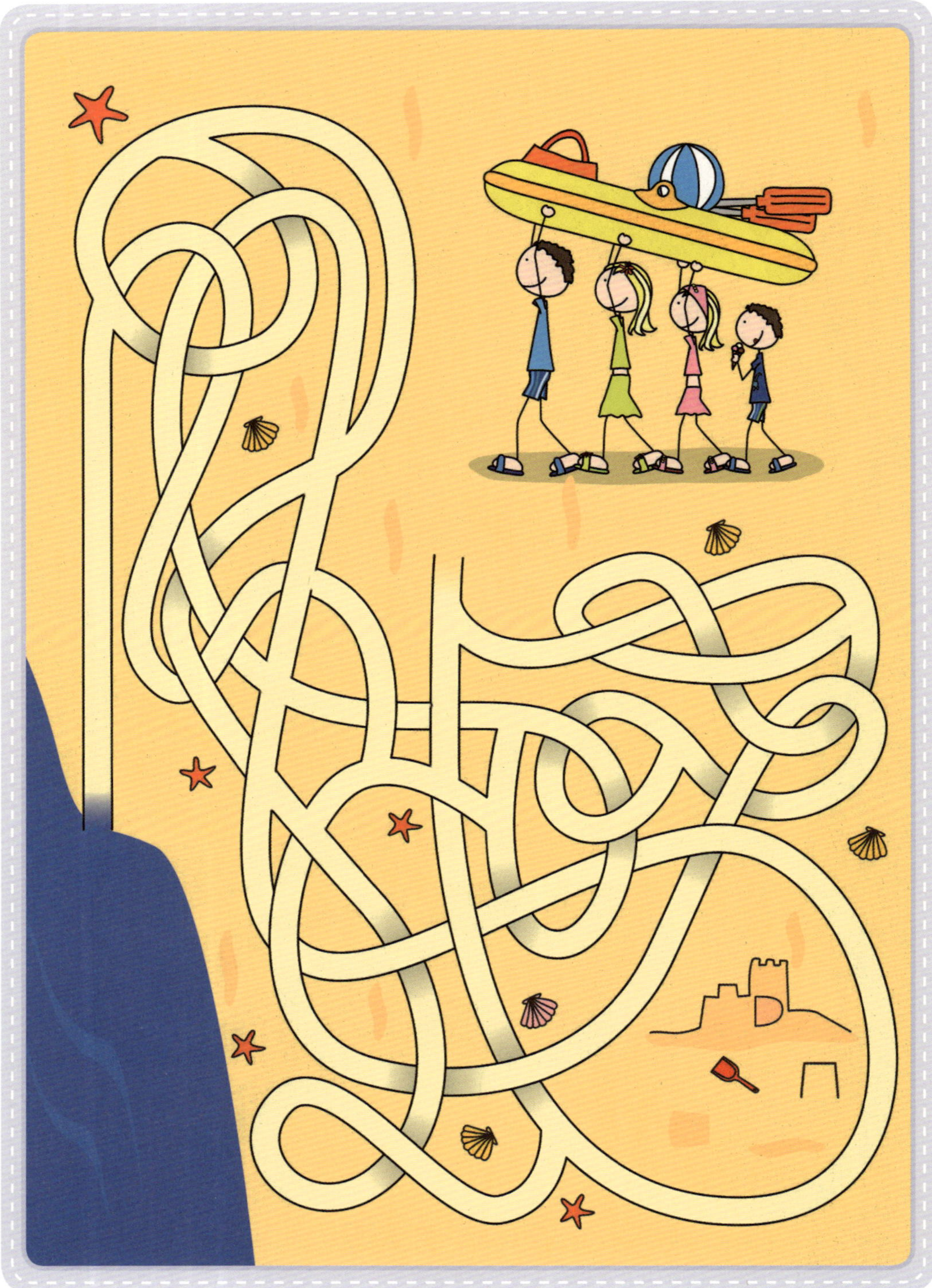

3-4. 길 찾기

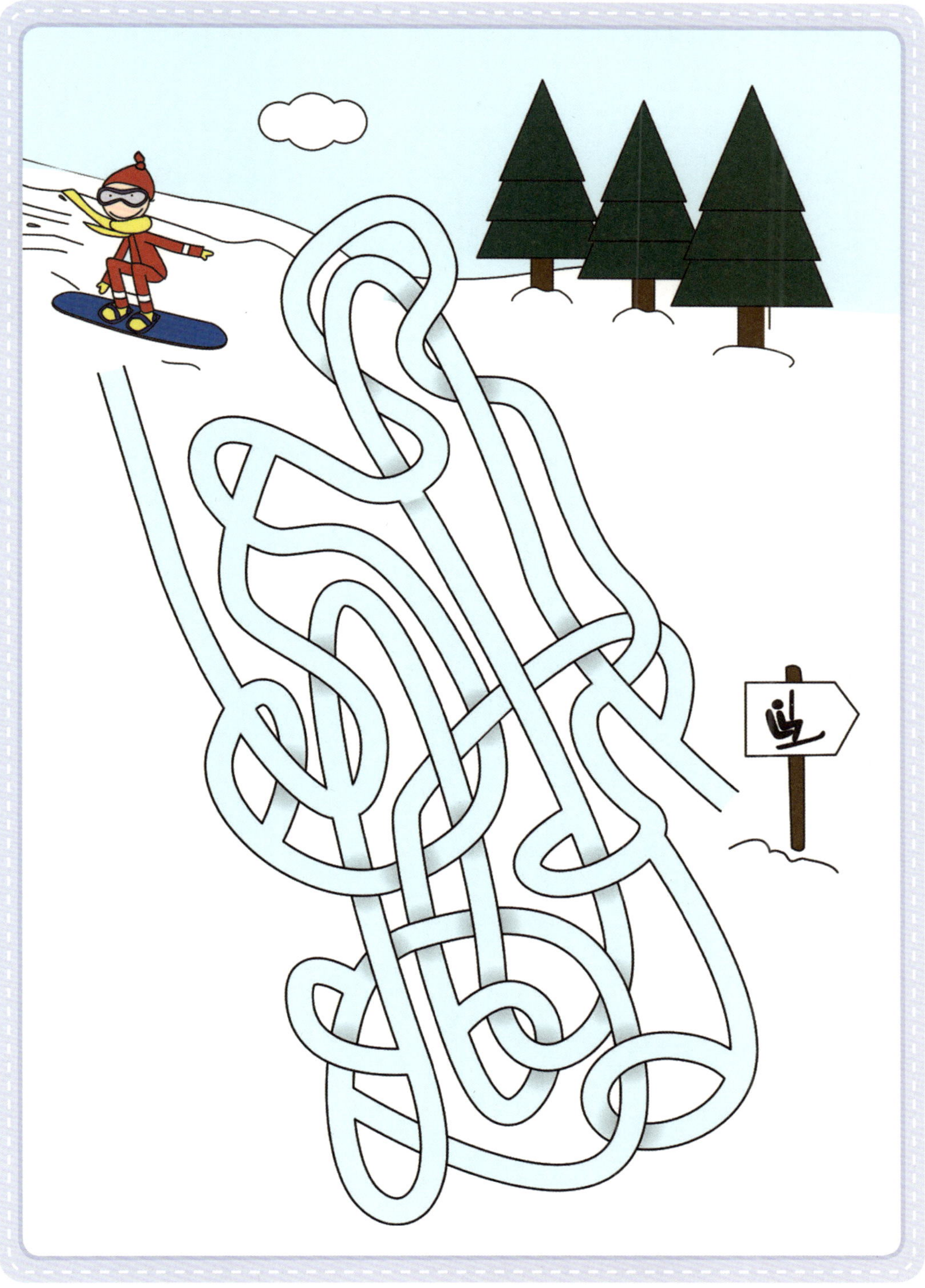

MEMO

4-1. 숫자 계산

숫자를 계산하여 문제의 답을 맞혀 주세요.

① 27 + 31 = ____________
(더하기)

② 73 - 47 = ____________
(빼기)

③ 5 × 7 = ____________
(곱하기)

④ 24 ÷ 3 = ____________
(나누기)

4-2. 숫자 계산

이야기를 읽고 정답을 맞혀 보세요.

철수는 **20,000원**을 가지고 친구들과의 모임에 갑니다. 버스 요금으로 **1,300원**을 냈습니다. 그리고 민수와 영희를 만나 맛난 점심을 먹었습니다. 철수는 비빔밥, 영희는 냉면, 민수는 제육볶음을 먹었습니다. 철수는 비빔밥 **9,000원**을 결제했습니다. 그리고 친구들과 커피숍에서 커피 한 잔을 **5,000원**을 내고 마셨습니다.

① 철수에게 남은 돈은 얼마일까요? ______________________

② 철수는 누구를 만나러 갔나요? ______________________

③ 철수, 영희, 민수는 각각 무엇을 먹었나요? ______________________

4-3. 숫자 계산

그림을 보고 문제를 맞혀 보세요.

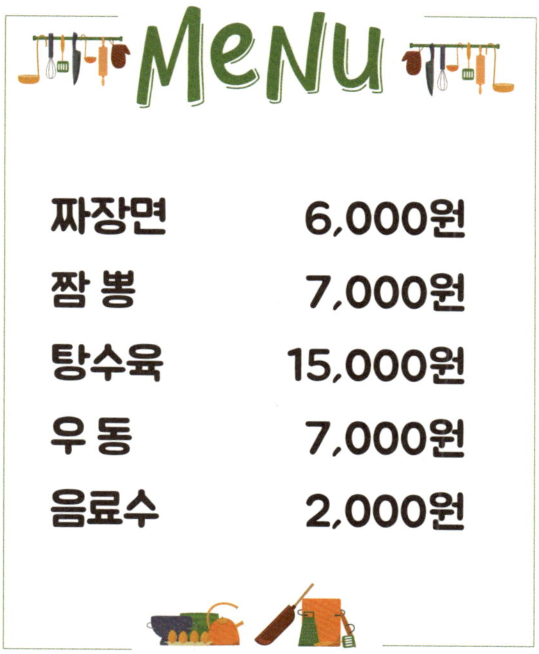
MeNu
짜장면 6,000원
짬 뽕 7,000원
탕수육 15,000원
우 동 7,000원
음료수 2,000원

① 짜장면과 짬뽕 가격의 합은 얼마인가요? ____________________

② 짜장면, 탕수육, 음료수 가격의 합은 얼마인가요? ______________

문제를 맞혀 보세요.

현재 가진 돈 50,000원

구매 물건

화장품 17,000원

칫　솔　3,000원

운동화 25,000원

① 남은 금액은 얼마인가요? ______________________

② 화장품과 운동화 가격의 합은 얼마인가요? ______________

5-1. 거꾸로 말하기

다음 그림을 보고 이름을 거꾸로 적어 보세요.

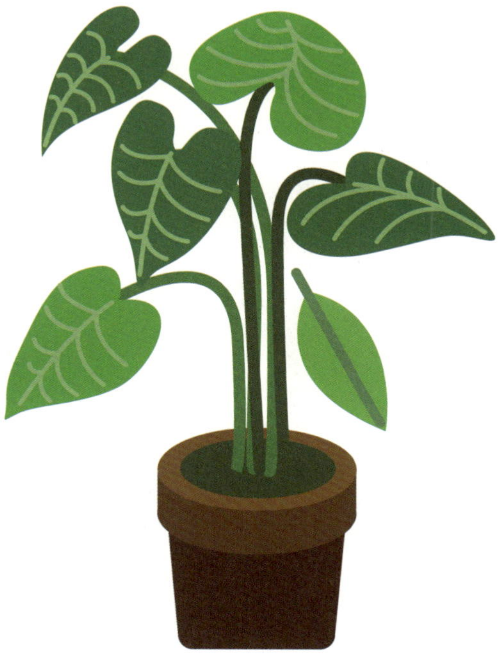

분 화

5-2. 거꾸로 말하기

다음 그림을 보고 이름을 거꾸로 적어 보세요.

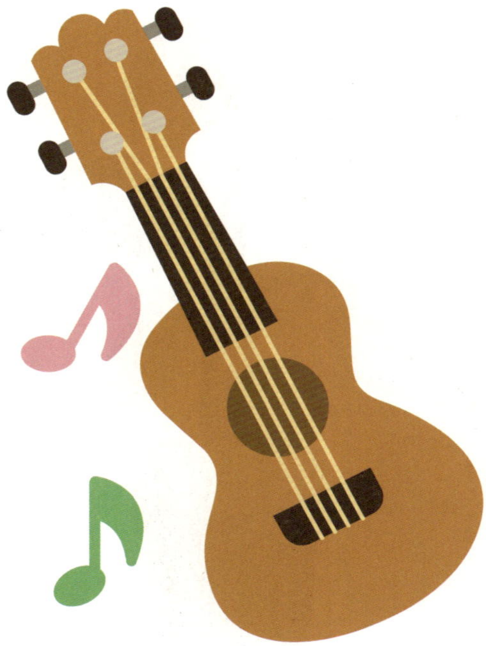

5-3. 거꾸로 말하기

다음 그림을 보고 이름을 거꾸로 적어 보세요.

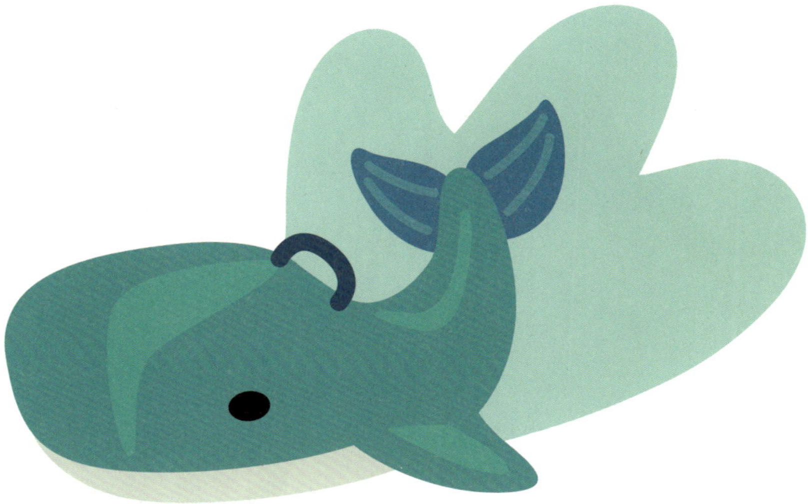

5-4. 거꾸로 말하기

다음 그림을 보고 이름을 거꾸로 적어 보세요.

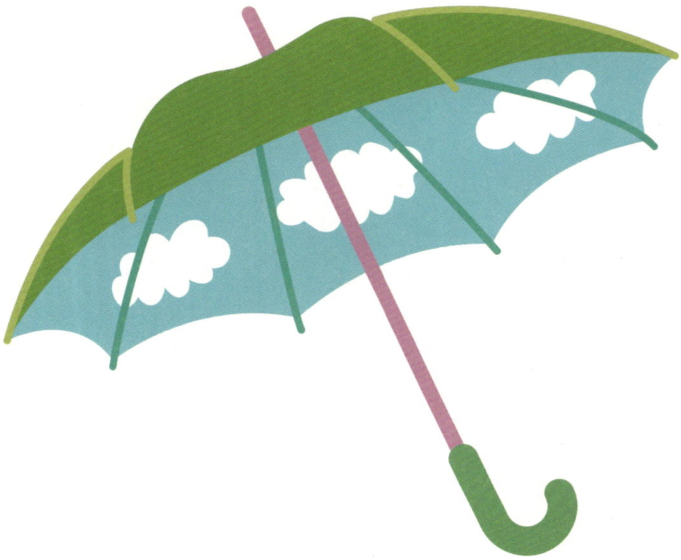

의사 결정: 경합하는 여러 대안이 있을 때 결정할 수 있도록 한다.

예시 고스톱, 보드게임 등
(경합하는 여러 대안이 있을 때 결정 과정을 평가하는 과제 수행)

훈련 방법: 심부름 과제 제시. 목표를 부여하고 활동의 개시 및 계획, 순서상 진행, 실행하는 일련의 과제를 제공하여 훈련하도록 한다.

다음 시간까지 숙제!

1-1. 규칙 찾기

다음 나열된 숫자의 규칙을 찾아 '?' 칸에 써 넣으세요.

예시

1	-	3	-	5	-	7

(1)

1	-	4	-	7	-	?

(2)

2	-	7	-	?	-	17

(3)

3	-	7	-	?	-	15

1-2. 규칙 찾기

다음 숫자 계산의 정답을 찾아 '?' 칸에 써 넣으세요.

예시

2	+	9	=	11

(1)

?	-	7	=	20

(2)

12	+	?	=	31

(3)

?	-	28	=	56

1-3. 규칙 찾기

그림의 규칙을 찾아 빈칸에 알맞은 그림을 그려 넣으세요.

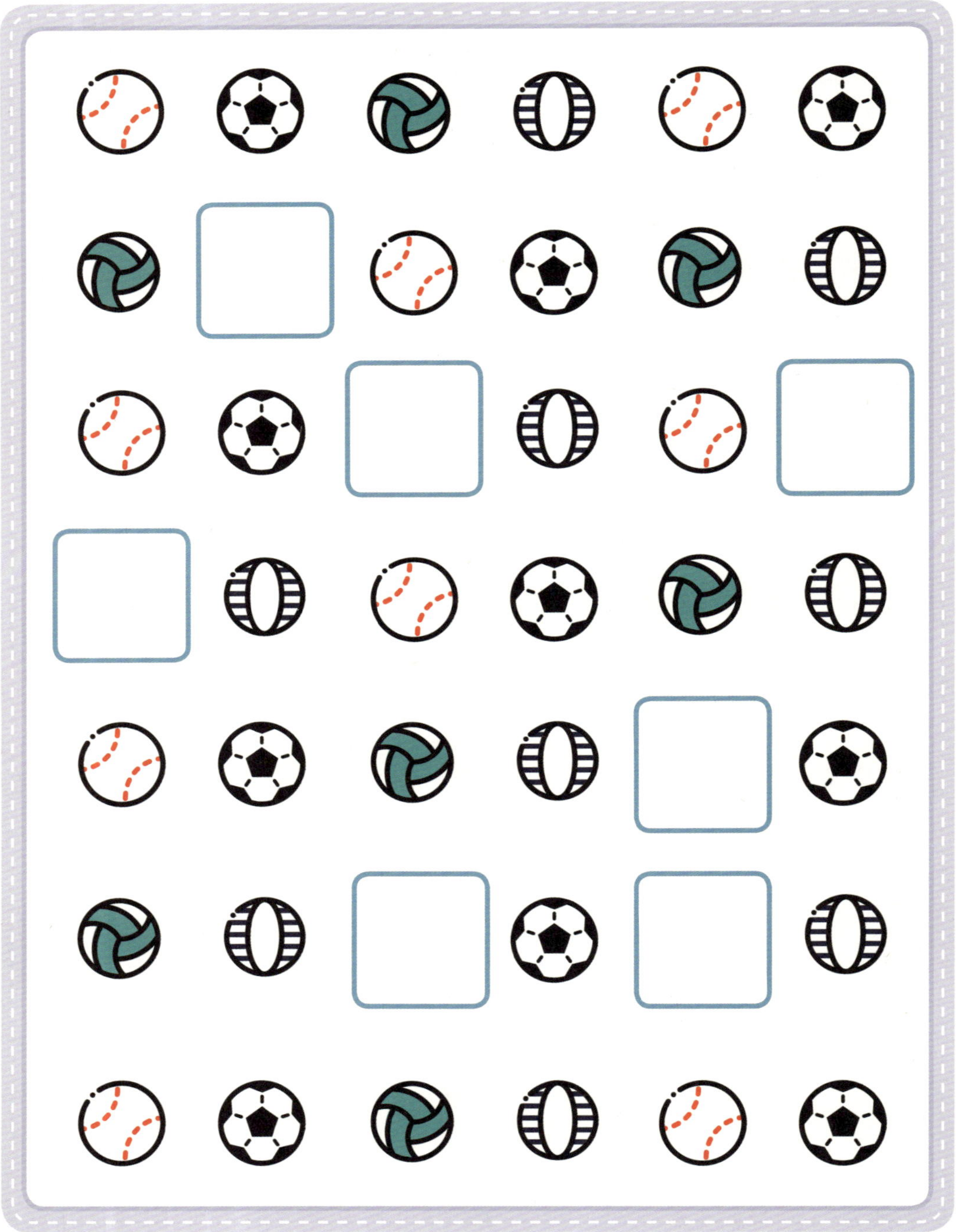

1-4. 규칙 찾기

그림의 규칙을 찾아 빈칸에 알맞은 그림을 그려 넣으세요.

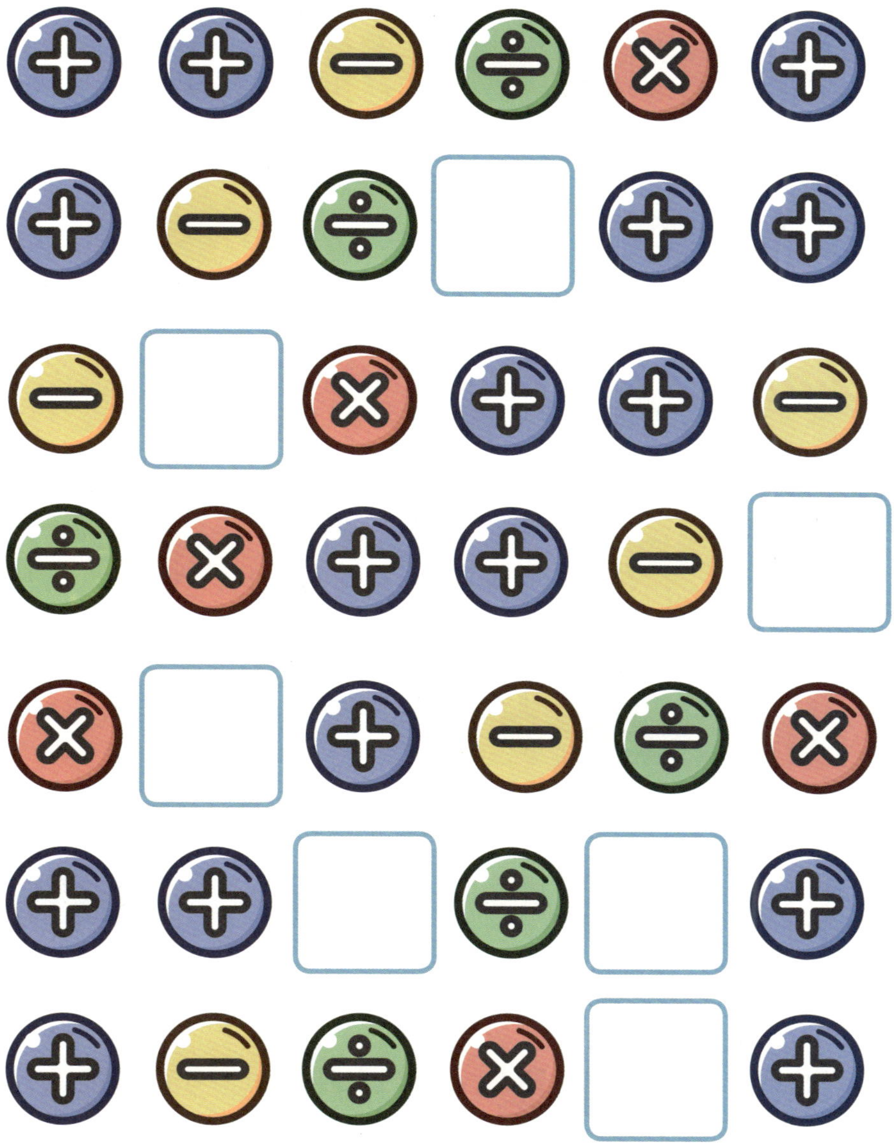

구조화된 수행 기능 훈련

우선적인 습관/억제: 보다 복잡하고 노력이 드는 해결책을 통해 바르게 선택할 수 있도록 한다.

예시

1) 화살표가 지적하는 방향과 다른 방향을 보기
2) 단어의 뜻을 그대로 말하지 않고 단어 활자의 색깔을 말하기

노랑	파랑	초록	검정
분홍	검정	노랑	초록
파랑	빨강	분홍	파랑
검정	초록	노랑	분홍
초록	파랑	빨강	검정

2) 정신적/인지적 유연성: 2개의 개념이나 과제 혹은 반응 규칙들 사이에서 전환하는 능력을 훈련한다.

예시

숫자에서 글자로, 언어적 반응에서 키를 눌러 반응하기

숫자 더하기에서 숫자를 순서대로 하기

물건을 크기에 따라 정리하기에서 색상에 따라 정리하기

1-1. 숫자에서 기호로

규칙에 따라 숫자에 해당하는 기호 적기

1	2	3	4	5	6	7	8	9
□	ㅜ	△	○	⊐	@	ㅏ	W	ㅛ

연습

2	1	3	7	2	4	8	2	1	3
ㅜ									

5	6	3	1	4	1	5	4	2	7

7	2	8	1	9	5	8	4	7	3

6	5	9	4	8	3	7	2	6	1

1-2. 숫자에서 기호로

규칙에 따라 숫자에 해당하는 기호 적기

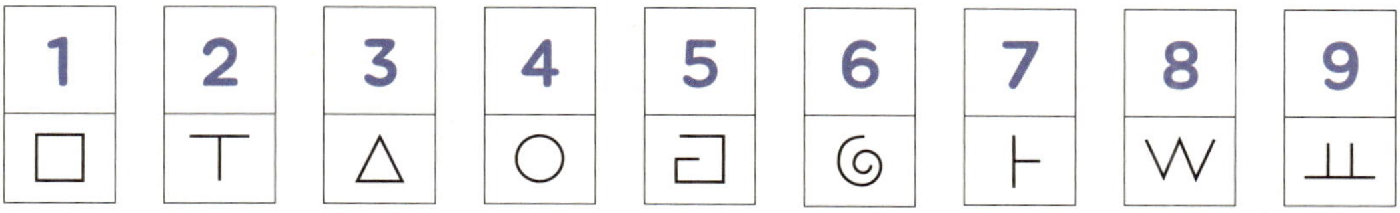

연습

3	5	6	9	7	6	1	2	3	5

2	3	8	6	5	2	9	3	1	7

8	2	1	6	7	1	5	2	7	4

1	5	6	4	5	3	2	4	6	3

1-3. 숫자에서 기호로

규칙에 따라 숫자에 해당하는 기호 적기

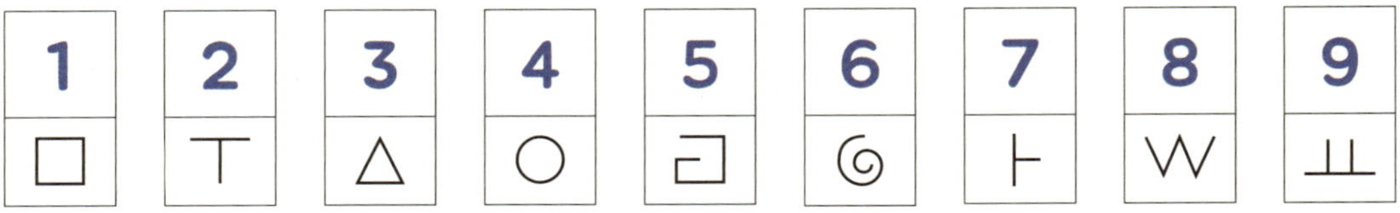

연습

5	1	4	7	1	4	8	9	1	4

6	2	1	2	6	8	3	2	3	1

2	5	8	1	7	5	6	4	9	8

6	8	3	2	8	6	2	1	2	1

1-4. 숫자에서 기호로

규칙에 따라 숫자에 해당하는 기호 적기

1	2	3	4	5	6	7	8	9
□	ㅜ	△	○	ㄹ	꩜	ㅏ	W	ㅛ

연습

5	7	6	3	1	6	4	7	2	2

9	5	8	4	7	3	6	5	3	2

7	2	8	1	9	5	8	4	7	3

1	9	5	8	5	8	4	7	3	1

크기에 따라 정리하기

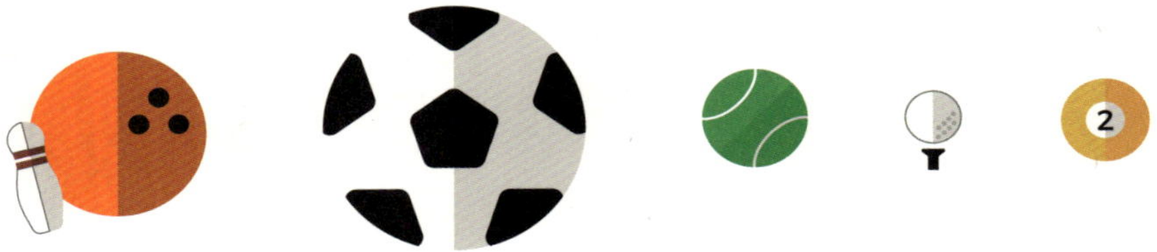

2-2. 물건 정리하기

크기에 따라 정리하기

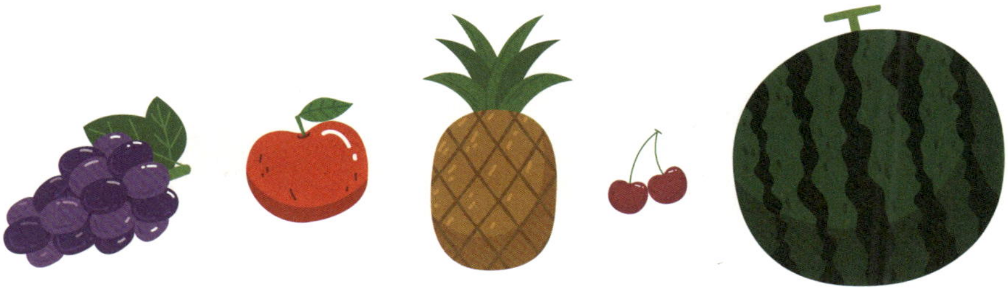

색상에 따라 정리하기

빨강 ▸ 보라 ▸ 분홍

초록 ▸ 갈색 ▸ 주황

2-4. 물건 정리하기

색상에 따라 정리하기

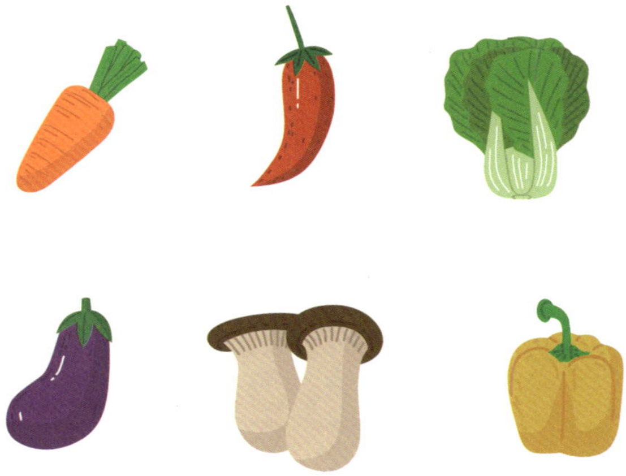

초록 ▶ 갈색 ▶ 보라

빨강 ▶ 노랑 ▶ 주황

3) 피드백/오류 활용: 문제 해결을 위한 규칙을 추론하기 위해 피드백을 통해 도움을 얻는 능력을 훈련한다.

예시 스피드 게임, 스무고개 등

치료사는 치료 집단 형태에 따라 1=1, 2=2, 팀=팀 등으로 진행할 수 있습니다.

1-1 스피드 게임

다음을 설명하여 무엇인지 맞혀 보세요.

사과 / 수영 / 꽃

1-2 스무고개

질문해서 무엇인지 맞혀 보세요.

* 질문 10개, 20개, 30개 등 환자 인지적 상태에 따라 치료사가 조율 가능합니다.

놀이터 / 가족 / 밥

2-1. 초성 단어 찾기

제시된 자음으로 시작하는 단어들을 적어 보세요.

ㅅ ㄱ ▶ 사과, 삿갓

ㅈ ㅅ ▶

ㅁ ㅇ ▶

2-2. 초성 단어 찾기

제시된 자음으로 시작하는 단어들을 적어 보세요.

ㄷ ㄱ ▶ ______

______

______

ㄱ ㅂ ▶ ______

______

______

ㅇ ㄱ ▶ ______

______

______

2-3. 끝말잇기

제시된 자음 단어들을 적어 보세요.

ㅈㅈ거 ▶ ㄱㅁㅈ

자전거

▶ 줄ㄴㄱ ▶ 기ㄹㄱ

▶ 기ㄴㅇ ▶ 일ㅇㅇ

2-4. 끝말잇기

제시된 자음으로 시작하는 단어로 연관된 단어들을 적어 보세요.

ㅊㅅ달 ▶	달ㅁㅇ
초승달	
▶ 이ㅂㅅ ▶	
▶ ▶	

3-1. 낱말 퍼즐

〈힌트〉를 읽고 가로세로 낱말 퍼즐을 맞춰 보세요.

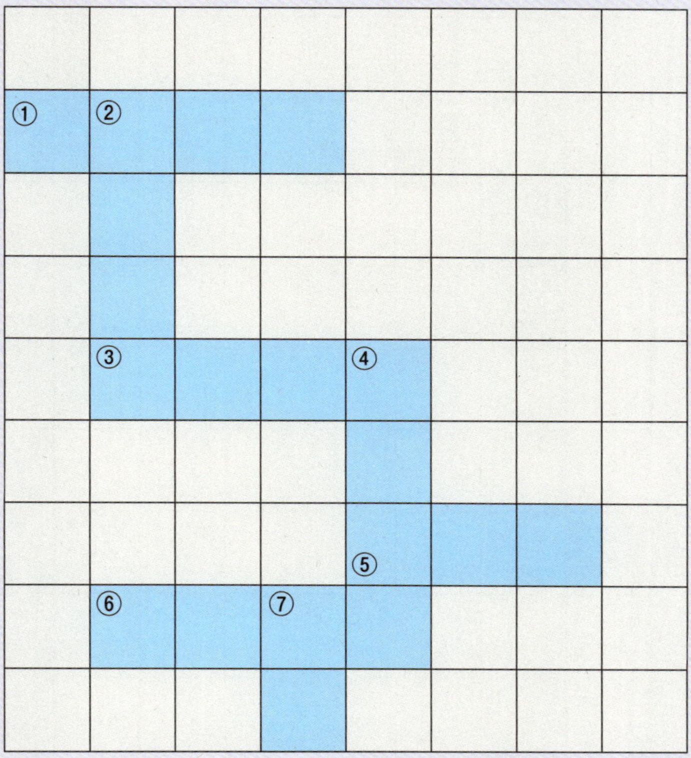

<힌트>

① 초등학교에 다니는 학생
② 등대를 지키는 사람
③ 여럿이서 앞뒤로 한 줄로 서서 앞 사람의 어깨나 허리에 손을 올리고 이동하며 기차 소리를 내면서 하는 놀이
④ 이불과 요를 아울러 이르는 말. 밤에 잘 때 이것을 펴고 자죠.
⑤ 사람이 올라타서 다리의 힘으로 페달을 밟아 나아가는, 바퀴가 달린 이동 수단
⑥ 헤라클레스의 손에 죽임을 당한 네메아의 사자의 전설을 담고 있는 별자리
⑦ 거북이와 비슷하게 생긴 등딱지가 있는 동물

3-2. 낱말 퍼즐

〈힌트〉를 읽고 가로세로 낱말 퍼즐을 맞춰 보세요.

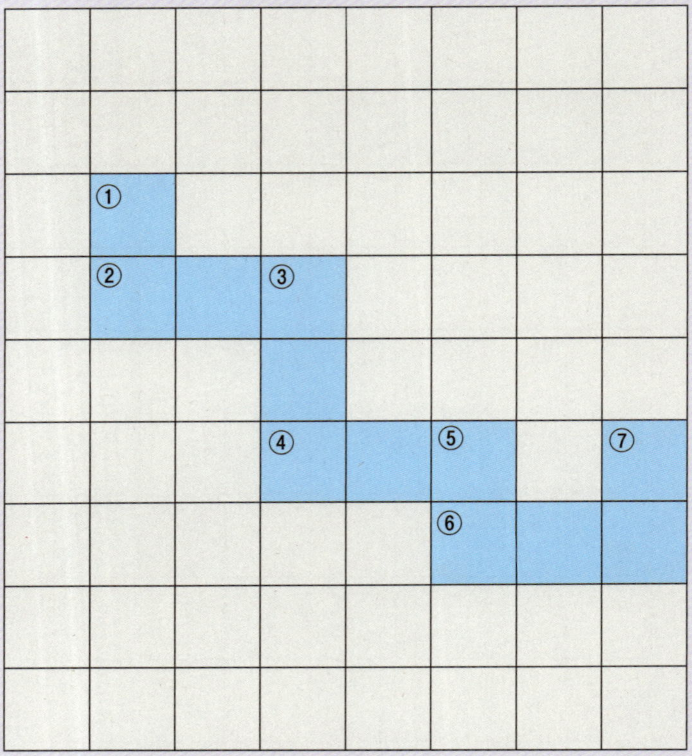

<힌트>

① 고치에서 나오는, 날개가 예쁜 곤충으로 꽃에서 꿀을 빨아먹어요.
② 평화의 상징인 새, 요즘은 길거리에서 흔하게 볼 수 있는 애물단지죠.
③ 학교나 회사 따위에 딸려 있어 학생이나 사원에게 싼값으로 숙식을 제공하는 시설
④ 봄, 여름, 가을, 겨울 네 철
⑤ 곡식을 빻거나 찧으며 떡을 치기도 하는 기구. 통나무나 돌, 쇠 따위를 속이 우묵하게 만들어 곡식 따위를 넣고 찧을 수 있는 기구
⑥ '구구법'을 일상적으로 이르는 말
⑦ 사람이 오르내리기 위하여 건물이나 비탈에 만든 층층대. 어떤 일을 이루는 데에 밟아 거쳐야 할 차례나 순서. 오르내리기 위하여 건물이나 비탈에 만든 층층대의 낱낱의 단을 세는 단위

3-3. 낱말 퍼즐

〈힌트〉를 읽고 가로세로 낱말 퍼즐을 맞춰 보세요.

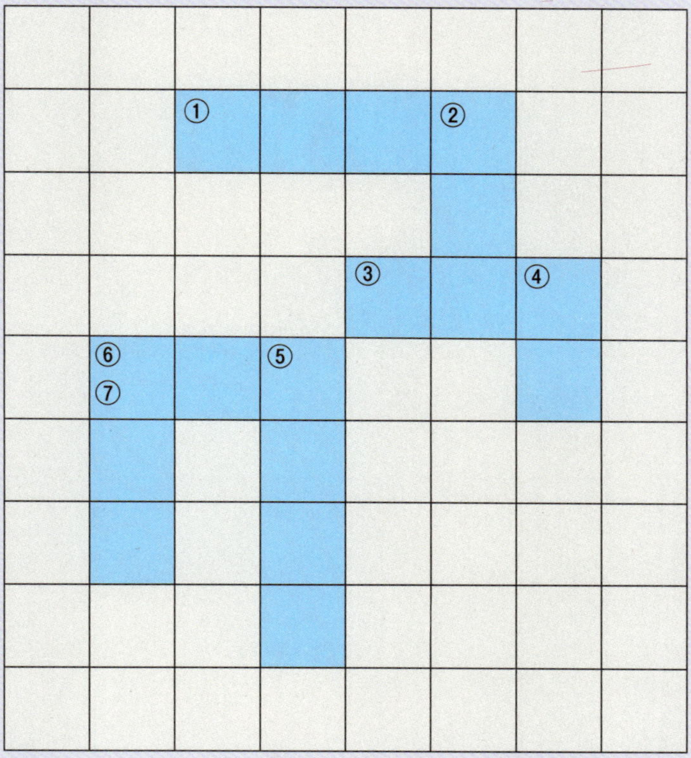

<힌트>

① 사람의 피를 빨아먹는 괴물. 흡혈귀의 다른 이름

② 나이가 어린 사람. 어른 말고요.

③ 중국을 영어로 이렇게 불러요.

④ 나비와 비슷하지만 주로 밤에 활동하며, 빛을 보면 모여드는 습성이 있는 곤충

⑤ 중국이 원산지이며, 털이 많고 사자처럼 갈기가 있는 개의 품종

⑥ 불이 나면 이 차가 출동하죠.(가로)

⑦ 소의 갈빗살(세로)

3-4. 낱말 퍼즐

〈힌트〉를 읽고 가로세로 낱말 퍼즐을 맞춰 보세요.

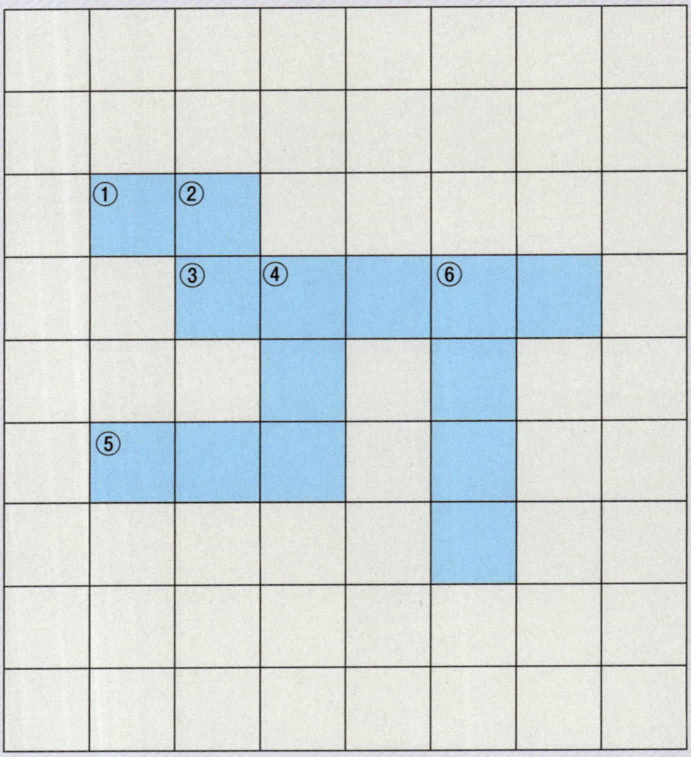

<힌트>

① 수와 계산 등을 배우는 학문

② 학생들에게 교육을 실시하는 기관, 학생들을 가르치는 곳

③ 학교에서 가장 높은 직위를 갖고 계신 선생님

④ 통일 신라 시대의 장군으로 바다를 제패했던 해상왕, 바다의 왕자

⑤ 음식이 상하지 않도록 온도를 차갑게 유지시키는 가전제품

⑥ 태어난 해월날을 이르는 말

9장

언어 기능

1 이 장의 목표

▶ 이 장은 경도인지장애 환자들에게 다음과 같은 문제의 해결책을 찾도록 도움을 줍니다.

□ 단어 찾기의 어려움이 분명하다.

□ 특정 용어를 일반적인 용어로 대체한다.

□ 아는 사람의 구체적인 이름의 사용을 피한다.

□ 문법적 오류에는 관사, 전치사, 조동사 등의 미묘한 생략이나 부정확한 사용을 수반한다.

2 언어 기능이란

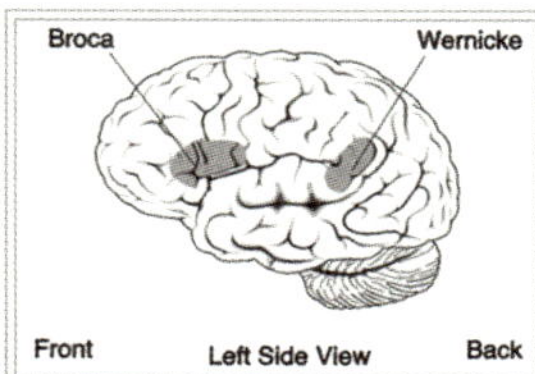

대뇌좌반구 (left side view) 전방쪽 (front)의 브로카 영역 (Broca)과 후방쪽 (back) 베르니케 영역(Wernicke)

언어 기능이란 이해와 표현을 위해 사용되는 듣기, 말하기, 읽기, 쓰기를 통틀어 말합니다. 주로 대뇌 피질의 언어 영역에서 수행하는 기능으로, 언어 영역은 주로 발성 등 운동 기능을 수행하는 전두엽의 브로카 영역과 이해 기능을 수행하는 측두엽의 베르니케 영역으로 구성됩니다. 브로카 영역은 주로 입술, 혀, 턱과 후두의 움직임을 관장하고 조음과 유창성에 관여합니다. 베르니케 영역은 문자와 말을 이해하게 하여 문장을 읽고 이해하며 그것을 크게 말할 수 있게 합니다. 말하는 언어와 쓰기 언어를 이해하는 데 매우 중요한 역할을 하는 이 두 영역은 궁상 얼기(arcuate fasciculus)라는 백질 조직으로 연결되어 있습니다.

3 언어 기능에서 뇌의 역할은

언어를 담당하는 뇌의 부위는 어디일까요? 브로카, 베르니케 영역

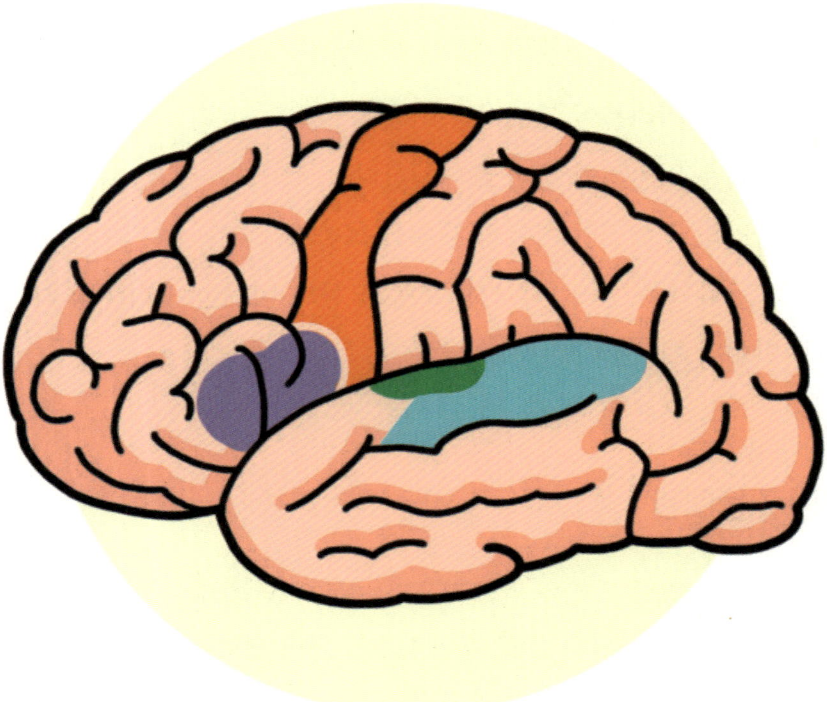

4 언어 기능 향상법

수용성 언어: 이해력, 언어적 명령에 따른 행위/활동을 수행할 수 있도록 한다.

예시 생물 및 무생물 자극과 관련하여 단어의 뜻을 이해하고, 그 대상을 지목하는 과제 수행

* 이것은 무엇일까요?

- 대부분 사람들이 가져 보았을 것입니다.
- 검정색과 관련이 있습니다.
- 점점 작아지는 것입니다.

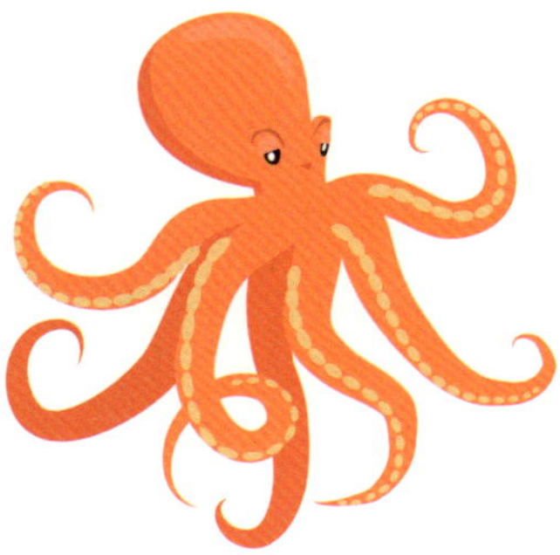

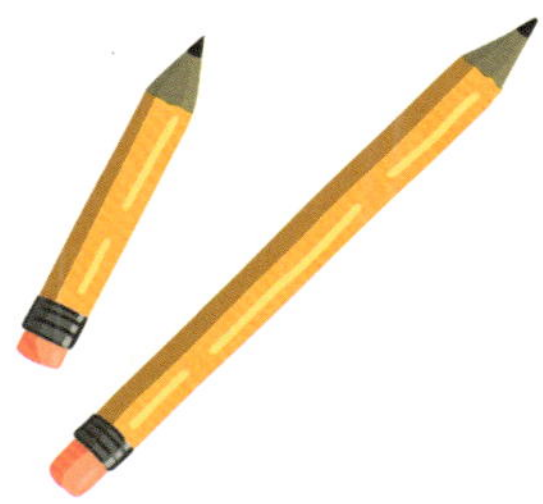

정답: ______________________

1-1. 무엇을 설명하는 것일까요

1. 아래의 글을 읽고 무엇인지 맞혀 보세요.

여기에는 남녀노소 다 들어갈 수 있습니다.

집, 관공서, 기업 등 건물에는 다 있습니다.

자주 청소해야 깨끗하게 사용할 수 있습니다.

이 곳은 어디일까요? 정답: ____________

2. 아래의 글을 읽고 무엇인지 맞혀 보세요.

대부분의 사람들이 가지고 있습니다.

아기는 사용하기 어렵습니다.

가지고 다니면서 통화할 수 있습니다.

점점 좋아져서 노래, 지도 등도 찾아볼 수 있습니다.

이것은 무엇일까요? 정답: ____________

3. 아래의 글을 읽고 무엇인지 맞혀 보세요.

한국 사람에게 매우 중요합니다.

가을에 많이 수확됩니다.

'한 공기, 두 공기 · · ·' 라고 불립니다.

이것은 무엇일까요? 정답: ______

4. 아래의 글을 읽고 무엇인지 맞혀 보세요.

누구에게나 존재합니다.

최근에는 형태가 많이 다양해졌습니다.

'가문'으로 이루어질 수 있는 작은 단위의 공동체입니다.

"결혼을 해서 00이 된다."라고 자주 표현됩니다.

이것은 무엇일까요? 정답: ______

5. 아래의 글을 읽고 무엇인지 맞혀 보세요.

전국 어디에든 있습니다.

우리를 안전하게 지켜 줍니다.

112로 전화하면 연결됩니다.

이곳은 어디일까요? 정답: ________

6. 아래의 글을 읽고 무엇인지 맞혀 보세요.

모든 사람들이 좋아하는 것입니다.

이것이 없으면 살아가기가 어렵습니다.

무엇인가를 살 때 꼭 필요한 것입니다.

옛날에는 닭, 돼지, 감자, 쌀 등으로 대신했습니다.

이것은 무엇일까요? 정답: ________

7. **아래의 글을 읽고 무엇인지 맞혀 보세요.**

요즘에는 종류가 굉장히 다양해졌습니다.

탄수화물 중 대표적인 음식입니다.

주로 밀가루로 만듭니다.

이것은 무엇일까요? 정답: ________

8. **아래의 글을 읽고 무엇인지 맞혀 보세요.**

말을 하지 못합니다.

아이들이 좋아합니다.

최근에는 가족처럼 여기고 있습니다.

대표적인 동물로는 강아지, 고양이, 앵무새입니다.

이것은 무엇일까요? 정답: ________

2-1. 관련된 단어 연결하기

1. 서로 연관되는 단어를 연결하세요.

365일 •	• 말복
입춘 •	• 금요일
월요일 •	• 1년
월급 •	• 한 달

2. 서로 연관되는 단어를 연결하세요.

수박 •	• 호두
찰밥 •	• 떡볶이
붕어빵 •	• 참외
라면 •	• 고사리
떡국 •	• 송편
시금치 •	• 군고구마

2-1. 관련된 단어 연결하기

3. 서로 연관되는 단어를 연결하세요.

피리 •	• 장기
축구 •	• 신문 읽기
바둑 •	• 장구
독서 •	• 배드민턴

4. 서로 연관되는 단어를 연결하세요.

목걸이 •	• 정장
넥타이 •	• 반지
원피스 •	• 아이섀도
립스틱 •	• 구두
와이셔츠 •	• 블라우스
운동화 •	• 벨트

3-1. 질문에 답해 보세요.

질문에 가장 가까운 답을 찾아보세요.

1. 학교와 관련이 있는 것은 무엇일까요?

① 칫솔 ② 자동차 ③ 칠판 ④ 스마트폰

2. 가족과 관련이 있는 것은 무엇일까요?

① 피아노 ② 부부 ③ 버스 ④ 가전제품

3. 우리나라와 관련이 있는 것은 무엇일까요?

① 토끼 ② 장난감 ③ 생선 ④ 세종 대왕

4. 옛날 전래 동화와 관련이 있는 것은 무엇일까요?

① 햇님과 달님 ② 개구리 왕눈이 ③ 백설 공주 ④ 미운 오리 새끼

3-2. 단어 끝말잇기입니다. 힌트를 보며 정답을 적어 보세요.

예시

음료**수** ➡ **수**선**화** ➡ **화**장**실**

1.

비빔___ ➡ **밥**___기 ➡ **기**___**기**

2.

장**미** ➡ **미**___ ➡ **용**___하다

3.

___**구** ➡ **구듯주**___ ➡ **걱**___

4.

질**문** ➡ **문**___**구** ➡ **구**___

3-3. 다음 단어를 설명해 보세요.

예시

글자

- 인간이 서로 의사소통하기 위해서 만듦.
- 우리나라 대한민국은 세종 대왕이 만든 한글을 사용함.
- 다른 나라에도 있는데 영국, 중국, 일본, 스페인 등에서 다르게 사용하고 있음.

1.

달력

-
-
-

2.

강산

-
-
-

3-4. 제시된 단어를 보고 무엇을 설명한 것인지 적어 보세요.

예시

도레미~, 춤, 흥, 가사 정답: 음악

1.

산, 애국가, 천지 정답: ______

2.

과일, 빨강, 아침 보약 정답: ______

3.

교통수단, 하늘, 해외여행 정답: ______

4.

가전제품, 옷, 건조, 빨래 정답: ______

4-1. 질문에 가장 가까운 답을 찾아보세요.

1. 욕실과 관련이 있는 것은 무엇일까요?

① 냄비 ② 오리 ③ 샤워기 ④ 스티커

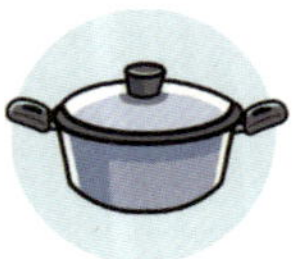
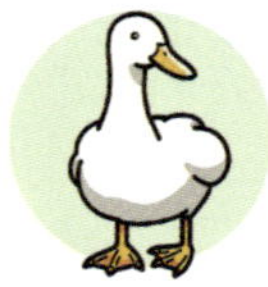
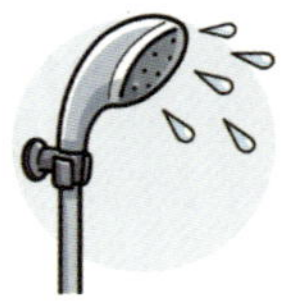

2. 친구와 관련이 있는 것은 무엇일까요?

① 학교 ② 비행기 ③ 꽃 ④ 컴퓨터

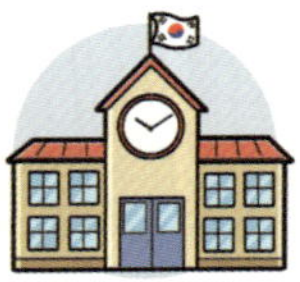
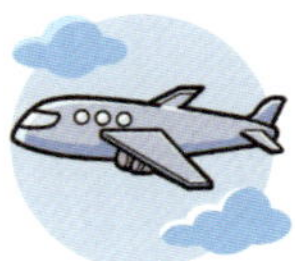

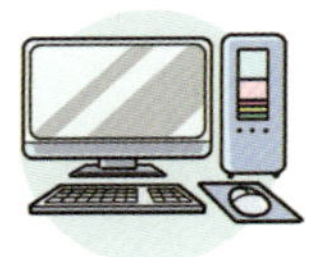

3. 서울과 관련이 있는 것은 무엇일까요?

① 한우 ② 88 올림픽 ③ 화개 장터 ④ 백두산

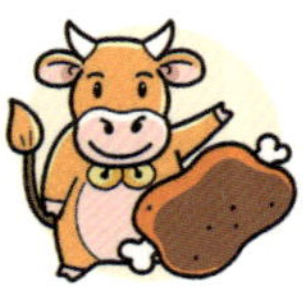
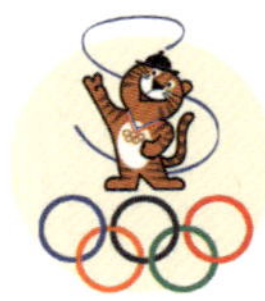
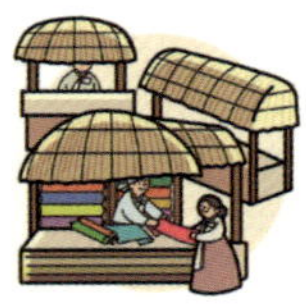
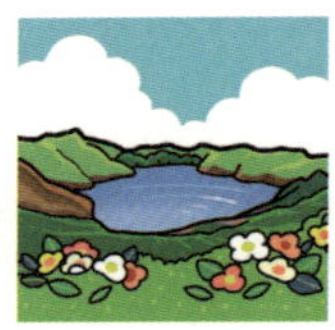

4. 판소리와 관련이 있는 것은 무엇일까요?

① 꿀벌 ② 인어 공주 ③ 고양이 ④ 춘향이

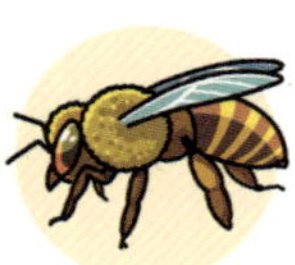
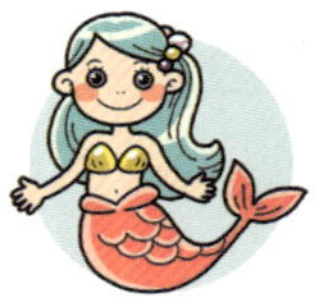
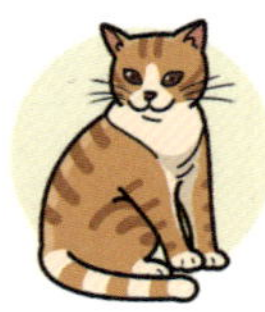
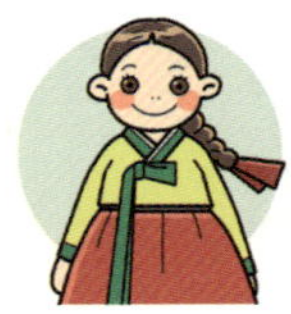

4-2. 단어 끝말잇기입니다. 힌트를 보며 정답을 적어 보세요.

예시

딸**기** → **기**<u>사</u> → **사**<u>기</u>꾼

문제 1.

전화번 ___ → ___박 → **박** ___ 관

문제 2.

오징**어** → **어** ___ **이** → **이** ___

문제 3.

___**아지** → **지** ___ **이** → **이** ___

문제 4.

아지랑**이** → **이** ___ **소** → **소** ___ 서

표현성 언어: 물건이나 그림을 식별하여 사물의 이름을 말할 수 있다.

예시

1. 직면적 이름대기(물건이나 그림 식별)
2. 의미적 유창성(예, 동물, 과일, 나라 이름 등 상위 범주에서 말하기) 또는 음소적 유창성(예, '효'로 시작하는 단어 말하기) 품목을 1분 동안에 가능한 많은 이름 대기

* 아래 그림을 바로바로 말해 볼까요?

Tip 한 명씩 돌아가면서 말하기, 옆 짝꿍이랑 한 번씩 말하기, 조별로 말하기 등 진행 형태를 바꿀 수 있습니다.

아래 그림을 보고 무엇인지 말해 보세요.

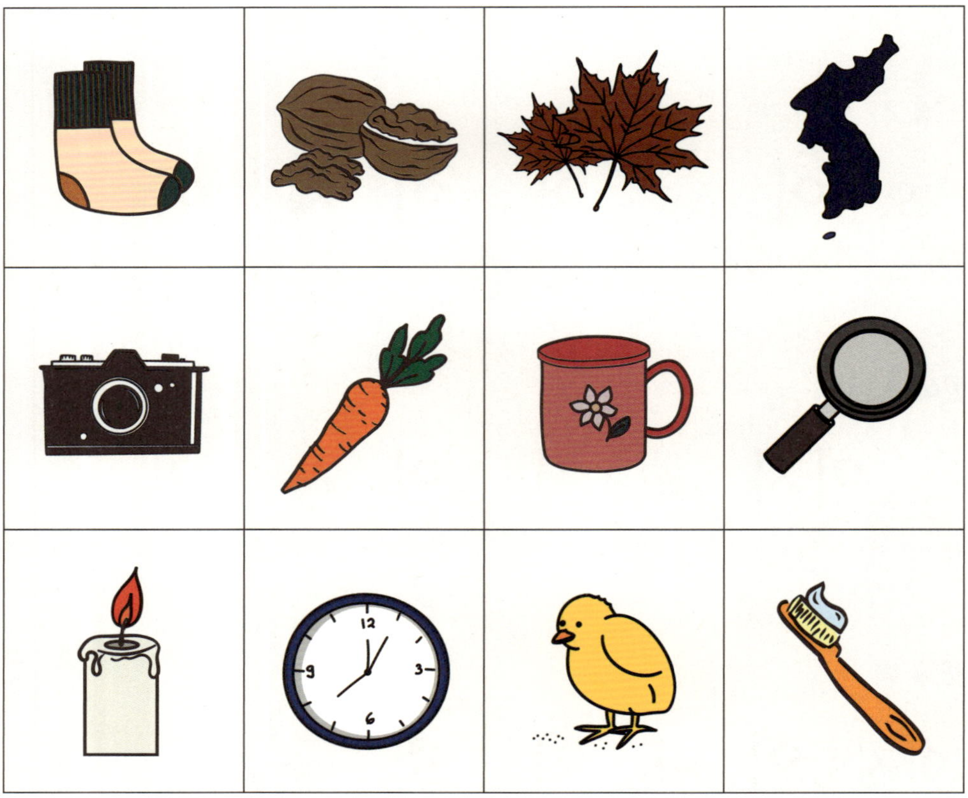

1-1. 초성으로 시작하는 말

1. 'ㄴ'으로 시작하는 말을 적어 보세요.

예시 나무

____

____

2. 'ㅁ'으로 시작하는 말을 적어 보세요.

예시 마음

____

____

2-1. 단어 연상하기

'주제'를 듣고 주제에 포함되는 단어를 적어 보세요.

예시 주제 '과일' - 사과

주제 : 우리나라 지역 이름

예시 서울

2-2. 단어 연상하기

주제 : 우리나라 산 이름

예시 백두산

2-3. 단어 연상하기

주제 : 나라 이름

예시 미국

___

___

___

___

3-1. 아래 제시된 초성을 보고 과일 이름을 맞혀 보세요.

초성	답	초성	답
ㅅ ㅂ	수박	ㅂㅅㅇ	
ㅇㄹㅈ		ㅍ ㄷ	
ㅂㄴㄴ		ㅅ ㄱ	
ㅈ ㄷ		ㅁ ㄹ	
ㅊ ㅇ		ㅎ ㅅ	

3-2. 아래 제시된 초성을 보고 건물의 이름을 맞혀 보세요.

초성		초성	
ㅂㅇ		ㄱㅎ	
ㅎㄱ		ㅇㅎ	
ㅁㅌ / ㅅㅈ		ㅇㅊㅇ	
ㄱㅊㅅ		ㅅㅂㅅ	
ㅂㅎㅈ		ㅇㅊㄱ	

4-1. 필사하기

가는 말이 고와야 오는 말이 곱다

가는 말이 고와야 오는 말이 곱다

구슬이 서 말이라도 꿰어야 보배다

구슬이 서 말이라도 꿰어야 보배다

5-1. 글자 조합하기

주어진 글자를 조합하여 단어를 만들어 보세요.

리 끼 코	→	
팬 라 이 프	→	
단 도 보 횡	→	
호 좌 번 계	→	
국 한 민 대	→	

5-2. 글자 조합하기

주어진 자음과 모음을 조합하여 단어를 만들어 보세요.

ㅍ ㅗ ㄷ ㅗ →

ㅅ ㅏ ㄱ ㅗ ㅏ →

ㅎ ㅏ ㄱ ㄱ ㅛ →

ㅊ ㅜ ㄱ ㄱ ㅜ →

ㅂ ㅕ ㅇ ㅜ ㅓ ㄴ →

문법과 구문 이름대기와 유창성 검사를 하는 동안 관찰된 오류는 규준과 비교하여 오류 빈도를 평가하고 정상적인 말실수인지 알아봅니다.

예시 주어와 같은 문장 성분의 생략 또는 부정확한 사용을 관찰함.

(내가) 밥 먹었어.

(너) 밥 먹었어?

(내가) 괜찮아.

(너) 괜찮아?

1-1. 속담 초성 퀴즈

초성을 보고 무슨 속담 인지 맞혀 보세요.

예시

ㄲ ㄷ ㅅ ㄷ → 꿩 대신 닭

1.

ㄱㄴ ㅁㅇ ㄱㅇㅇ ㅇㄴ ㅁㅇ ㄱㄷ

→ ______________________________

2.

ㄱㄱㅅ도 ㅅㅎㄱ

→ ______________________________

3.

ㄱㄹ ㅆㅇㅇ ㅅㅇㄷ ㅌㅈㄷ

→ ______________________________

속담 따라 쓰기

문제 1.

가는 말이 고와야 오는 말이 곱다

내가 남에게 말을 좋게 해야 남도 나에게 말을 좋게 한다는 말

문제 2.

금강산도 식후경

아무리 좋은 일이라도 배가 부르고 난 다음에야 좋은 줄 알지
배고프면 좋은 것도 경황이 없다는 말

문제 3.

고래 싸움에 새우 등 터진다

힘센 사람끼리 싸우는 데 약한 사람이 그 사이에 끼어
아무 관계없이 피해를 입는다는 말

4부

인지중재치료 실천하기

10장 | 신경행동 증상 예방과 치료

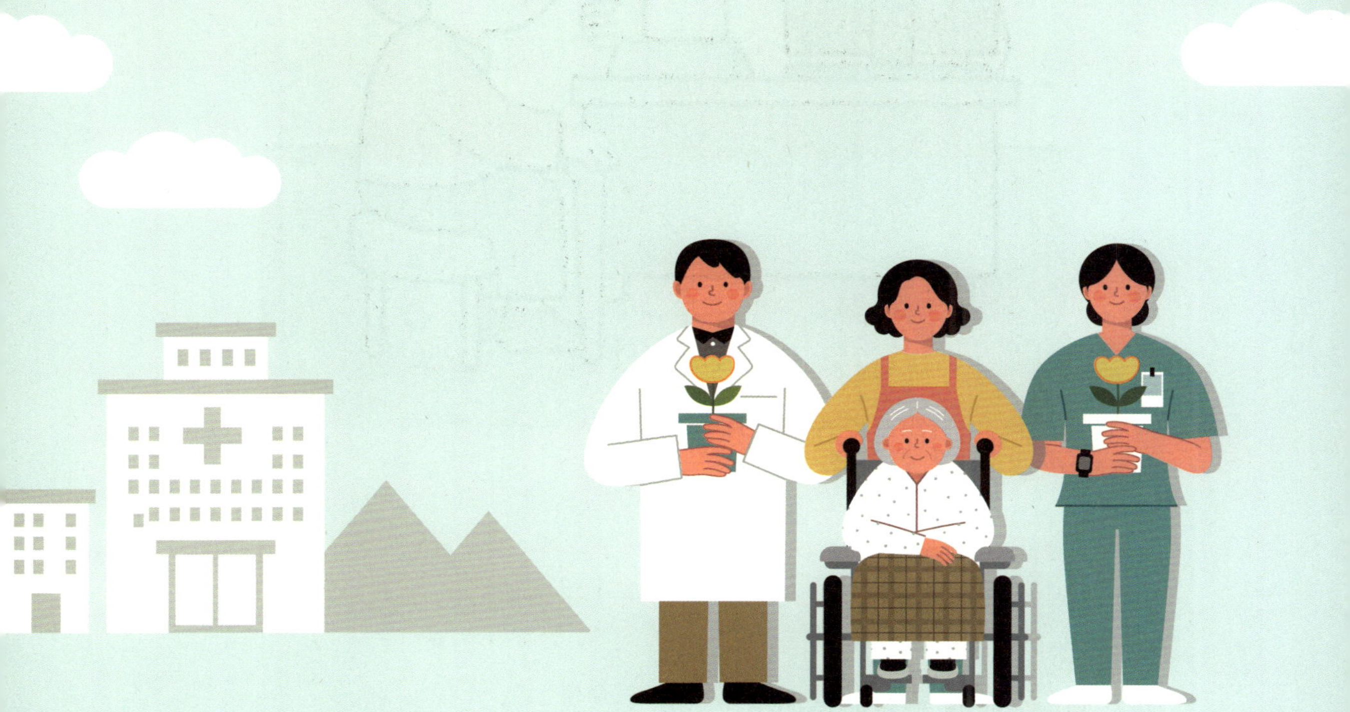

10장

신경행동 증상 예방과 치료

1 환자 상담

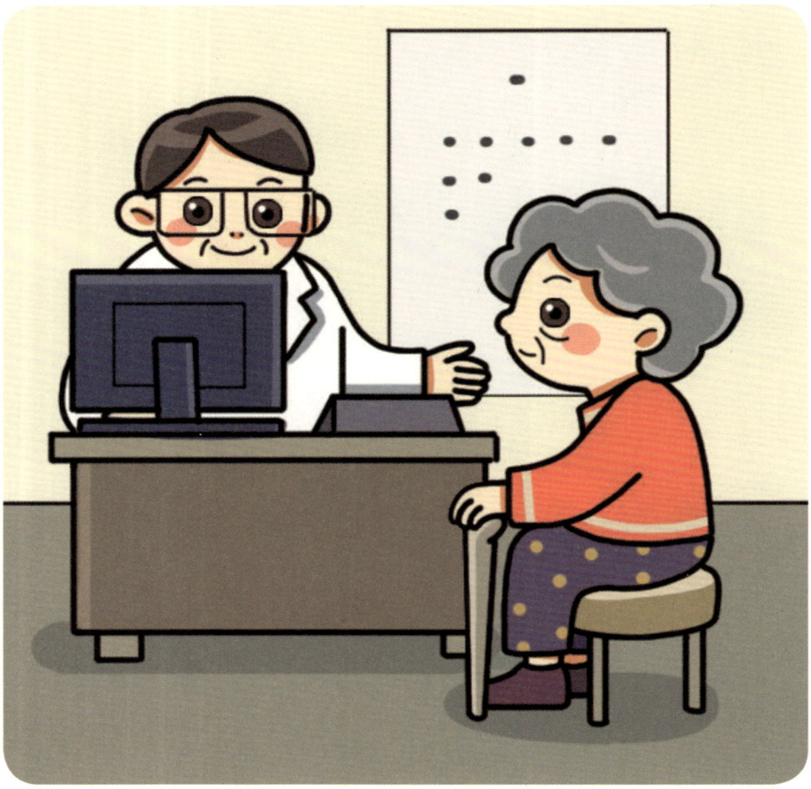

2 보호자 교육

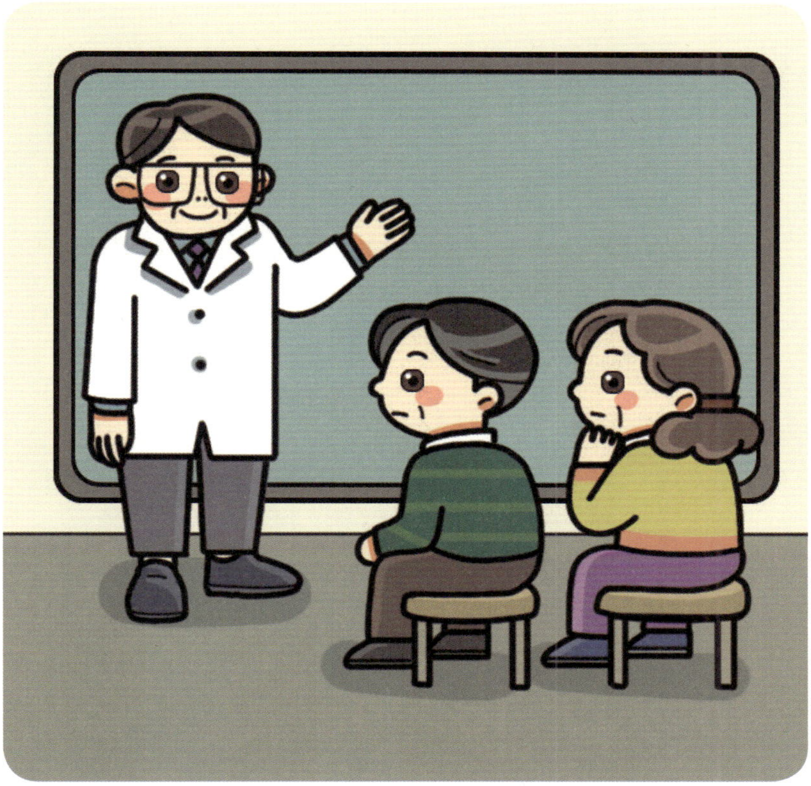

정답

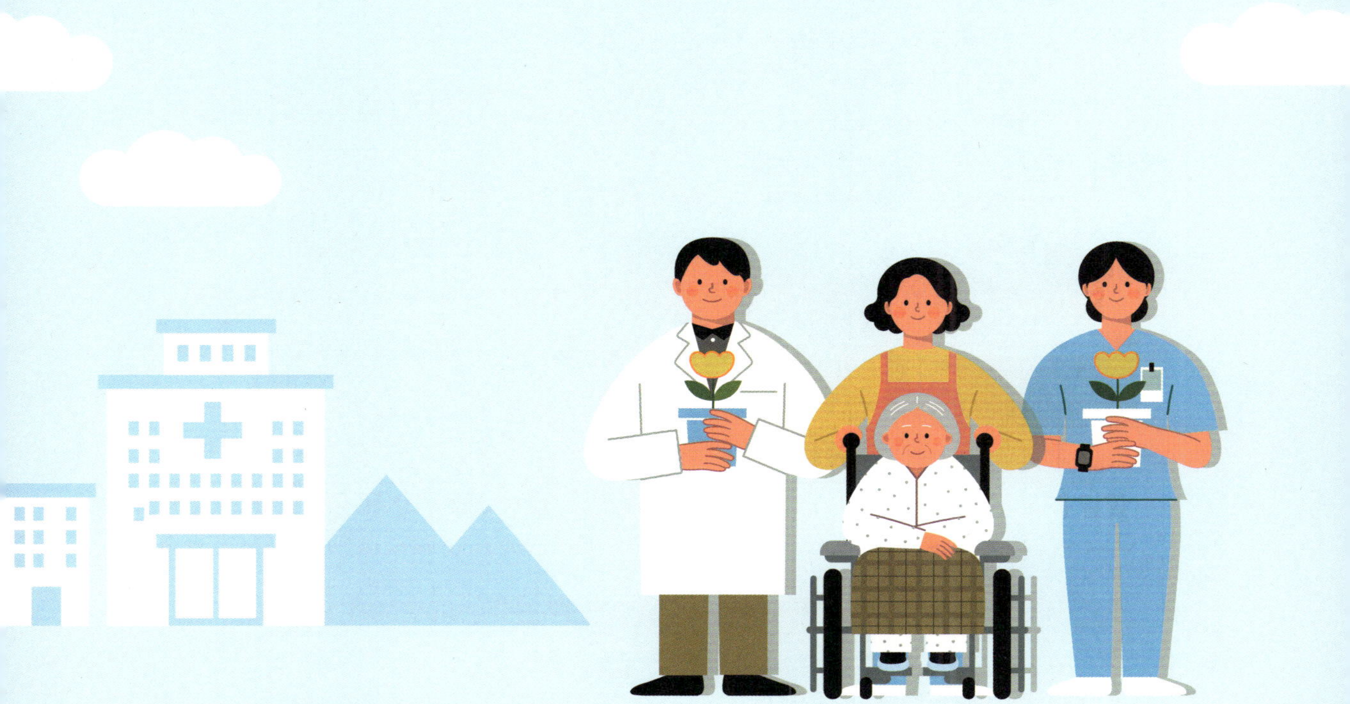

정답

<56쪽> 2. ①

<57쪽> 2. ③

<58쪽> 2. ③

<59쪽> 2. ②

<60쪽> 2. 봄

<61쪽> 2. 여름

<62쪽> 2. 가을

<63쪽> 2. 겨울

<65쪽> 1-1. ①

<66쪽> 1-2. ①

<67쪽> 1-3. ②

<68쪽> 1-4. ③

<69쪽> 2-1. ①

<70쪽> 2-2. ②

<71쪽> 2-3. ②, ③

<72쪽> 2-4. ①

<73쪽> 3-1. ①, (사례 ④ 유미의 대사에서, 선영이가 내 마음을 알아 주어 좋다는 마음이 나타나 있다.)

<74쪽> 3-2. ②, (사례 ③, ⑤ 선영이의 태도가 유미의 마음을 공감하지 못한다는 것을 알 수 있다.)

<75쪽> 3-3. ①, (사례 ⑤ 선영이가 약속 시간에 늦은 자신의 마음을 헤아려 주고 걱정해줘서 고마운 마음이다.)

<76쪽> 3-4. ②, (사례 ③, ⑤ 선영이의 대사가 유미를 무시하는 듯하다.)

<78쪽> 1-1. ②

<79쪽> 1-2. ③

<80쪽> 1-3. ①

<81쪽> 1-4. ①

<82쪽> 2-1. ③

<83쪽> 2-2. ②

<84쪽> 2-3. ③

<85쪽> 2-4. ②

<86쪽> 3-1. 생각: ④ 감정: ②, ⑥ 행동: ①, ③, ⑤

<87쪽> 3-2. 생각: ③, ④ 감정: ②, ⑤ 행동: ①, ⑥

<88쪽> 3-3. 생각: ④, ⑤ 감정: ②, ⑥ 행동: ①, ③

<89쪽> 3-4. 생각: ③, ⑤ 감정: ①, ④ 행동: ②, ⑥

<105쪽> 1-1.

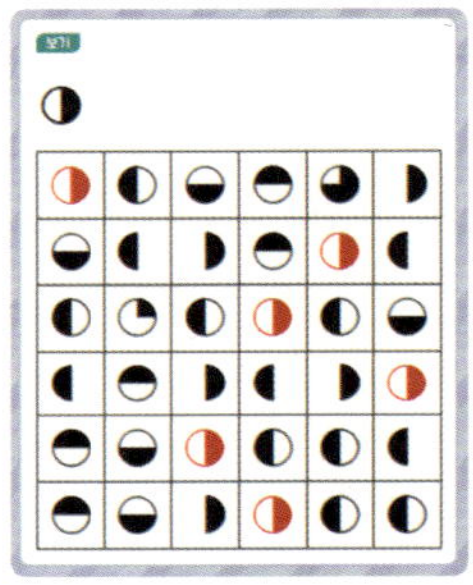

<106쪽> 1-2.

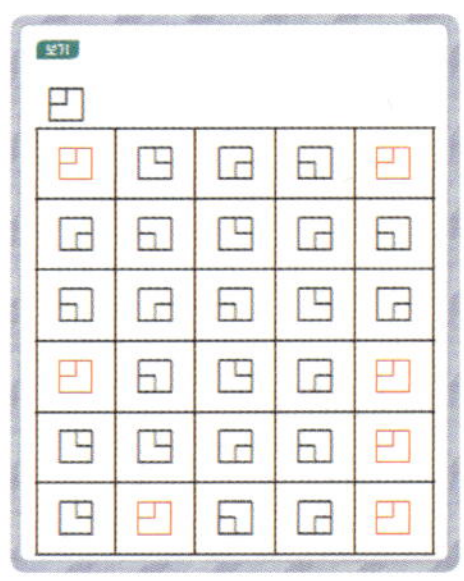

<107쪽> 1-3.

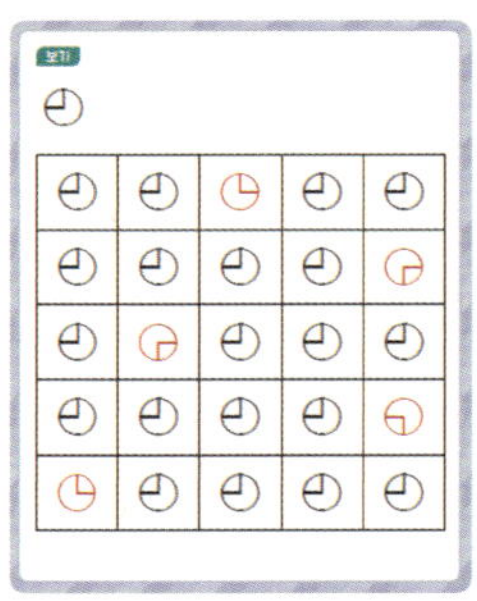

<108쪽> 1-4.

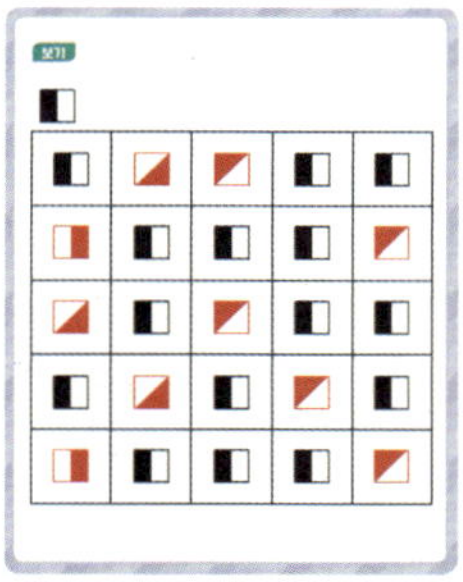

<112쪽>2-4.

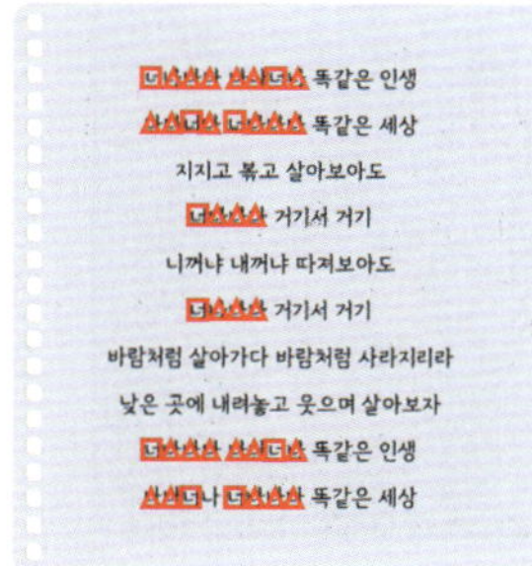

<109쪽> 2-1.

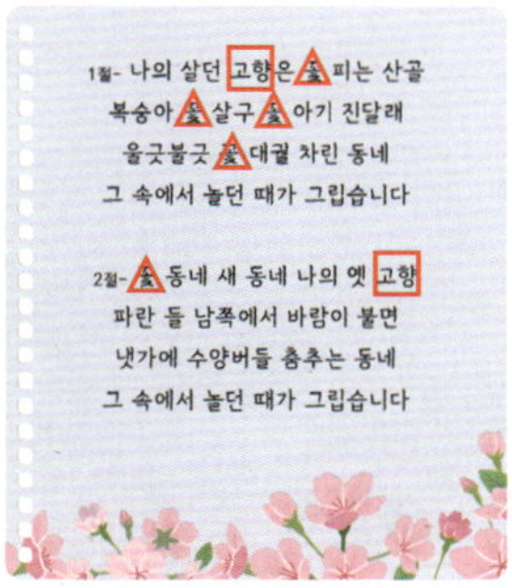

<110쪽> 2-2.

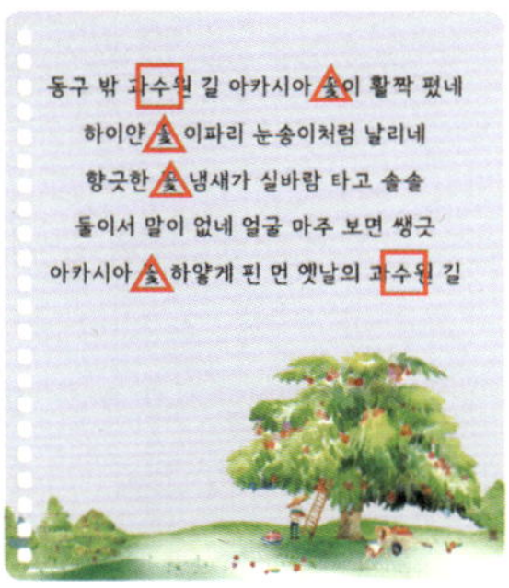

<111쪽> 2-3.

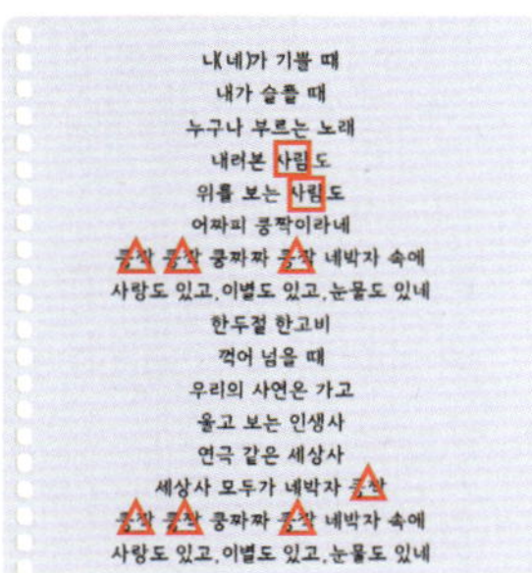

<113쪽> 3-1. 굴, 문어, 멍게, 해삼, 대구, 주꾸미, 조개, 전복, 참치, 우럭, 광어, 낙지

<114쪽> 3-2. 포도, 오렌지, 귤, 사과, 바나나, 수박, 포도, 자두, 살구

<115쪽> 3-3. 해바라기, 코스모스, 나팔꽃, 장미, 튤립, 수선화, 백일홍

<116쪽> 3-4. 기린, 고슴도치, 사자, 다람쥐, 토끼, 호랑이, 코뿔소, 얼룩말, 수달

<122-125쪽> 2-1. 7개 2-2. 10개 2-3. 9개
2-4. 11개

<126-129쪽> 3-1. 8, 9, 7
3-2. 10, 8, 6
3-3. 12, 6, 6
3-4. 8, 8, 8

< 132-135쪽>

1-1.

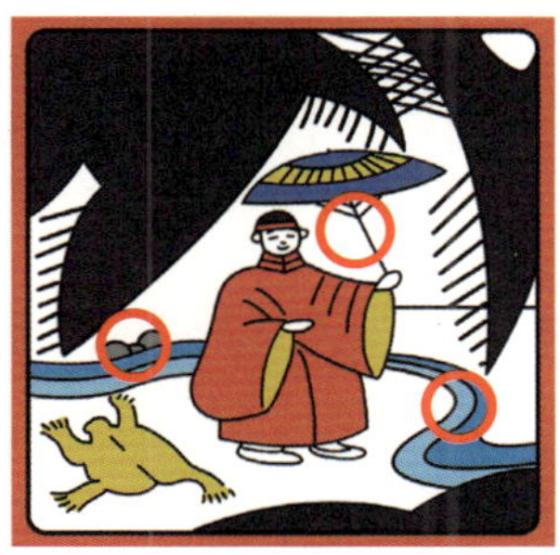

1-2.

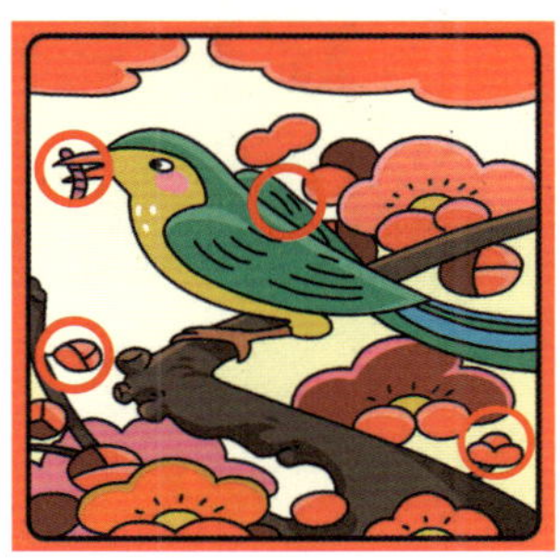

1-3.

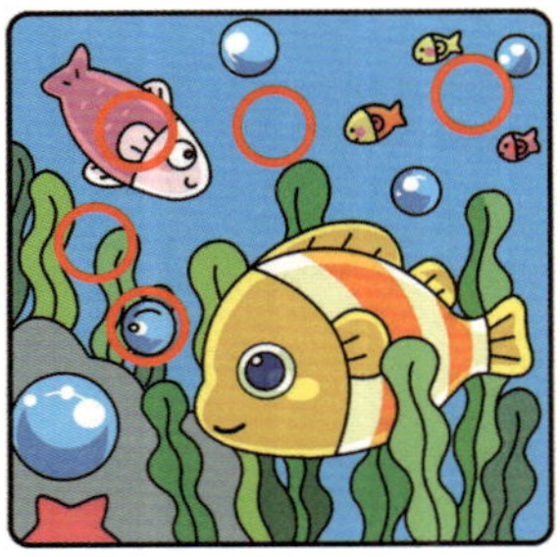

1-4.

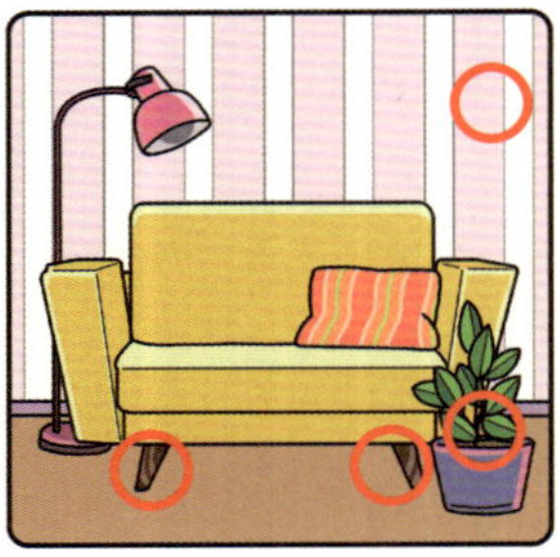

< 136-139쪽>

2-1.

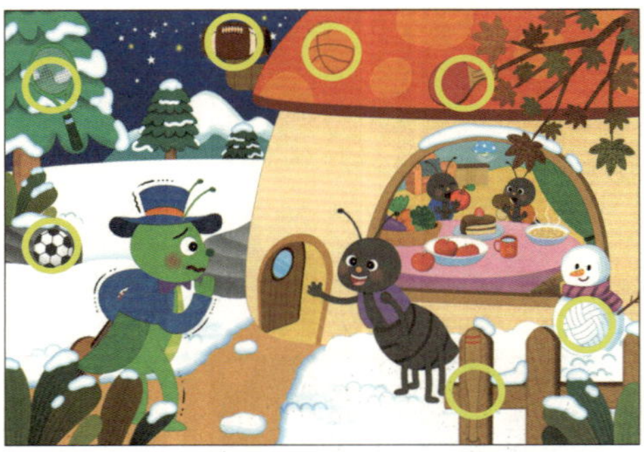

2-2.

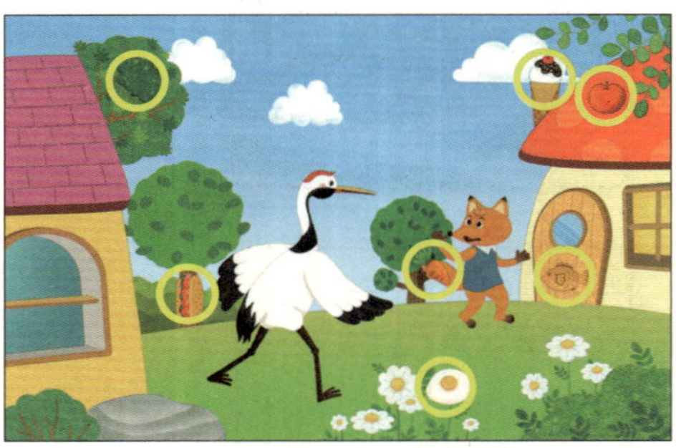

2-3.

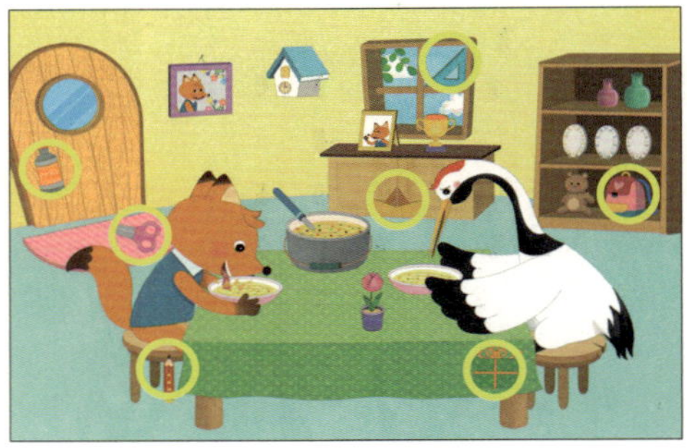

2-4.

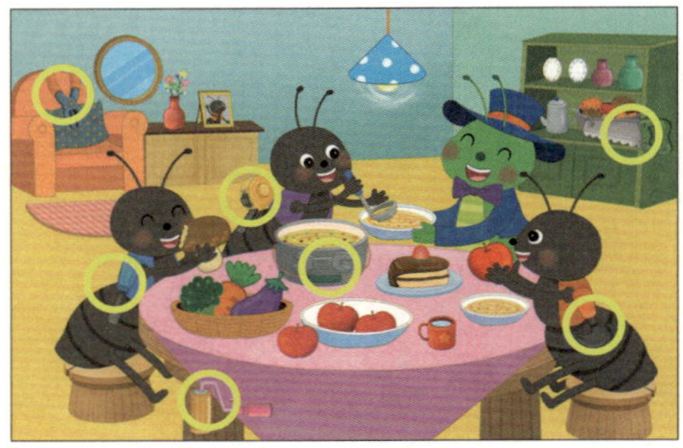

- <174쪽> 1-1. 1. 바나나, 사과, 귤, 포도, 오렌지, 복숭아, 수박 2. 15,000원 3. 여자
- <176쪽> 1-2. 1. 아니오. 2. 2명 3. 낮
- <178쪽> 1-3. 1. 아니오. 2. 옷, 신발, 가방, 가구, 가전제품, 화장품 3. 3층
- <180쪽> 1-4. 1. 실외 주차장 2. 예 3. 5대
- <210쪽> 1-1. 2, 9, 12, 14, 17, 19, 22, 24, 27, 28, 30, 32, 33, 35
- <211쪽> 1-2. 23, 24, 26, 27, 29, 31, 34, 36, 40, 43, 44, 47, 49, 50, 53, 54
- <212쪽> 1-3. 53, 58, 61, 62, 66, 69, 72, 73, 75, 77, 82, 85
- <213쪽> 1-4. 10, 11, 14, 17, 18, 21, 24, 26, 28, 31, 33, 34, 36, 38, 41, 43, 45

<214쪽> 2-1.

기	타	이	원	노	사
토	루	린	숭	강	개
기	호	랑	이	조	기
앵	사	아	러	코	끼
얼	무	공	자	뿔	호
지	랑	새	러	소	작

<217쪽> 2-4.

코	장	카	달	벚	꽃
진	스	벚	봉	선	화
철	코	모	미	합	바
쪽	합	래	스	개	네
해	카	장	리	달	백
맨	드	라	미	네	개

<215쪽> 2-2.

국	동	볶	어	된	찌
탕	비	빔	밥	국	우
볶	태	수	음	잡	채
떡	수	보	장	알	치
국	오	김	리	찌	뎅
탕	개	잔	징	밥	치

<218쪽> 3-1.

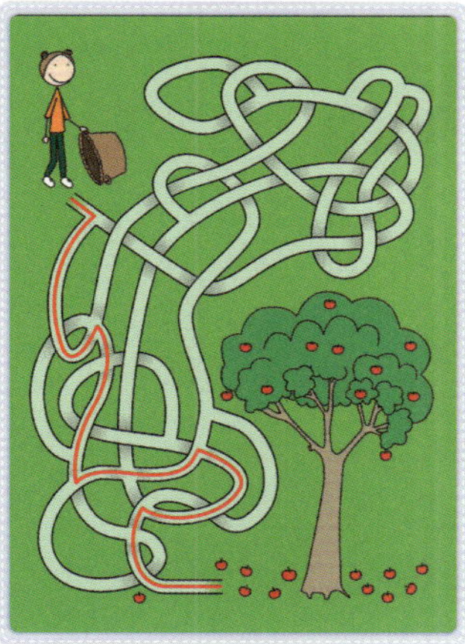

<216쪽> 2-3.

경	청	제	광	구	여
춘	양	기	천	창	미
천	원	서	울	주	여
대	남	부	주	울	해
세	나	주	부	천	종
여	대	제	양	여	안

<219쪽> 3-2.

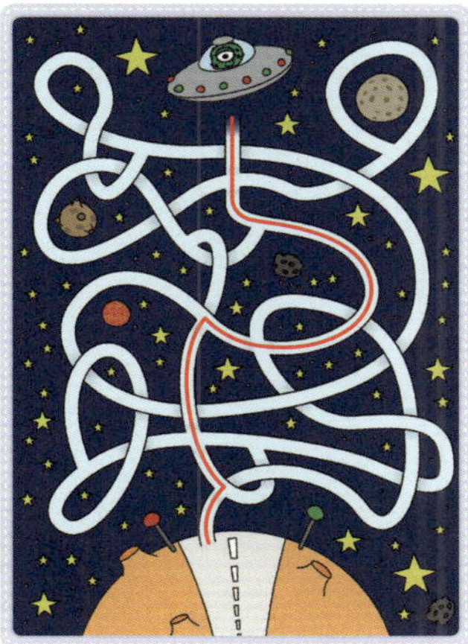

<220쪽> 3-3.

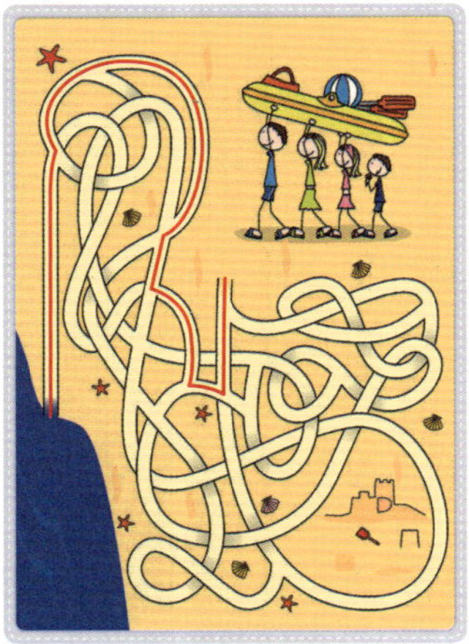

<221쪽> 3-4.

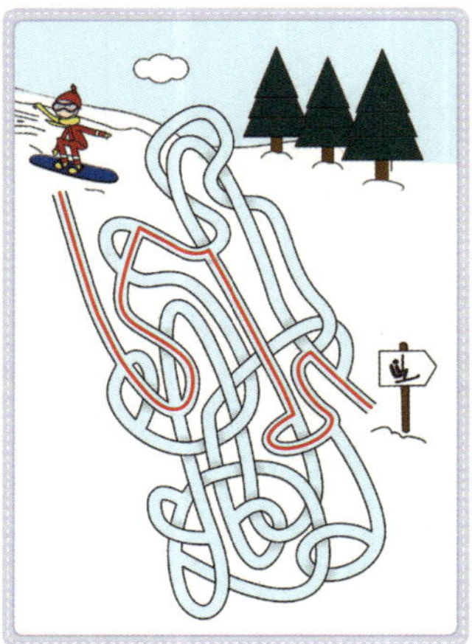

<223쪽> 1.1 ① 58 ② 26 ③ 35 ④ 8

<224쪽> 1-2. ① 4,700원 ② 친구들 ③ 철수-비빔밥, 영희-냉면, 민수-제육볶음

<225쪽> 1-3. ① 13,000원 ② 23,000원

<226쪽> 1-4. ① 5,000원 ② 42,000원

<228-230쪽> 2-2. 타기 2-3. 래고 2-4. 산우

<232쪽> 1-1. (1) 10
(2) 12
(3) 11

<233쪽> 1-2. (1) 27
(2) 10
(3) 84

<234쪽> 1-3. 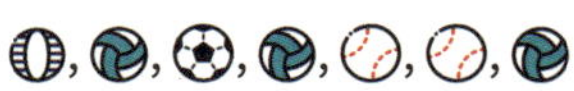

<235쪽> 1-4 ×, ÷, ÷, +, −, ×, +

<247쪽> 2-1. ㅅㄱ: 소금, 사각, 세계 등
ㅈㅅ: 주식, 주스, 작살 등
ㅁㅇ: 명암, 무용, 매일 등

<248쪽> 2-2. ㄷㄱ: 도구, 대기, 단계 등
ㄱㅂ: 가방, 가발, 강변 등
ㅇㄱ: 일기, 안경, 왕궁 등

<249쪽> 2-3. 자전거-거미줄-줄넘기-기러기-기념일-일요일

<250쪽> 2-4. 초승달-달맞이-이발소-소방서-서랍장-장미꽃

<251쪽> 3-1.

초	등	학	생				
	대						
	지						
	기	차	놀	이			
				부			
				자	전	거	
	사	자	자	리			
			라				

<252쪽> 3-2.

	나						
	비	둘	기				
			숙				
			사	계	절		계
					구	구	단

<253쪽> 3-3.

		뱀	파	이	어		
					린		
				차	이	나	
	소	방	차			방	
	갈		우				
	비		차				
			우				

<254쪽> 3-4

	수	학					
		교	장	선	생	님	
			보		년		
	냉	장	고		월		
					일		

<258쪽> 1-1. 1. 화장실 2. 핸드폰(휴대전화)

<259쪽> 1-2. 3. 쌀(밥) 4. 가족

<260쪽> 1-3. 5. 경찰서 6. 돈

<261쪽> 1-4. 7. 국수 8. 반려동물(애완동물)

<262쪽>

1.

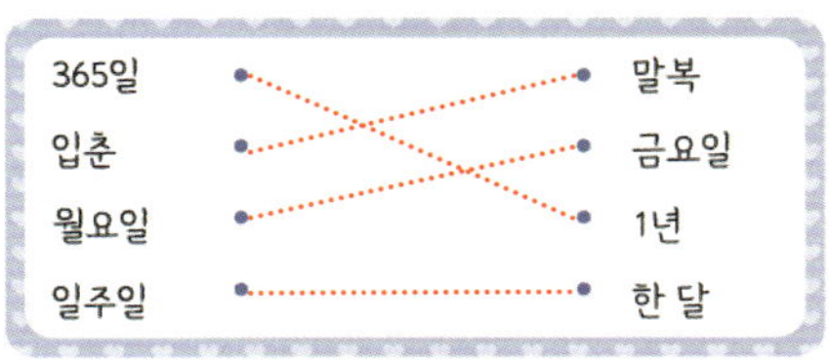

2.

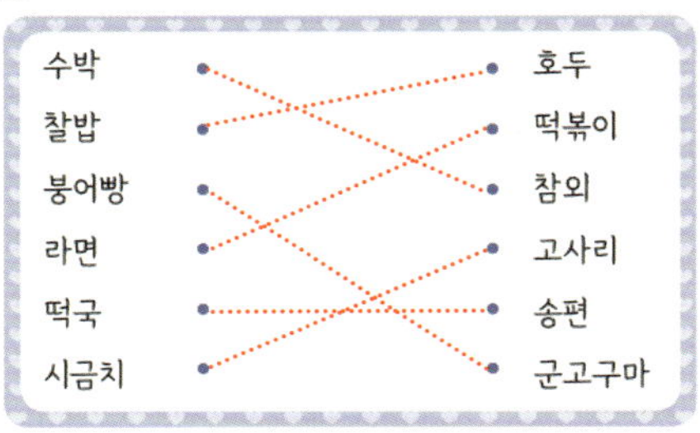

3.

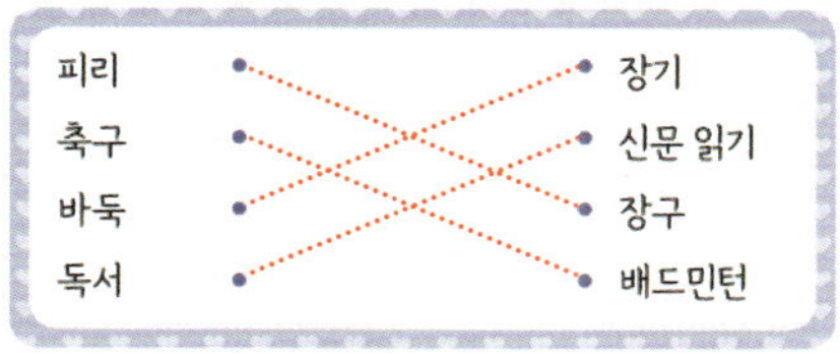

4.

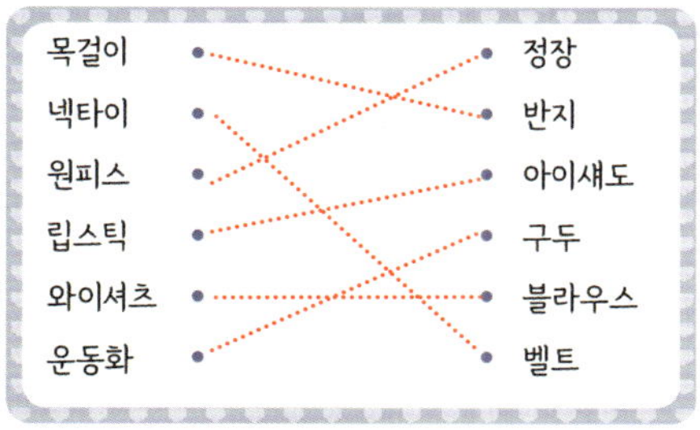

<264쪽> 3-1. 1. ③ 2. ② 3. ④ 4. ①

<265쪽> 3-2. 1. 비빔밥-밥공기-기러기
2. 장미-미용-용감하다
3. 축구-구둣주걱-걱정
4. 질문-문방구-구슬

<267쪽> 3-4. 1. 백두산 2. 사과 3. 비행기
4. 세탁기

<268쪽> 4-1. 1. ③ 2. ① 3. ② 4. ④

<269쪽> 4-2. 1. 전화번호-호박-박물관
2. 오징어-어버이-이블
3. 강아지-지렁이-이빨
4. 아지랑이-이발소-소방서

<271쪽> 1-1. 1. 나라, 내용, 날씨, 노랑, 너구리 등
2. 무지개, 마지막, 마녀, 모자, 매미 등

<272쪽> 2-1. 부산, 인천, 대전, 대구, 포항, 전주, 여수, 제주 등

<273쪽> 2-2. 한라산, 북한산, 인왕산, 지리산, 설악산 등

<274쪽> 2-3. 캐나다, 호주, 중국, 프랑스, 영국, 스페인, 노르웨이 등

<275쪽> 3-1. 수박, 복숭아, 오렌지, 포도, 바나나, 사과, 자두, 멜론, 참외, 홍시

<276쪽> 3-2. 병원, 교회(공항), 학교, 은행,
마트(시장), 유치원, 경찰서, 소방서,
백화점, 우체국

<278쪽> 5-1. 코끼리, 프라이팬, 횡단보도,
계좌 번호, 대한민국

<279쪽> 5-2. 포도, 사과, 학교, 축구, 병원

<281쪽> 1-1. 1. 가는 말이 고와야 오는 말도 곱다
2. 금강산도 식후경
3. 고래 싸움에 새우 등 터진다

참고문헌

인지중재치료학회-인지중재치료란
http://www.cogvention.org/bbs/content.php?co_id=therapyis

권준수 (2015). 정신질환의 진단 및 통계편람: DSM-5. 학지사

신서란, 김소윤, 김기웅 (2017). 두근두근 뇌 운동. 중앙치매센터

김기웅, 한지원, 변혜진, 고지원 (2015). 반짝반짝 뇌 운동. 중앙치매센터

나해리, 최성혜, 정지향, 문소영, 홍창형, 박유경 (2020). 슈퍼브레인 인지중재치료 프로그램. 인싸이트

보건복지부 (2014). 참나무 숲 인지 활동 프로그램
https://terms.naver.com/entry.naver?docId=2094308&cid=41991&categoryId=41991

신경인지장애 dsm-5 https://blog.naver.com/librathird91/222435430729

경도와 주요 비교 https://blog.naver.com/hopemyself715/222357678531

석승한, 전진수, 신강현(2009) 인지장애 선별을 위한 K-ACE 표준화 연구: 신뢰도, 타당도, 규준치 개발

대한치매학회 (2011). 치매: 임상적 접근. 아카데미아

보건복지부 (2009b). **Systematic review of life style and cognitive health: developing recommendations for cognitive health promotion.** 129-138

공은숙, 김은주(2014). 통합적 인지훈련 프로그램의 노인 인지기능에 미치는 효과. **한국콘텐츠학회논문지, 14**(9), 332-342

김요한, 정재훈 (2019). 컴퓨터 기반 리듬 타이밍 훈련이 혈관성 경도인지장애 환자의 기억 기능에 미치는 효과. **예술인문사회 융합 멀티미디어 논문지, 9**(8), 401-412

김경아, 김옥수 (2015). 운동-인지 이중 과제 프로그램이 경도인지장애 노인의 인지기능 및 우울에 미치는 영향. 성인간호학회지, 27(6), 707-717

김경윤, 이은주 (2017). 한국 경도인지장애 노인을 위한 인지기능 향상 프로그램의 효과: 메타분석. **성인간호학회지, 29**(2), 177-189

김경한, 송낙훈 (2019). 복합 인지향상 프로그램이 여성 노인의 치매 위험 인자에 미치는 영향. 한국체육학회지, 58(1), 259-169

박수희, 양영애 (2011). 치매 환자 인지중재에 관한 체계적 고찰. **고령자·치매작업치료학회지, 5**(2), 13-19

박윤정, 윤탁, 김명선 (2005). 주의력 재활 훈련이 정신분열병 환자의 인지기능에 미치는 효과. 한국심리학회지: 임상, 24(4), 721-737

방주희, 방요순, 손보영, 오은주 (2019). 인지자극 활동 프로그램이 경도인지장애 노인의 인지기능, 자기 효능감, 우울에 미치는 영향. 한국엔터테인먼트 산업학회 눈문지, 13(3), 231-248

손성민, 박아름 (2021). 인지프로그램 참여에 따른 독거 노인들의 인지기능과 건강 관련 삶의 질의 변화. 한국엔터테인먼트 산업학회 논문지. 15(3), 279-287

오응석, 이애영 (2016). 경도인지장애. **대한신경과학회지, 34**(3)

유승호 (2018). 경도인지장애 환자들을 대상으로 한 인지중재치료의 임상 실제. **대한신경정신의학회, 57**(10), 23-29

이예진, 이주현, 김영조, 양노열, 박지혁 (2014). 복합 중재법이 치매 노인의 인지기능, 우울, 삶의 질에 미치는 효과 : 예비 연구. 대한작업치료학회지, 22(3), 85-97

이효정, 황경옥 (2014). 인지재활 프로그램이 혈관성 치매 환자의 뇌파에 미치는 영향. 특수교육재활과학연구, 53(2), 213-230

정민기, 정현훈, 박상갑 (2019). 운동과 인지중재 프로그램이 경도인지장애 여성 노인의 인지기능과 좌식 행동 및 건강 관련 삶의 질에 미치는 영향. 한국운동생리학회, 28(2)

조영남, 오태형, 양예슬, 전슬기 (2020). 워크북을 활용한 인지재활훈련이 뇌 손상 환자의 인지기능에 미치는 영향, 대한인지재활학회, 9(1), 27-40

통계청 KOSIS (2021). 장래 인구 추계

함민주, 김수경, 유두한, 이재신 (2018). 복잡중재 프로그램이 경도 알츠하이머병 치매 환자의 인지기능 및 도구적 일상생활 수행 능력에 미치는 영향. 대한작업치료학회지, 26(1), 91-102

함민주, 홍덕기, 문경업, 전병진 (2019). 경도인지장애 및 치매 노인을 위한 지역사회형 집단인지재활치료의 적용 효과. 대한작업치료학회지, 27(4), 31-43

황민지, 방요순 (2019). 선택형 인지자극 프로그램 훈련이 경도 치매 노인의 인지, 일상생활 활동 및 우울에 미치는 효과. 한국엔터테인먼트 산업학회 논문지. 13(7), 521-529

홍지연, 정덕유 (2020). 치매안심센터를 이용하는 치매 노인 가족의 치매 지식과 태도가 돌봄 평가에 미치는 영향. **노인간호학회지, 22**(4), 348-357

Béland, F., Zunzunegui, M.V., Alvarado, B., Otero, A., & del Ser, T.(2005).
Trajectories of cognitive decline and social relations. The Journals of Gerontology

Series B: Psychological Sciences and Social Sciences, 60(6): 320-3

K-M. Kim, Effects of Cognitive Enhancement Training on Cognitive Function and Depression in the Elderly with Mild Cognitive Impairment, Daegu University, 2015.

Linda Clare, Robert T. Woods (2004). Cognitive training and cognitive rehabilitation for people with early-stage Alzheimer's disease: a review. **Neuropsychological rehabilitation, 14**, 385-401

인지신경과학에 기초한 인지중재치료
Cognitive Intervention Therapy based on cognitive neuroscience

2023년 4월 18일 1판 1쇄

편저자 **세브란스병원 치매센터** | 김경환 · 김가희 · 이예건 · 조경주 · 이웅진
펴낸곳 연세대학교 출판문화원
주소 서울특별시 서대문구 연세로 50
등록 1955년 10월 13일(제9-60호)
전화 02) 2123-3378~80
팩스 02) 2123-8673
전자우편 ysup@yonsei.ac.kr
홈페이지 http://press.yonsei.ac.kr
인쇄 네오프린텍(주)

ISBN 978-89-6850-702-1 (03510)

값 23,000원